THE PRACTICAL GUIDE FOR HEALING DEVELOPMENTAL TRAUMA

USING THE NEUROAFFECTIVE RELATIONAL MODEL
TO ADDRESS ADVERSE CHILDHOOD EXPERIENCES
AND RESOLVE COMPLEX TRAUMA

発達性トラウマ治癒のための実践ガイド

NARMで小児期逆境体験と複雑性トラウマを癒やす

ローレンス・ヘラー ＆ ブラッド・カマー 著　浅井咲子 訳

LAURENCE HELLER AND BRAD KAMMER

岩崎学術出版社

THE PRACTICAL GUIDE FOR HEALING DEVELOPMENTAL TRAUMA
Using the NeuroAffective Relational Model to Address
Adverse Childhood Experiences and Resolve Complex Trauma
LAURENCE HELLER and BRAD J. KAMMER

Copyright © 2022 by Laurence Heller and Brad Kammer. All rights reserved.
Japanese translation rights arranged with Brad Kammer and Larry Heller
through Japan UNI Agency, Inc.

目　次

謝　辞 ……………………………………………………………… v

はじめに …………………………………………………………… 1

第 I 部　神経感情関係性モデル（NARM）の概要

第 1 章　トラウマインフォームドムーブメント ………………… 21

第 2 章　NARM の構成原理 ……………………………………… 51

第 II 部　NARM の治療モデル

第 3 章　柱 1 ：治療契約の明確化 ……………………………… 85

第 4 章　柱 2 ：探求的な質問をする …………………………… 110

第 5 章　柱 3 ：エイジェンシィの強化 ………………………… 135

第 6 章　柱 4 ：心理生物学的なシフトへの言及 ……………… 162

第 7 章　NARM 感情完了モデル………………………………… 188

第 8 章　NARM 関係性モデル …………………………………… 221

第 9 章　NARM パーソナリティスペクトラムモデル ………… 254

第III部　クライアントへのNARMの適用

第**10**章　NARMの構成原理を実践した臨床記録（ブラッド）　291

第**11**章　NARMの構成原理を実践した臨床記録（ラリー）…　324

結　論 …………………………………………………………………　353

付録A　NARMのプロトコル ……………………………………　357

付録B　NARMパーソナリティスペクトラムワークシート…　359

文　献 ………………………………………………………………　365

著者について ………………………………………………………　369

訳者あとがき ………………………………………………………　370

索　引 ………………………………………………………………　376

日本語版翻訳にあたっての凡例

・〈　〉は、訳者が読者の便宜のため補った語句である。

謝　辞

　私たちは、編集者のシャイナ・キールズとノースアトランティックブックス出版のスタッフの方々に謝意を表したい。出版社の使命に私たちが貢献できたことを誇りに思うとともに、その導きと励ましに感謝している。

　また、同僚のステファニー・クライン、マーシャ・ブラック、アン・シャイン・ダック、ケリー・クリンガー、シェリー・サルキンスにも感謝する。同僚としてNARMトレーニング機構で、常に温かいリーダーシップを発揮し、私たちがこの本を書くにあたって、貴重なサポートとガイダンスを与えてくれた人たちである。また優れた臨床家たちであり、人格者である。

　NARMトレーニング機構の優秀なチームには、感謝の気持ちでいっぱいである。この重要な仕事を世に送り出して、温かくかつ洗練された専門家集団を作るという私たちのビジョンを実現してくれた優秀なチームに感謝する。特にトリー・エセックスの技術的な支援には感謝している。

ラリー〈著者の一人ローレンス・ヘラーの愛称〉
　ブラッドと私の関係は、20年以上前にさかのぼる。最初は彼の教師として、それから私のアシスタントとして、そして近年、彼はNARMのトレーナーとなり、NARMトレーニング機構のディレクターになった。ロサンゼルスで行われた最初のNARMトレーニングでブラッドと再会したとき、彼は私に「いらいらする」質問を投げかけてきた。しかし、そのような質問があったからこそ、私はセッションで何をしているのか、何を教えるかを、より具体的に知ることができたのだ。そのことに、私はいつも感謝している。そうして彼は、NARMアプローチのより深い構造を最も早く理解した人たちの中の一人になった。

　彼とNARM治療モデルについてまとめた本書は、過去20年間の集大成

と言える。ブラッドは、長期間にわたって提示された資料を記憶していただけでなく、それらをまとめ、読者がアクセスし、有益であると感じる方法で構成するという驚くべき能力を発揮した。彼は、私が知る限り最も勤勉な人物のひとりだ。彼の才能と心意気、そしてこのプロジェクトに対する献身が、私たちの共同作業を喜びと創造に満ちたものにしてくれた。尽きることない大きな感謝を捧げたい。

また、米国と欧州のNARMトレーナーたちから、長い間の支援と関心、そして励ましをもらえたことに感謝している。また、各地のアシスタントの献身と心からのサポートに感謝する。

私の人生のパートナーのレイチェルには、一貫して愛情をもって励ましてくれたことに感謝したい。

息子のケビン、そのパートナーのビアンカ、孫娘のグレッチェン、あなたがたが私の人生にいてくれる歓びを感じている。

ブラッド

ラリーには、心から感謝している。私のキャリアを支えてくれたのは、才能と思いやりにあふれた指導者で、今は仕事のパートナーである、ラリーである。私は最初、彼の生徒だった。数年後、私たちは一緒に教えるうちに、すぐにお互いがバランスを取り合い、創造的な同志でいられることに気づいた。このつながりは、NARMトレーニング機構の設立や、この本の出版、そしてNARMをより分かりやすく世界に伝えるという私たちのビジョンを実現することになったのである。NARMを進化させるための共同パートナーとして、私を信頼してくれたラリーに感謝する。

20年以上前、バーモントにある大学で初めてラリーに会ったとき、彼は私に人間というものへのまったく新しい理解を教えてくれた。彼は、私自身の複雑性トラウマを癒すためのツールを教えてくれ、私が再びこころとつながる道を示してくれたのである。彼の指導、協力、思いやり、そしてサポートに深く感謝している。

またステファニー・クラインとのつながりとサポートがなければ、私は今ここにいない。一緒にトレーニングの運営という未知の領域を歩み、数え切れないほどの時間をかけて学び、失敗し、再び挑戦し、成長し、私たちの存在と提供するものの限界を広げてきた。私は、ステファニーの思慮深さ、思いやり、ユーモア、そして誠実さを深く尊敬し、そのチームワー

クと有意義な友情にとても感謝している。

　マーシャ・ブラックとの関係において、私は個人的にも仕事でも 20 年近く支えられている。私たちは、設立当初から一緒に NARM という旅をし、笑い、涙、癒し、成長の瞬間に満ちた豊かな学習体験を共有してきた。仕事でも私生活でも、彼女は寛大さとケアの精神でリードすることで、NARM の示す人道性の模範となっている。このような美しい、静かな空間を与えてくれ、本書の執筆に集中させてくれたマーシャに、特に感謝したい。

　私は、NARM の国際的なコミュニティの中で、多くの情熱的な臨床家たちと一緒に仕事をすることができ、大きな喜びを感じている。複雑性トラウマを癒し、トラウマ後の成長をサポートすることに尽力するこの素晴らしい人たちは、私に多くのことを教えてくれ、本書の執筆にインスピレーションを与えてくれた。特に、NARM のトレーニングアシスタントには、私たちのトレーニングに思いやりと温かさをもたらしてくれたことに感謝したい。

　私は、20 年以上にわたって、セラピストとして、また教師として、個人、カップル、家族、グループ、コミュニティの素晴らしい人たちにかかわることができ、ひらめきをいただいたことをとても幸運に思っている。ひとりひとりのクライアントと生徒の皆さんとの関係を通して、痛み、癒し、そして人間性について多くのことを教えていただいた。
私の専門家としての歩みに影響を与え、指導してくださった先生方であるピーター・ラヴィーン、ボニー・バデノック、ウォルター・ザイクナー、ポール・ナーデル、ティルザ・ファイアストーン、そしてピーター・コリンズに謝意を表したい。

　また、世界にいる私の家族や友人にも感謝している。今は分断された時勢にあり、対面であれオンラインであれ、思うように一緒に時間を過ごすことはできないが、つながりと愛の瞬間を大切に思っている。

　コーダとチェイヨに対する私の愛と感謝は、言葉では言い尽くせない。彼らの父親であることは、私の人生の喜びである。私たちが共有する家族という体験は、私の仕事にインスピレーションを与え、支え、私の人生に多くのつながり、意味、癒しをもたらしてくれた。私は、より良い人間になるために、自分とつながり、それを共有する方法を学んだ。

　ソウルメイトであるサラからは、深い愛と思いやりが放たれている。私

たちは、生命と愛にあふれたこの家族を成長させながら、描いた夢以上のことをしてきた。サラは、この執筆プロセスの間、私の伴侶として、思いやりのある指導と励ましを与えてくれ、また、これらの重要なアイデアを伝える可能性の選択肢を示唆してくれた。そして彼女は常に私の情熱を理解し、私の旅をサポートしてくれた。私たちの深いつながりと永続する愛に永遠に感謝していく。

　私の人生におけるこれらすべての有意義な人々との出会いを振り返りながら、そもそもなぜ私がトラウマの分野に足を踏み入れたのか、その理由を考えてみた。私の帰属する文化は、何千年もの間、持続的な抑圧とトラウマの影響を受けてきた。私の家系、出身家族、そして私に影響を与えた世代間トラウマや継続しているトラウマは、そう簡単に癒せるものではない。しかし、このトラウマは私に、自分自身を癒し、他の人々の癒しをサポートしようという気にさせてくれたのだ。私は、人々がトラウマを克服するのを助けることに自分の人生を捧げている。そして、自身のトラウマから生まれた世代を超えた叡智に感謝している。この叡智は、未解決のトラウマに苦しむ個人、コミュニティ、文化に対する理解、感受性、共感力を高め、私の原動力となり支えてくれている。**私たちは苦しみにおいて、一緒なのだ……。**

はじめに

　本書は、個人と集団の変化をサポートするために書かれたものである。

　トラウマインフォームの活動の一部を担えるのは胸が躍ることである。この 10 年間で、トラウマに対する意識は心理学の枠を超えて中心的存在となった。トラウマは、ブログ、記事、ポッドキャスト、歌、ドキュメンタリー、映画、テレビ番組のテーマとなり、著名人や政治家の活動、及び社会運動の大義名分にもなっている。トラウマ、特に複雑性トラウマがもたらす広範な影響に対する理解が深まり、メンタルヘルスをはじめとする医療や社会制度が根底から覆され、変革を迎えている。

　個人、地域、社会に与えるトラウマの影響を認識することは苦しく、しばしば心が痛む。しかし、私たちは、複雑性トラウマをより深く理解し、それを解決するためのツールが、私たちの世界を変えることができると信じている。

　NARM（神経感情関係性モデル）は、10 年以上前に『発達性トラウマ：その癒やしのプロセス』[1] という本として紹介された。この代表的な書は、発達性トラウマという新しい分野に特化して作られた最初の本の一つとして、今もなお評価を得ている。小児期逆境体験（ACEs）研究や、複雑性心的外傷後ストレス障害（C-PTSD）という新たな診断によってトラウマインフォームの分野は急速に発展してきている。複雑性トラウマに対する認識が深まるにつれ、ACEs や C-PTSD の影響に対応する治療モデルが必要とされてきている。

　NARM は、そのようなモデルの一つである。ここ数年、私たち NARM の生みの親であるローレンス・ヘラー博士と、トレーニングディレクターでシニアファカルティのブラッド・カマーは、専門的なトレーニング機関である NARM トレーニング機構の設立に力を注いできた。そしてその使命は、複雑性トラウマを癒すのに適した教育、トレーニング、治療を進化

はじめに　■　1

させることだった。これには、アタッチメントや発達、文化、世代間伝播などの形で現れる関係性トラウマの長期的影響に働きかけることも含まれる。私たちは、国際的に数千人の援助専門家を養成し、世界中の個人や組織に継続的な教育、トレーニング、コンサルティング、サポートを提供している。

　実用的ガイドである本書は、NARMの治療法をより身近なものにすることを目的としている。私たちは、何年もの専門的な訓練を必要とする包括的な臨床モデルを、簡単に適用できるよう提示することに全力を尽くした。メンタルヘルスの専門家にとっては適用しやすいかもしれないが、私たちは、複雑性トラウマの影響に取り組む援助職一般にも適用できるよう書いている。医師、看護師、代替医療の専門家、薬物乱用・依存症カウンセラー、ボディワーカー、コーチ、宗教的・スピリチュアルカウンセラー、教育者、災害や事故の緊急対応者、警察官、ソーシャルワーカー、保護観察官、政策立案者、その他複雑性トラウマと向き合う仕事をするすべての人々のために。私たちの心からの願いは、あなた方が世界を癒すために行っている活動をサポートすることだ。

　また、個人的な癒しや成長を求めている方への実用的なガイドとしても書いた。NARMは、高度な心理学の理論に基づくものであるが、本書はトラウマ後の癒しと成長に関心を持つすべての人に道筋を示すものである。トラウマのパターンを変えることは、苦しみを減らし、希望と回復力を高め、人生をより充実させることにつながる。あなたが援助の専門家であれ、癒しに関心のある個人であれ、本書で学んだことがあなたの仕事や個人的な成長に活かされることを願っている。

　NARMは、複雑性トラウマを解決するための単なる臨床モデルではなく、関係性における健全さをサポートするための青写真である。複雑性トラウマへの心理学の適応に、人間の深みを重視する、ソマティックベースのアプローチを導入することで、人間の痛みや苦しみの根源となっているものをより深く理解できるようになっている。この関係性における枠組みは、ハートフルネスという土台によって成り立つ。

　より多くの個人や組織にNARMを紹介し、つながりや健康、活力に満ちた生活を支援するための、病理化しないヒューマニスティックな枠組みを提供したいと思っている。従来の伝統的な心理学的や神経科学も、もちろんNARMにも用いられているが、心理学的、神経科学的な手法の適用

により多くの思いやりをもたらすためには、やるべきことがたくさんあるのだ。

NARM のルーツ

　NARM は、これまでの先駆者たちの業績に基づいて構築されており、西洋心理学のモデルや人間の経験に対する非西洋的なアプローチなど、さまざまなアプローチを利用している。西洋心理学では、深い自己探求志向、関係性志向、ソマティックインフォームの心理療法の系譜に連なり、力動的精神療法および身体的アプローチの側面も統合している。加えて、あまり知られていない理論や理論家、伝統的な心理学外としてその貢献が最小化され抑えられたり無視されたりしている人々の存在があることをここに認め、感謝を述べたいと思う。異なる文化的、宗教的、精神的伝統からの学び、そしてその知恵と癒しの実践が、私たちのアプローチにインスピレーションを与え、こうして形成されてきた。

　NARM の進化を通じて私たちが意図してきたのは、人々が敬意をもって接せられ、洗練されていて効果ある変容をもたらすセラピーの提供であった。このようなアプローチを発展させるために、関係性、パーソナリティ、感情、神経生物学の理解から身体に焦点を当てて統合していった。NARM は、特に広がりつつある対人神経生物学の分野と合致している。

　過去数十年の間、少なくとも米国では、認知行動モデルが主流となってきた。確かに認知行動療法はメンタルヘルスの分野において重要な役割を果たした。しかし、人間の心の深みを探求するモデルから離れたのは事実であろう。[2] 深みを探求することから離れるということは、人間の経験の複雑さやニュアンスを理解することから離れるということを意味する。現在の心理学のモデルの中には、善良な意図からではありながらも、苦しんで助けを求めている人を病理化し、客体化し、非人間化するようなものも見受けられる。

　心理学のある領域では発展が見られるものの、私たちはいまだに、有効でない古いパラダイムに深くとらわれている。人間の苦しみの根本的な原因を究明し、人間を治癒することとは、対照的に苦しみを問題として病理化することで、症状や診断といったものに気をとられてきた。NARM は、疾病モデルから関係性の健全さのモデルへの転換を提唱する。

はじめに　■　3

NARM 臨床でしないこと	NARM 臨床ですること
主に個人史、歴史に重点を置く	主に今ここに重点を置く
トラウマの体験談に着目する（出来事重視）	トラウマへの適応に着目する（プロセス重視）
退行（子どもの意識に焦点を当てる）	今ここにグラウンディング（大人の意識に焦点を当てる）
カタルシス	コンテインメント（囲い込み）指向
病理化指向	リソース指向
目標志向	探求志向
戦略に基づく	興味に基づく
行動に着目	内的状態に着目
症状軽減に取り組む	症状を生み出すパターンに取り組む
臨床家主導で、クライアントはそのリードに従う	クライアント主導で、臨床家は新たな探求の機会を提供する

　上に掲げる表に、NARMと他の治療法との相違点をいくつか挙げてみよう。

　ヒューマニスティックな視点を持つことで、単に不適応な症状や行動を治療しているのではなく、一人の人間とつながっているのだということを強く意識するようになる。私たちが扱うのはモノではなく、主体性のある人間である。それは、その人の自己全体（whole Self）に他ならない。

　非西洋的なヒーリングを経験した人たちは、NARMについて、トラウマ的な経験に反応して魂が断片化し、痛みや苦しみにつながる「魂の喪失」に関するシャーマニックの観点との類似性を、指摘することだろう。「魂の救済」とは、断片化した魂を再び呼び戻す作業である。NARMは、身体感覚、感情、衝動、行動、思考など、断片化した内なる状態を再びつなぎ合わせることで、自分というより深いものを体験できるようにする。自己の側面が再び意識に戻るとき、部分の総和よりも大きなものが生み出される。このように、NARMは、単にトラウマを癒すだけでなく、自己

の変容を促す。

これは、心理学とスピリチュアリティが融合する領域である。実際、「心理学」の語源であるギリシャ語の「psyche」は、もともと魂を意味する。人間の経験のより深いレベルに取り組むと、自己（Self）のより深い側面を理解する新しい方法と、それを扱うためのツールが必要となる。「セルフ」の表記に私たちは大文字の「S」を使う。私たちは、心理学やさまざまな宗教や神聖な伝統の中で、「セルフ」を使って自分という人間の精神的な本質を知る、という長い伝統の流れの中にいる。これは、私たちのアイデンティティ、つまり私たちが自分自身をどのような存在であると認識しているかを超えて、より大きな全体性へと私たちを導く。この変容の旅では、私たちの生命のより深い源とつながる機会があるだろう。そしてこれは、より完全な人間になるための機会なのである。

トラウマ後の成長という精神的な旅路は、NARMの現象学に基づいたアプローチによってさらに強化される。NARMでは主観的な体験と「今」に取り組むことに重点が置かれる。そして深い探求と身体志向のアプローチから、こころや身体を超えた深い自己の側面に出会うだろう。このように、NARMは根本的な癒しと変容であるスピリチュアルなプロセスを体感できる可能性を秘めているセラピーなのである。

このガイドブックでは、複雑性トラウマを解消している人に起こりうる変容について説明している。例えば、長年のパーソナリティのパターンが穏やかになり始めると、静かで安定した深い境地が現れてくる。このNARMのトランスパーソナルで霊的な基盤については、この実践ガイドブックでは説明しきれない。この点については、近い将来のNARMの本で紹介したいと思う。

NARMの文化的背景とその適用

私たちは、本書において、複雑性トラウマを理解して対処するために、非常に特殊な視点を用いていることを理解している。その視点とは、著者二人が教育を受けた文化に基づいて構築されており、西洋の心理学的思考に根ざしている。私たちが使用する概念や用語は、主にこの枠組みから派生したものである。私たちは、この視点を尊重すると同時に、文化的な感受性と謙虚さを持って、トラウマをめぐる現代の談話を発展させるため

はじめに　■　5

に最善を尽くしてきた。私たちは、トラウマとその癒しが、西洋科学が始まるずっと以前から存在していたことを認識している。NARM（神経感情関係性モデル）には、西洋的でない観点からの要素が組み込まれているが、私たちがそれを説明するために使う言葉は、主に西洋心理学から生まれていることに言及しておく。

　関連して、私たちは、西洋心理学に深く根ざした臨床モデルを紹介する際に、自分たちのバイアスがかかるのも認識している。なぜなら筆者の職域での実践から執筆しているからである。私たちは二人ともアメリカ国外を旅したり、居住して、西洋の枠組みの外にいる教師や治療者たちと多くの有意義な交流をしてきたのだが、臨床家としての訓練は二人ともアメリカで受けた。このことが私たちの視点を形成していることを理解している。また、私たちの臨床を無意識のうちに形成している可能性のある偏見について吟味し、さらなる鍛錬を重ねていくことを約束したい。本書では、文化的・制度的トラウマの一因となっている文化的偏見を永続させないよう、最善を尽くすことを心がけている。しかし、現実には、読者であるあなたは、私たちの見落としている部分に気づくであろう。私たちは、これからも学び続け、NARMの進化へと繁栄させていく所存であることをご理解いただきたい。

　私たちは、西洋の心理学に限界があることに留意し、多様な背景、信条、文化を持つ人々と取り組む際の複雑さを楽しんでいる。同時にまた、〈違いの中で〉普遍的と思われる特定の心理生物学的なプロセスがあることも認識している。NARMや本書における基礎的な人間の理解は、「つながり」と「個体化（individuation）」の両方に対する心理生物学的なニーズがあるということだ。このような人間の欲求（needs）は、しばしば両極のものとして捉えられ、対立している。例えば、ある文化では共同体志向が優先され、別の文化では個人志向が優先される。このような対立する文化構造は、しばしば「集団主義的」な社会と「個人主義的」な社会と表現されるが、私たちは、これらを人間の経験の連続体として捉えていく。この集団と個の連続性の根底には、文化を超えた複雑な心理生物学的プロセスが存在している。NARMは、人間としてのこの二つの側面の相互的な性質を認識することにより、人間のつながりと個体化の両方に対する必要性をサポートしていく。

　トラウマ的経験には共通項があるが、個人、家族、文化、国家がトラウ

マを経験し、理解し、対処する方法は多様である。NARMの構成原理と臨床スキルのいくつかは、それぞれの職域に合わせて適応させる必要があるかもしれない。NARMを含め、西洋心理学から生まれたモデルを適用する際には、家族、宗教、文化的な違いを考慮しなければならない。枠組みを特定のクライアントや職場環境に合うよう適宜調整することをお勧めする。

　私たちは私たち自身を、世界で起こりつつあるトラウマインフォームドムーブメントの一部であると考えている。そして、このムーブメントを、相互につながった地球がもたらす恩恵として、互いに学び合う機会と考える。NARMの国際的なコミュニティのリーダーとして、私たちは、個人と集団の苦しみの根源をトラウマに起因すると考える新しい精神衛生の枠組みを支持し、継続的な探求、考察、議論に積極的に取り組んでいる。

複雑性トラウマのさらに大きな背景

　第1章で述べていくが、トラウマの分野では、心的外傷後ストレス障害（PTSD）と複雑性心的外傷後ストレス障害（C-PTSD。以降、複雑性トラウマ）を明確に区別し始めたばかりである。複雑性トラウマの特徴は、自己の組織化（self-organization）に着目していることであり、個人の人格や人生の経験を形成する神経発達学的・心理生物学的（psychobiological）な成り立ちに言及している。そして複雑性トラウマは、自己の組織化の障害として、感情調節、自己概念、関係性の三つの領域に注目する。

　さらに複雑性トラウマを理解する中でも、発達性トラウマと複雑性トラウマの違いなどを定義する必要がある。私たちは、**発達性トラウマ**を、より大きなカテゴリーである**複雑性トラウマ**の中の一部として使う。**発達性トラウマ**は、子どもの自己感覚（sense of Self）の発達に影響を与える子ども時代の関係性の破損（disruption）に基づくものだが、**複雑性トラウマ**は、その後の人生の自己感覚の破損も含む包括的な用語である。成人になってからの家庭内暴力、人身売買、投獄・拷問や、有害で、虐待的な、あるいは暴力的な状況からの脱出が不可能であった場合なども含まれる。

　過去数百年にわたる西洋社会や科学の大きな誤りのひとつは、個人を関係性というコンテキストから切り離そうとしたことである。良くも悪くも、関係性は私たちを形成する。複雑性トラウマの分野は、過去の半世紀にわ

たり、アタッチメント理論をもとに関係性が子どもの発達にどのような影響を与えるかを心理学において深めるのに貢献してきた。しかし、最近では、心理学は単に親子関係に焦点を当てるだけでは不十分で、子どもの発達に影響を与える広範な関係性の影響を認識しなくてはならない。

　複雑性トラウマは、支配的な立場にある個人が、従属的な立場にある個人に与える影響について述べている。より弱い立場の者が、生存と幸福のために力を有する者に頼らなければならないとき、トラウマ的関係の力動が現れる場合がある。アタッチメント理論では、これが親と子の間でどのように展開されるかに焦点が当てられている。しかし、家族システムにおけるアタッチメントの欠損（failure）を超えて、これがどのように広く展開されているかも認識することが重要である。

　関係性のトラウマは、地域社会、文化、国家に対する抑圧からも生じる。このような抑圧と被支配の関係システムは、複雑性トラウマを生み出し、永続化させる。私たちは、個人の発達過程を、その人が育った社会から切り離すことはできない。メンタルヘルスの分野では、このようなより広範囲の背景に言及し、より文化的な情報に基づいた視点やモデルを取り入れようとする動きが広がっている。トラウマの分野では、罪のない個人や、文化にもたらした残虐行為、抑圧、何世代にもわたる複雑性トラウマという歴史的遺産を認識することが重要だ。

　私たちは、NARMに基づいた視点が、家族、地域社会、文化、国家において、複雑性トラウマを克服しようとする人々を支援できると希望を持っている。本書では取り上げきれないが、NARMの原則は、より大きなシステム変革に貢献できると信じてやまない。もし、複雑性トラウマを癒すことが、現在進行中の紛争や暴力、戦争、貧困、制度的な抑圧にまつわるトラウマを変えることができるとしたらどうだろう？　社会的、政治的、人道的な擁護者として活動をしている本書の読者が、制度的抑圧、不平等、長年の不正を維持するシステムを変えるために、これらの原則を適用してくれることを心から願っている。本書は個人の変化を支援することに重点を置いているが、NARMは社会的、制度的な変化を促進するための主要な手段にもなり得ると信じている。

エイジェンシィ（主体性）：失われた臨床のかけら

　私たちは、専門家向けのトレーニングを受けた受講生から、主に二つのフィードバックを得ている。ひとつは、私たちが、援助者自身の人間性に焦点を当てていることへの評価だった。トレーニングを受けた多くの専門家が、好奇心、オープンさ、プレゼンス、そして心の温かさが増したと言ってくれた。その結果、より少ない努力で、より楽に仕事ができるようになり、それがクライアントとの接し方にもよい影響を与えた。NARMのセラピストは、自分自身の感情や関係性の力動をより深く知ることで、臨床家としてさらに効果的に働けるようになったと言っている。本書では、このテーマについてさらに深めていく。

　もう一つは、NARMのエイジェンシィ（主体性）という概念に関するものである。NARMセラピストからは、エイジェンシィが「画期的なゲームチェンジャー」であるという声をよく聞く。そして多くのクライアントからも同じような報告を受けている。エイジェンシィは、特定のトラウマに注目するのではなく、早期のトラウマ的な体験にどのように適応してきたか、そして、その適応をどのように大人になってからも継続しているか、に焦点を当てる。幼少期のトラウマを焦点化することは、しばしば無力感、絶望感、行き詰まり感をもたらすが、エイジェンシィということを身体で感じることで、成長、変化への能力が向上する。

　エイジェンシィは、クライアントの**心理生物学的能力**に関連する。これは、認知、行動、感情、生理、および対人関係の複雑なパターンを用いる個人の能力のことである。エイジェンシィがどのくらいあるか、クライアントの現在の能力を理解し、それに呼応して働きかける。クライアントが自分の人生経験とどのように関わり、どのように組織化しているかを理解することが、NARMにおけるエイジェンシィへの支援の本質なのである。

　第5章で詳しく述べるが、NARMの治療プロセスは、始めからエイジェンシィの向上を目指している。エイジェンシィを優先させることで、セラピストとクライアントの関係性が成立する。そうすることで、クライアントがセラピーの舵取りをするようになる。最終的には、クライアントのエイジェンシィの感覚を強化することで、より充実した人生を送るための心理生物学的な能力を高める道筋ができるのである。

はじめに　■　9

本書の概要

複雑性トラウマを解決するための実践的なガイドブックを書くのは容易いことではない。複雑性トラウマに取り組む際に、単純な答えや即効性のある解決策はないと言ってよい。充実した関係性や効果的な子育てに簡単なハウツーがないように、複雑性トラウマへの取り組みも、そう簡単に単純なステップに落とし込むことはできない。しかし、本書で紹介する構成原理やスキルは、あなたの道しるべとなるはずである。

複雑性トラウマに取り組むことは、しばしば非常に困難である。セラピストは、クライアントの複雑な症状の網の目にはまり込み、迷子になり、セッション中に行き詰ることがあるだろう。複雑性トラウマを抱えるクライアントは、さまざまな内的な調整不全を抱えたまま、私たちのところにやってくる。彼らは圧倒されて混乱していることがあるだろう。セラピストとして、クライアントの調整不全に引き込まれるのは簡単である。しかし、そうするとすぐに、私たちはクライアントの古い適応戦略に取り込まれ、クライアントとセラピストの両方が行き詰まりを感じるようになる。無力感は、クライアントとセラピストの双方が途方にくれ、圧倒されて変化の癒しと成長の可能性を信じることが困難になると生じる。

セラピストは仕事上、毎回ジレンマに直面する。絶望や行き詰まり、限られたわずかな可能性に遭遇したときにセラピストがすることは、しばしば**さらに頑張る**ことである。多くのセラピストは、クライアントのために変化を起こそうと努力し、自分にプレッシャーをかける。しかし、このような善意からの意図によって双方が行き詰る。

神経感情関係性モデル（NARM）は、この罠から抜け出す方法を提供する。そして、より大きな治療効果と関係性をサポートする枠組みを導入する。私たちは、未解決の発達性トラウマの影響を理解し、それに対処するプロセスの詳細を示していく。早期トラウマの地形は複雑さに溢れている。私たちは、その地形を説明し、ナビゲートする新しい方法を提供しよう。

この治療モデルには、多くの臨床家にとって非常に困難である、オープンさ、好奇心、プレゼンスを保つ精神が必要となる。私たちは、NARMアプローチの統合と適用を促進するため、リフレクティブエクササイズ（自己探求のエクササイズ）と治療スキルを提供するが、NARMを習得するのはたやすいことではない。ある受講生は、「NARMはシンプルだが、

簡単ではない」と言及した。基本的な構成原理はシンプルに見えるかもしれないが、それを適用するのは簡単ではない。いわば教本からダンスやトロンボーンを教わろうとするようなものである。このモデルを本当に学ぶには、直接体験する必要があると信じている。そして体得できるまで、一貫して繰り返し練習をしなければならない。そうして初めて、このモデルを上手に運用することができるのだ。

　高度な心理生物学的パターン、内面の深みの探求、人間の経験の精緻な側面を扱うこのモデルに完全に習熟するためには、やはり相当な量のトレーニング、ガイダンス、練習が必要である。私たちは、ここでの情報があなたにとってできるだけ利用しやすいものになるよう最善を尽くすが、同時にその限界も認識している。このガイドブックは、NARMの治療法をより深く理解するための出発点として利用してほしい。

　加えてNARMの習得が難しいのは、別の、より個人的な理由もある。NARMは、自分自身の中にある恐ろしく、また、幼い頃に経験した困難への適応として距離を置いてきた部分と、つながるよう導く。この治療的アプローチは、クライアントにだけ焦点を当てているわけではない。私たちは、援助職としてクライアントに接するとき、自分自身の未解決トラウマのパターンにオープンであることに挑んでいるのだ。「NARM」の「R」は、クライアントとセラピスト治療関係についてである。NARMは、間主観に基づくアプローチで、そのプロセスは、自己と他者とのつながりを深めていく可能性をもたらす。NARMで教えているように、そして本書で詳しく説明するように、つながりは、私たちの最も深い願いであると同時に最も大きな恐れとして存在する。未解決のトラウマのパターンを効果的に変容させるモデルが見つかったことは大きな希望である一方で、この癒しの旅に遭遇するかもしれない内的な障壁を心に留めておいてほしい。

本書の構成

　本書の内容は、私たちがNARMの専門家トレーニングで教える方法を反映している。NARMは、単体のスキルセットではない。私たちが未解決の複雑性トラウマの心理生物学的パターンを転換するために用いる介入法は、複雑性トラウマの根本原因を理解することから始まる。援助者は、まず、人間がどのように関係性トラウマに適応していったか、その適応が

もたらす心理生物学的影響、そして個人の苦しみの症状が、つながりを求める個人の最も深い欲求をどのように反映しているかを理解しなければならない。

> 私たち全ての中にある自発的動きは、つながり、健康、活力へと向かっていく。私たちがどんなにひきこもり、孤立し、どんなに深刻なトラウマを抱えていたとしても、一番深いところでは植物が自然と太陽の光に向かうように、私たちも、つながりや活力に向かって動く衝動がある。この有機体の衝動がNARMアプローチの原動力なのである。[3]〈訳者訳〉

本書の最初のセクション、「神経感情関係性モデル（NARM）の概要」では、私たちの治療プロセスを支える理論的な枠組みが示されている。第II部の「NARMの治療モデル」は、この枠組みの上に成り立つ。まず、何によってこれらの介入を選び、方向づけるのかを理解せずに、治療を効果的にすることは難しいだろう。ここで提示されることは複雑で心理的なニュアンスに富んでいるが、私たちはそれを理解しやすく実用的なものにするために最善を尽くした。また、NARMの適用の効果を高めるために、理論的背景を十分提示している。

第1章では、トラウマ分野における現在の傾向を概説する。現在のトラウマインフォームドムーブメントの中でNARMを位置づけ、複雑性トラウマに関する現在の研究の基本的な概観を示し、ショックトラウマと複雑性トラウマを区別や分類をし、発達性トラウマと複雑性トラウマに特化したモデルがなぜ必要なのかを示し、NARMが複雑性トラウマの癒しと心的外傷後成長をいかにサポートするかを紹介する。

第2章では、NARMの構成原理（Organizing Principle）を紹介する。つながり－断絶Connection–Disconnection）、アタッチメントと分離－個体化、アタッチメントへの恐怖と関係喪失の恐怖、中核ジレンマ、適応的生存様式、恥、自己否定、自己嫌悪、感情の完了、および脱アイデンティティ（Disidentification）など、NARMアプローチを構成して導く基礎となる要素に焦点を当てる。

NARMの構成原理は、複雑性なトラウマに直面した子どもの発達を形作る内的葛藤を照らし出すのに役立つ。自己（Self）とのつながりと他者とのつながり、本来性と適応的生存様式、身体、感情、思考、行動の間にお

12

いて内的な葛藤が続くことで、複雑な心理生物学的症状が引き起こされる。これらの内的葛藤と適応的生存戦略を理解することで、クライアントが求めているつながり、癒し、成長の妨げになっている複雑な心理生物学的パターンに対処することをサポートできる。これらの構成原理は、この後に続くNARMのスキルと介入を最も効果的に使用する方法を理解するためのいわば土台となる。

　本書の第Ⅱ部、「NARMの治療モデル」では、第Ⅰ部の枠組みをもとに、私たちが複雑性トラウマのパターンを克服するために用いる介入方法を紹介する。

　第3章から第6章では、癒しとトラウマ後の成長を支える治療スキルである、NARMの四つの柱を紹介していく。NARMのアプローチは、厳密なプロトコルに従ったものではない。そしてマニュアル化された治療法でもない。四つの柱は、クライアントが今ここでどのように自分の経験を組織化しているかを探り、自分自身との新しい関わり方をサポートするための枠組みを提供する。これらのスキルは、治療プロセスにおける間主観の向上を促し、クライアントの内面の世界や他者とのつながりの能力を強化する。

　第3章では、第1の柱「治療契約の明確化」を導入していく。これにより、クライアントが自分の癒しのプロセスに対する意図を設定することが支持される。クライアントが私たちとの共同作業から何を最も望んでいるかにつながるよう誘うことで，私たちは探索に焦点を当てたエイジェンシィベースのプロセスを始めることができる。それは協働的なプロセスで、クライアントの意図と関係性の同意に基づくものである。

　第4章では、第2の柱「探求的な質問をする」ことについて述べていく。ここでは、私たちがクライアントと関わる方法を示している。この質問主導のプロセスは、私たちをサポートし、クライアントを誘って内的プロセスを振り返り、情報を収集する。具体的には、クライアントが自分にとって一番欲しているものを手に入れるために、どのような内的な障害があるのか、好奇心をもってみていく。

　第5章では、第3の柱「エイジェンシィの強化」について説明する。ここでは、クライアントが、自分自身の内的・外的な困難と関わりながら果たす積極的な役割、特に古いトラウマのパターンを強化するような方法で自分の内的経験をどのように組織化しているか、に気づく能力を発達させ

はじめに　■　13

ていく。このエイジェンシィ重視のプロセスは、クライアントが自分自身と関わるための、新しい、より人生を肯定できる方法を学ぶのを支援する。

第6章は、第4の柱「心理生物学的なシフトへの言及」についてである。この介入は、クライアントに、身体的、感情的、認知的、関係的、精神的な経験のあらゆるレベルでの変化に気づく機会を提供していく。クライアントが新しい方法で自分自身とかかわり、内的な体験の変化につながり、それを体現化することを目指す。これは、統合、組織化、変容の内的プロセスを強化するものである。

第7章では、NARMにおける感情完了モデルを紹介する。感情に関する新しい視点と、複雑性トラウマにおいての未解決の感情が果たす役割、そしてクライアントが複雑性トラウマのパターンから移行できるよう導く感情への働きかけのユニークなアプローチを提示する。一次感情とデフォルト感情の区別の重要性と、それらへの働きかけ方である。感情の表出や解放とは対照的に、コンテインメント（containment、囲い込み）に焦点を当てることを強調する。感情完了モデルは、一次感情とつながり、深く慈愛に満ちた感情状態の体現化へと導く。

第8章は、NARMの関係性モデルについてである。私たちは好奇心、プレゼンス、積極的な自己探求といったセラピストの内的状態、およびこれらの状態から生まれる治療的スキルを培うことによって、セラピストの内的経験に焦点を当て、関係性の有効性を高めるための関係性アプローチを概説する。また、関係性の癒しをサポートするために、セラピストの逆転移を理解し、利用するための新しいモデルを導入していく。このマインドフルな対人関係のアプローチは、セラピストとクライアントの間の治療的関与と理解に深い影響を与える。

第9章では、NARMパーソナリティスペクトラムモデルを概説しよう。セラピストが、クライアントが心理生物学的能力スペクトラムのどこにいるかを認識するのに役立つ枠組みを紹介する。また、複雑性トラウマの影響を受け、組織化される自己形成の心理生物学における10の特性を特定して評価するためのアセスメントツールを提供する。この自己の組織化を評価する治療マップは、治療過程・介入・予後を予測する大きな役割を持つ。また、治療者が治療同盟や逆転移の問題をよりよく理解するのにも役立つだろう。

本書の第Ⅲ部、「クライアントへのNARMの適用」では、二つの臨床記

録を用いて、実際のクライアントにNARMを使用している様子を紹介する。これらの記録には、NARMの構成原則とスキルを実際に確認するのに役立つ広範な臨床的注釈が含まれている。

第10章では、〈共著者の〉ブラッドが、アイヤナの自分の価値を感じたいという願望をサポートするために、どのように関わったかを記録している。アイヤナは、家族的、文化的、世代間的なトラウマを背景に、さまざまな心理的・身体的症状に苦しむ前には、成功した社会人としての生活を送っていた。このセッションで、ブラッドは、自己受容とセルフコンパッションという、より拡張した感覚に向けて、自己羞恥と自己否定の生涯にわたるパターンをシフトするために、NARMをどのように使用するかを示している。

第11章では、〈共著者の〉ラリーが、より健全で親密な関係を持ちたいというリッチの願いに協力している。リッチは離婚過程にあり、人生を通して自らの関係性パターンがもたらす苦痛を自覚している。セッションでは、リッチが人間関係に居続けるのを妨げてきたトラウマ的なパターンがシフトし始めている。

これら二つのセッションと、本書にある簡潔な臨床例から、NARMアプローチが実際のクライアントにどのように使用されるかが明らかになろう。守秘義務のため、名前や詳細は変えてあるが、すべての事例は実際のクライアントのセッションから抜粋したものであり、それらを共有することを許してくれたクライアントたちに感謝を述べたい。提示した臨床例は、深い関係性のプロセスが、複雑性トラウマの長年のパターンをシフトさせることができることを実証している。NARMを学ぶ受講生は臨床記録を使用する。私たち著者は、あなたがNARMモデルを学び、統合し、適用する際のサポートになることを願っている。

本書を読む際の注意点

本書は、さまざまな分野の援助者が読んで使用するものであるため、さまざまな用語を簡略化し、私たちが関わる個人を**クライアント**、援助者を**セラピスト**と呼ぶことにした。しかし、NARMアプローチのいくつかの側面は、あなたが行う特定のワークには適合しないことを理解している。本書では「純粋なNARM」を紹介しており、必要に応じて学習内容を調

はじめに ■ 15

整し、ご自身のワークに役立てることをお勧めする。NARM を適用する正しい方法は一つではない。また、専門家でない方でも、ご自身の癒しのために、この原則とスキルを使っていただければと願う。私たちの意図は、NARM を誰でも使えるようにすることであり、積極的に用いてもらいたい。

　本書は応用に重点を置いている。ここで紹介する治療プロセスは、トラウマインフォームドの治療に関連するさまざまな分野の確立された科学的・臨床的知見に依拠し、研究に基づくものである。発達性トラウマや複雑性トラウマに関する研究を深めたければ、トラウマ研究という確固たる分野があるので、ぜひそちらをご覧いただきたい。本書は、これらの知見を抽出し、複雑性トラウマに取り組む際に利用できるようにすることを意図した。

　本書では、**発達性トラウマ**と**複雑性トラウマ**という、重複する二つの用語を使用している。どちらも、健全な発達を妨げ、世界における個人の自己という感覚に影響を与える経験を表す。発達性トラウマが子ども時代に起こるのに対し、複雑性トラウマは生涯を通じて起こりうること、という点が大きな違いである。さらに調べていくと、他のトラウマの用語も出てくるだろう。さまざまなトラウマの形態には大きな違いがあり、それらを区別することが重要である。第 1 章でより明確に述べるが、適用しやすくするために、**発達性トラウマ**と**複雑性トラウマ**という用語を交換可能なものとして使うこととする。

　長年にわたり保護者の方々と接してきた経験から、また私たち自身も親であることから、子どもの精神的問題について親がしばしば非難されることに繊細さを示していきたい。現実には、複雑性トラウマは、言葉とおり複雑である。精神疾患を親のせいと決めつけるのは、単純化し過ぎで、往々にして役に立たない。しかし同時に、親は子どもの成長を支える上で中心的な役割を担い、親からの虐待やネグレクトが子どもの幸福に与える影響も認識しなければならない。親に対する非難や恥を少なくするために、私たちは、子どものトラウマの力動に言及するときは、**養育者や環境の失敗**（caregivers and environmental failure）といった、より一般的なことばを使用する。**養育者**という言葉は、重要な位置づけにある大人が子どもの幼少期に与える影響を理解する上で、より広い範囲をカバーする。**環境の失敗**については、最初の数章でより詳しく述べることで、家族システム内の関係性の失敗だけでなく、さまざまな形態のトラウマの影響を広く理解でき

るようになるだろう。

　これから説明することの多くは、子どものトラウマに関することだが、本書は大人への支援を対象としている。NARMは子どもにも適用できるが、ここで紹介するアプローチは、子どもを効果的に治療するためには応用が必要である。同様に、例えば、クライアントに参加を義務づけている環境や、カップルや集団、その他のユニークな環境で効果的に治療するときにも同様である。本書は、大人に対する1対1の治療のための一般的な治療モデルを示している。よって、クライアント層や職域に応じて、適宜アレンジされることをお勧めする。

　ここでの学習を効果的にするために、各章には私たちが専門的なトレーニングで使用しているものと似ているリフレクティブエクササイズを用意した。これら演習は、理論的な学習を超え、NARMを直接体験するものであり、NARMのプロセスを体現化する方法として、ぜひ活用されたい。また、多くは、クライアントの気づきと成長のために共有することもできる。

　最後に、私たちは多くのことを教えてくれた何千人ものクライアントや受講生たちに感謝の意を示したい。複雑性トラウマの癒しの旅は決して簡単ではなく、勇気がいるものだと熟知している。私たちは、クライアントや受講生たちに見られる変容に繰り返し感動してきた。彼らが自分の人生を取り戻すための癒しの一助となれたことが光栄で、同時に謙虚に学ばされている。そして、NARMがあなたやあなたのクライアントをサポートできることを望み、願っている。

リフレクティブエクササイズ

　まずは、本書を読むあなたの意図について、考える時間を持ってみましょう。

- 専門的な仕事をする上で、何を学びたいですか？
  - もしこれを学んだら、あなたの仕事にどのような影響を与えますか？
  - あなたが最も望んでいることは何ですか？
- 個人的な成長を支えるために、あなたは何を学びたいと考えていますか？

はじめに　■　17

- もしこれを学んだとしたら、それはあなたの個人的な成長にどのような影響を与えるでしょうか？
- あなたが最も望んでいることは何ですか？

第Ⅰ部
神経感情関係性モデル（NARM）の概要

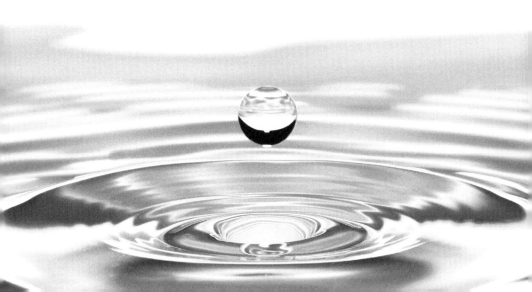

第1章

トラウマインフォームドムーブメント

> トラウマ、つまり魂にあいた穴、それを癒さない限り……根っこを癒さない限り、あなたは間違ったことに取り組んでいる……。それこそがまさにゲームチェンジャーになる。
>
> 『60ミニッツ』でのオプラ・ウィンフリー、2018年3月11日放映

トラウマの分野は変化している。それも急速にである。小児期逆境体験（ACEs）のような画期的な研究、神経科学の進歩、トラウマ分野の先駆者たち（ジュディス・ハーマン博士、ベッセル・ヴァン・デア・コーク博士、アラン・ショア博士、ダニエル・シーゲル博士、ブルース・ペリー博士、レイチェル・ヤフダ博士、他）、そして社会におけるトラウマへの認知と許容が向上したおかげで、今、トラウマへの理解にパラダイムシフトが起きている。トラウマの新たなカテゴリーである複雑性PTSDに関する理解は、心理学の理論と治療に革命を起こすだけでなく、社会の他の領域にも大きな影響を与えるだろう。

1980年に米国精神医学会が「精神疾患の診断と統計マニュアル（DSM-III）」で心的外傷後ストレス障害（PTSD）を初めて公式に記載して以来、トラウマの分野では、PTSD、あるいは**ショックトラウマ**、と呼ばれるものに焦点が当てられている。PTSDの診断では、個人が生命を脅かす可能性のある出来事を経験したり、それにさらされることで、三つのカテゴリーに分類される症状が現れる。1) フラッシュバックや悪夢などの再

体験、2) 他者との関わりを断つことや、自己投薬などによる回避、3) 過剰警戒、パニック、激怒などの過覚醒である。最新版であるDSM-5では、さらに改訂され、次のカテゴリーが追加された。4) 自己や他者に対する誇張された否定的な思い込みや肯定的な感情体験の困難さなど、認知や気分における否定的な変化、である。[1]

　このPTSDの理解は心理学において革命的であり、トラウマの認識を巷にもたらし、トラウマの新しい理解も急速に生まれつつある。

　　　トラウマの治療に関して現在確立されているガイドラインは、心的外傷後ストレス障害（PTSD）に関するものであり、複雑性トラウマの多くの側面に対処するには不十分である。複雑な（慢性的、対人において発生する）トラウマと「単回性の出来事」のトラウマ（PTSD）の違いは大きい。また、「トラウマ関連の問題で治療を受けようとする人の大半は、複数性トラウマの履歴を持つ」だけでなく、複雑性トラウマを経験した人は、「現在の標準的なPTSD治療によって不利な反応を示す可能性がある」ことも証明されている。したがって複雑性トラウマという多面的な症候群を治療するための臨床ガイドラインが、明確かつ早急に必要とされる。[2]

　NARMは、複雑性心的外傷後ストレス障害（現在ではC-PTSDと呼ばれている）の治療のために特化してつくられた枠組みと臨床ガイドラインを提供する最初のモデルの一つである。[3] 他の治療モデルが、小児期逆境体験や複雑性トラウマに対応できるよう元の治療プロトコルを適応させている一方で、NARMはACEsとC-PTSDの長期的影響のためにつくられている。

　本章では、NARMが複雑性トラウマの治療にどのように役立つかを明らかにするために、現在のトラウマ分野の概要、PTSDとC-PTSDの重要な違い、そしてアタッチメント、関係性、発達性、文化、世代間トラウマ、心的外傷後の成長といったC-PTSDの複雑な問題に特化して設計された新しい治療モデルの必要性を、提示していこう。

トラウマインフォームドムーブメント

　先に述べた心理学における革命は、「トラウマインフォームドケア」と

22　■　第I部　神経感情関係性モデル（NARM）の概要

呼ばれている。そして、「トラウマセンシティブ（trauma-sensitive）」、あるいは「トラウマ対応できる（trauma-responsive）」という呼び方もあるだろう。この40年余りの間に、トラウマへの認識が高まり、メンタルヘルスへの理解や治療の方法は大きく変化してきた。心理学の分野を超え、医療、福祉、里親制度、教育、公共政策、依存症治療、法執行、刑事司法、矯正制度、軍隊・退役軍人ケア、救急医療、人道支援、コーチング、フィットネス、ヨガ、瞑想や宗教・精神修業の場などで、トラウマインフォームドアプローチが使われるようになった。トラウマを視野にいれたプログラムは、心理的、感情的、身体的、関係的、社会的、そして精神的なレベルまでを包括する、健やかさと幸福へのホリスティックなアプローチであり、多岐にわたる環境で適用が可能である。

　トラウマインフォームドケアは、ケアの提供方法や、個人とコミュニティの支援を形作る幅広い原則が包括されたものである。いくつかの例を挙げてみよう。多くの薬物依存治療施設は、嗜癖行動の根底にある未解決のトラウマに対処しない限り、治療効果は限定的であり患者の再燃率は高いままであることに既に気づかされている。米国では、法執行機関や刑事司法に、よりトラウマに基づいた理解を取り入れた試みが行われている。そこでは、低所得者やマイノリティ、あるいはその両方が、しばしば複雑性トラウマの履歴を広範にわたって持ち、刑務所行きになっていることが指摘されている。また多くの現場、特にソーシャルワーカー、教育者、看護師、その他の医療従事者などの援助専門家が働く場では、その健康と幸福が優先されておらず、二次受傷、燃え尽き症候群、薬物乱用が発生する危険性が高い。その結果、ストレスの多い労災訴訟、偏見、雇用主や同僚からの疎外感などに見舞われることも少なくない。「メンタルヘルスデー」やセルフケアに関する注意喚起はよい試みではあるが、トラウマが雇用とどのように絡み合っているかに対処するには十分とは言えない。

　トラウマインフォームドケアの最も知られている例は、おそらくドキュメンタリー映画『ペーパータイガー（Paper Tigers）』だろう。ワシントン州ワラワラのリンカーン定時制高校には「問題児」ばかりが送られ、ジム・スポルダー校長は、不登校、薬物乱用、10代での妊娠、けんか、ギャング活動、犯罪行為などが驚くほど頻発している事態に直面していた。スポルダー校長とそのスタッフは、自分たちに何ができるのか分からず、圧倒されていた。ある日、ACEsや複雑性トラウマに関する最先端の研究を

第1章　トラウマインフォームドムーブメント　■　23

紹介され、テストの点数や行動修正に焦点を当てた標準的なアプローチではなく、トラウマに配慮したアプローチを学校で実施することにした。リンカーンのスタッフは、未解決のトラウマによって子どもたちの集中力や学習能力が低く、問題行動や破壊的な行動はトラウマの症状であると認識し、教え方や生徒との接し方を変えなければならないことに気づいた。リンカーンのスタッフは、生徒の行動をコントロールするために厳しい規律や罰を用いるのではなく、好奇心、関心、思いやり、そして受容をもって生徒と接するようにした。居残りや停学の代わりに、声掛けやカウンセリングを行うことで、子どもたちの問題行動の原因となっているトラウマの深い傷を認めて対応した。あるスタッフが生徒に「あなたがなぜマリファナを吸うのか、なぜ覚醒剤を使うのか、私は知っている。なぜ喧嘩をするのかも。それは、感じたくないからだね。圧倒されるのは嫌でしょう。だったら少しだけ感じてみて。なぜなら、感じることは、自分が置かれている状況でなく、進むべき方向へと導いてくれるから」[4]と言った。

　生徒の健康、幸福、レジリエンスを優先させる、この思いやりと心のこもった取り組みは、多くの伝統的な教育モデルに挑戦している。依存症治療、法執行／刑事司法、雇用、教育は、人生を変え、社会の健全性を変えるための驚くべき可能性を秘めている。トラウマインフォームド運動は、しばしば非人間的なシステムを、より人道的で、支援的で、命を肯定するものに変えようとしている。トラウマに対処し解決するというのは、人権そのものなのである。

　私たち二人は、長年にわたり、トレーナーやコンサルタントとして、トラウマに配慮した実践の統合に向け、援助職やさまざまな団体を指導してきた。トラウマインフォームドの理解が社会システムに浸透し始めるのを目の当たりにするのは、とても興奮した。同時に、既存のさまざまな療法のモダリティや組織に「トラウマインフォームド」が謳われているにもかかわらず、治療そのものにはまだ至っていない。実は、私たちがこの本を書こうと思ったのは、複雑性トラウマインフォームドの治療の進歩に必要な貢献をするために、NARMが重要な役割を果たすことができると確信したからである。

　次の表は、NARMに基づくトラウマインフォームドケアと、これまでのケアの重要な相違点を示している。

24　■　第Ⅰ部　神経感情関係性モデル（NARM）の概要

従来の視点	NARM に基づく トラウマインフォームドケアの視点
あなたの問題は何か？	あなたに何が起こり、それにどう適応してきたのか？
個人の症状や行動に焦点を当てた治療	個人が家族、コミュニティ、システムに影響されながら生きていることを認識し、人間全体に焦点を当てた治療
症状や問題は病理で、クライアントは病気、疾患、状態が悪い	症状や問題は、クライアントが未解決のトラウマに対処するために用いている生存戦略であり、クライアントはいつも、最善を行っている
クライアントの状態を診断名で説明する	トラウマが個人、家族、コミュニティに与える影響を説明することでクライアントの人間性を肯定する
援助職は、傷ついたサバイバーにサービスを提供する専門家である	援助職は、クライアントと協働し、癒しの過程でのエイジェンシィ、選択、統制を支持する
目標は援助職により定義され、症状の軽減が焦点となる	目標は、クライアントが定義し、回復、自己効力感、成長、癒しが焦点となる
支援は問題があったときに実施され、一般に危機の管理に重点が置かれる	支援は積極的に行われ、一般にさらなる危機の防止とレジリエンスの強化に重点が置かれる
症状や行動を管理、または除去することを目的とした治療	根本的なトラウマを解決し、自己や他者とのより大きなつながりを支援することを目的とした治療

リフレクティブエクササイズ

次の質問について、少し時間をとって考えてみてください。

• 幼いころの環境で安全に過ごすために、あなたは何をしなければなりま

せんでしたか？　例えば、静かにすることを学びましたか？　戦うこと
を学びましたか？　衝突から遠ざかることを学びましたか？　どのよう
に適応することを学びましたか？

- 子どもの頃に身につけた適応策を、大人になってからも、どのように生
かしていますか？
- これらの適応が、今、あなたの大人になってからの人生にどのような苦
しみをもたらしているのでしょうか？

これらの質問について考えるとき、あなたが内面で経験したこと、つま
り思考、感情、身体感覚などに気づいてください。

　私（ブラッド）は、地域の精神衛生の現場で、低所得でケアが行き届か
ず、社会の底辺とされているクライアント層に臨床活動をした経験を有
する。私が働いていたのは、カリフォルニア州の医療保険制度である「メ
ディ・カル（Medi-Cal）」を利用している青少年とその家族を対象とした
機関だった。特に「情緒障害（ED）児」を対象としたプログラムでは、こ
のような子どもたちを表現するのにこの呼び方が使われていた。実親とは
暮らさず、里親や祖父母、叔母、兄妹、その他の拡大家族のもとで暮らし
ている子どもたちがほとんどだった。子どもたちの多くは、慢性的に治安
の悪い地域の中で、慢性的に危険な家庭で育ってきていた。文化的、世代
間、制度的トラウマの直接的、間接的影響を受けている子どもも多く、特
にネイティブアメリカンとヒスパニックの子どもとその家族は、クライア
ント群のかなりの割合を占めていた。
　中学生になると、多くの子どもたちが触法行為に及ぶようになった。私
が担当した子どもたちの多くは、少年院を出たり入ったりしていた。混沌
とした、予測不可能で安全でない家庭環境は、彼らの発達に大きな悪影響
を及ぼしたのだ。臨床スタッフとして、私たちはDSMに記載されている
さまざまな症状や障害に当てはめて診断することが求められた。しかし、
私はこのような子どもたちを「情緒障害」とは言わない。その代わりに、
私はその環境自体を根本的な障害と考える。この子たちの問題は、環境の
失敗であることは明らかだった。この子たちは、生き延びるために、利用
できる資源は何でも使って、できる限りのことをしていただけなのだ。

私と、多くの心ある同僚たちは、問題を子どもに起因させ、子どもを失望させている大人に対処しないのは間違っていると感じている。精神衛生の専門家として、私たちは、問題の原因が環境の失敗であると知りながらも、これらの子どもたちに深刻な診断を下すことを要求されてきた。子どもたちの行動や感情的な反応はしばしば問題があるが、環境の失敗に適応するための方法として現れたものであることを認めることが重要である。家庭、地域社会、社会制度は、日常的にこの子どもたちに対して失敗し続けてきたのである。

　私たち臨床家にも選択の余地はほとんどなく、このような弱い立場の子どもたちが必要な治療を受けられるようにDSM診断を下すことが求められた。臨床会議では、注意欠陥多動性障害（ADHD）、うつ病、不安障害、強迫性障害、反抗挑戦性障害、行為障害、反応性アタッチメント障害、自閉症スペクトラムなどの公式の診断にこの子たちを当てはめるのに頭を悩ませた。さらに悪いことに、ほとんどの子どもたちが向精神薬による治療を受けることになり、多くの場合、強い副作用や長期的な心理的・生理学的影響を引き起こす可能性があることも分かっていた。

　現行のメンタルヘルスの分野での分類システムは、トラウマに配慮したものではない。もしそうであれば、状況は違ってくるはずである。もし私たち全員が、リンカーン・オルタナティブ・ハイスクールのスタッフのように、トラウマに対応するシステムの中で働いていたら、子どもたちを情緒障害や非行としてではなく、四六時中、未解決のトラウマが脳と身体に及ぼす影響を調整する必要性に迫られている人間としてとらえることができるだろう。小児期逆境体験や発達性トラウマに関する研究は進んでいるが、まだ道半ばである。私たちは、メンタルヘルス分野が、子どもの複雑性トラウマの影響や大人への長期的な影響をとらえる特定の疾患を含む、トラウマに配慮した診断システムへと移行することを望んでやまない。

小児期逆境体験：ACEs（Adverse Childhood Experiences）

　人間の脳は、経験によって形成される社会的な器官である。そして、今経験していることに対応するように形成される。特に人生の初期に、常に

恐怖の中にいると、脳はいつも危険を察知し、その恐ろしい感情をどうにかしようとする。健全な生育環境では、脳は喜び、関与し、探索の感覚を得ることができる。脳は、学ぶこと、ものを見ること、情報を蓄積すること、友情を育むことに開かれるだろう。しかし、もしあなたが触れられたり、見られたりしなければ、脳の全体がほとんど発達しないだろう。その結果、あなたは開かれていない大人になってしまう。大人になっても、人とのつながりが持てず、自己肯定感や喜びを感じることができなくなる。危険と恐怖にしか遭遇しないと、脳は危険と恐怖から自分を守ることだけに囚われてしまうのである。

ベッセル・ヴァン・デア・コーク博士

「幼少期のトラウマが恐怖に支配された脳をつくる」（インタビュー）

サイドエフェクトパブリックメディア

　1980年代、カリフォルニア州サンディエゴにあるカイザー・パーマネンテの肥満クリニックから小児期逆境体験（ACEs）についての理解が生まれた。[5] このクリニックは、体重が100ポンドから600ポンド〈約45〜272キロ〉過多で、減量を希望する患者を対象としており、患者は素晴らしい成果を達成していた。しかし、問題があった。このクリニックを設立したヴィンセント・フェリッティ博士は、気になる傾向を見つけていた。体重は大幅に減少したものの、半数以上の患者が目標体重を達成する前にプログラムから脱落したのだった。不思議なのは、脱落したすべての患者が、体重を減らすことに成功していたことだ。フェリッティ博士と彼のチームは、なぜ必死に体重を減らしていた人々が、目標に近づいているのに減量を止めてしまうのか、という疑問を解明することに着手したのである。

　フェリッティ博士と彼のチームは、可能な限り多くの元患者にフォローアップのインタビューを行った。そして、そのほとんどが、幼少期に性的虐待を受けたことがある人たちだったという痛ましい事実に突き当たった。肥満は問題なのではなく、**解決策**だったのだ。多くの参加者は、肥満ゆえに魅力がないと感じ、そのために性的注目を浴びる可能性が低くなると明かした。さらに、食べることによって、苦痛な感情を避けることができ、気分がよくなる、と。私たちの多くが深夜に1パイント〈通常のカップアイス4、5個分〉のアイスクリームを食べた経験があるように、食べることは不安、痛み、抑うつの神経化学物質を転換させ、少なくとも一時的に喜

28　■　第Ⅰ部　神経感情関係性モデル（NARM）の概要

びと心の落ち着きをもたらす役割を果たす。これらの患者の多くは、子どもの頃、暴飲暴食のような行動は、自分の内面の混乱から逃れるための戦略となることを学んでいた。減量プログラムに参加することで、その戦略が取り除かれると、幼少期のトラウマという根本的な傷という圧倒的な内的苦痛に直面することになった。その時点で、プログラムを去り、過食という古い習慣に戻り、再び内的苦悩から身を守っていたのだ。

　行動上の問題の根底にあるトラウマの根源を明らかにすることは、自己妨害的な行動パターンの難解さを浮き彫りにする。いくら変わりたいと思っても、人は自分の戦略に深く傾倒している。たとえその戦略が意図しない、致命的な結果をもたらす可能性があったとしても。このことは、大きな気づきだった。もし、これらの「問題」が、実は、小児期逆境体験の即時的な「緩和策」であったとしたら、どうだろう。もし、自傷行為が、未解決のトラウマを管理する方法としてティーンエイジャーや大人たちに今も使われているとしたら？　そうすると自己妨害行動は意味を持ち始める。過食、オーバーワーク、薬物使用、ギャンブル、自傷、危険なセックス、危険行為、身体的暴力、犯罪行為など、人々がとる有害な行動がより理解できるものになる。

　しかし、このACEsの原点には、もう一つ重要な教訓がある。この参加者たちは、深い無意識のレベルにおいて、減量という目標を達成することが自分にふさわしいとは思っていなかったのだ。早期トラウマを経験すると、自己（Self）感覚は恥の中に埋没する。意識的であろうと無意識であろうと、私たちのクライアントの多くは、自分が良いことに値するとは思っていない。彼らは自分に価値があるという経験をしていないのだ。成長したい、癒されたい、元気になりたいと言いながら、成長しないこと、癒されないこと、元気にならないことの方に深く関わっているように見えるクライアントに、セラピストは混乱や苛立ち、行き詰まりを感じるだろう。早期のトラウマに由来する恥に基づく自己感覚を理解することは、個人が自分の最善の利益に反する行動をとり、人生を損ねる原因となる深い内的葛藤を理解する新しい方法となるかもしれない。

　フェリッティ博士の話に戻ろう。幼少期トラウマから生じる自己破壊的な戦略に対する好奇心から、彼はロバート・アンダ博士とつながることになった。そして幼少期のトラウマが成人の健康にどのような影響を与えるかについての研究を開始した。[6] その後、幼少期のさまざまな逆境を問う

10 の質問からなる質問票が作成された。[7] 各人が経験したトラウマのカテゴリーごとに 1 ポイントが加算され、0 から 10 までの ACEs スコアが算出される。ACEs 研究は、小児期逆境体験の研究において一貫しているトラウマの主なカテゴリーに焦点を当てた。

1. 心理的虐待
2. 身体的虐待
3. 性的虐待
4. 感情的ネグレクト
5. 身体的ネグレクト
6. 親を喪失した
7. 家庭内暴力
8. 家族の依存症
9. 家族のうつ病／精神病
10. 家族の投獄

リフレクティブエクササイズ

　以下の質問に答えて、あなた自身の ACEs スコアを算出してください[8]。18 歳の誕生日以前に、次のカテゴリーのトラウマを経験した場合、各質問に 1 点ずつ加算してください。

1. **感情的な虐待**：親または他の大人がしばしば、または非常に頻繁にあなたを侮辱し、卑下し、軽蔑し、屈辱を与え、言葉で攻撃し、身体的に攻撃すると脅しましたか？ _____
2. **身体的虐待**：親またはその他の大人はしばしば、または非常に頻繁に、あなたをつかんだり、ひっぱたいたり、押したり、叩いたりしましたか？ _____
3. **性的虐待**：親、大人、あるいは少なくとも 5 歳以上年上の人が、あなたの身体に性的な方法で触れたり、口淫、肛門性交をしようとしたりしたことがありますか？ _____
4. **感情的なネグレクト**：あなたは家族の誰もあなたを愛していない、ま

たは自分が重要な存在でないと感じることがよくありましたか、または非常によくありましたか？　または、家族がお互いに気を配り、大事にし、支え合ったりができていないと感じたことがありますか？ _____

5. **身体的ネグレクト**：食べるものが十分にない、汚れた服を着なければならない、医療や歯科へ連れて行ってくれる人がいない、守ってくれる人がいない、などのことがよくありましたか？ _____

6. **親の喪失**：あなたの両親は別居または離婚していましたか、または、何らかの理由で親を失いましたか？ _____

7. **家庭内暴力**：あなたはよく、あるいは非常によく、両親または大人の間で、誰かが掴まれたり、押されたり、叩かれたり、蹴られたり、性的な攻撃を受けたり、武器で脅されたりするのを、よく目撃したり、聞いたりしましたか？ _____

8. **依存症の家族**：酒癖が悪かったり、アルコール依存症であったり、違法薬物を使用したり、他の薬物に依存したり、その他の薬物中毒だったりする人と一緒に暮らしていましたか？ _____

9. **うつ病や精神疾患を持つ家族**：うつ病や精神病、自傷行為や自殺未遂、精神病で入院していた人と同居していましたか？ _____

10. **家族の投獄**：刑務所に入った人と同居していましたか？ _____

ACEs スコア (0-10)：_____

ACEs スコアを記入したら、あなたのスコアが大人になってからの心理的・身体的な健康とどのように関係しているか考えてみましょう。

約 25 年後の現在、この研究は小児期逆境体験（ACEs）研究として知られている。私たちは、当初の ACEs ピラミッドをアレンジして、小児期の逆境に直接影響を与える世代間、歴史的、文化的トラウマの層を追加した（図参照）。発達性トラウマの分野では、親－子間のアタッチメントの失敗に主に焦点が当てられてきたが、より一般的な**環境の失敗**という言葉を使うことで、差別、地域暴力、戦争、飢饉など、子どもの健全な発達に悪影響を及ぼすあらゆる側面を認識することにした。

第 1 章　トラウマインフォームドムーブメント　■　31

ACEs研究は何を示しているのだろうか？　それは幼少期のトラウマが、心身の病気や社会的・法的問題につながる中心的な要因であることを実証している。ACEsのスコアが高くなると、気分障害、不安障害、パニック障害、解離性障害、摂食障害、睡眠障害、行動面や学習面の障害、などのあらゆる種類の精神疾患や、糖尿病、心臓病、脳卒中、自己免疫疾患、そして癌などの複数の身体疾患を発症する可能性が非常に高くなる。さらに、薬物乱用、家庭内暴力、児童虐待、犯罪行為、自殺未遂、早期死亡の割合も高くなる。私たちはもはや、これほど多くの苦しみの原因を無視することはできない。

　ここに良い知らせがある。これを書いている今、一部の政治家や地域のリーダーたちは、早期のトラウマの長期的な影響についての理解を政策に織り込み始めている。世界中の多くの都市が、この認識不足の疫病に対処するため、ACEsタスクフォースを立ち上げ始めているのだ。2020年には

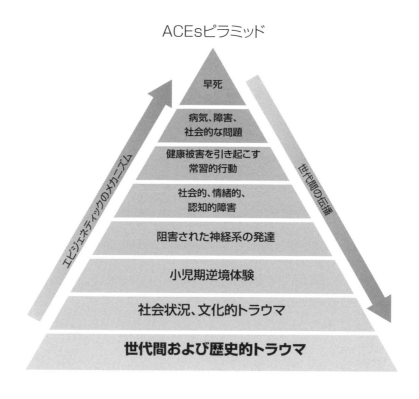

カリフォルニア州が米国で初めて、医療従事者に、ACEsアンケートをアセスメントのプロセスの一部として使用することを奨励した。このように複雑性トラウマを広く理解することに重点を置くことで、早期予防の機会が生まれるだけでなく、子どもや家族、コミュニティに、効果的にトラウマに対応した介入を行うことができるようになる。これはまさに画期的なゲームチェンジャーなのだ。

C-PTSD：複雑性心的外傷後ストレス障害

　長年にわたる論争と抵抗の末、1980年、DSMの新版（DSM-III）にPost-Traumatic Stress Disorder（PTSD）の診断がようやく盛り込まれた。PTSDの診断は、症状や障害の記述と分類に焦点を当てた伝統的な心理学的理解に依ったDSMモデルの現状を覆すものであった。PTSDの導入は、心理的な症状を引き起こす明確な病因（トラウマとなる出来事）を指摘する新しい視点を提起した。PTSDは、精神病理学に由来する一連の症状を列挙するのではなく、個人に起こった出来事と、それへの対応としての不適応な方法を指摘するものであった。これは精神医療の分野では大きな視点の転換であり、政府や軍事などの社会システムにも大きな影響を与えた。

　心理学がトラウマを正式に認識するまでに何年もかかったにもかかわらず、一度は否定されたトラウマトロジー（トラウマ学）の分野が、今では確立される根拠を得たのである。[9]トラウマの現実を認識することは、患者について語る新しい方法の始まりであり、やがて患者との対話も始まる。トラウマに配慮したやりとりは、病理に焦点を当てるのではなく、個人が経験したことに対する思いやりが含まれるようになった。そして、心理学を耐性領域、レジリエンス、心的外傷後成長といった概念へと導いた。単に、頭がおかしい、どうしようもない、絶望的などとされてきた多くの方々に、新たな理解と希望をもたらした。

　同時に、トラウマを正当化することは、社会にとって直接的な挑戦だった。精神科医や心理学者をも含む多くの人々は、この新しい視点をなかなか受け入れようとはしなかった。今日でも、トラウマの定義を狭めようとする人たちや、トラウマの現実を積極的に否定する人たちがいる。トラウマインフォームドは、人が人に及ぼす影響を認めるということになる。この現実を認めることは、恐ろしく、圧倒されるように感じるかもしれない。

第1章　トラウマインフォームドムーブメント　■　33

また、客体化（objectification）、被支配、対人暴力に根ざしたより大きな関係性や社会的力学を見直すことになる。それは、個人や社会が他者に与える影響について責任を負うことであり、ある人々にとっては非常に不都合なことかもしれない。

　1990年代初頭、ちょうどトラウマの分野が受け入れはじめられた頃、画期的な本が上梓され、ほとんどの大学院の精神保健のプログラムにおいて教本となった。ジュディス・ハーマン博士著の『心的外傷と回復』は、トラウマの分野と、トラウマに対する私たちのより広範な文化的理解に大きな影響を与えた。この本の中でハーマン博士は、西洋心理学におけるトラウマの歴史、トラウマの影響に関する包括的な理解、そしてトラウマからの回復のための臨床的枠組みを提示している。

　ハーマン博士はまた、PTSDの診断が、特に幼少期の継続的な関係性トラウマに直面した人々の、トラウマスペクトラムのすべての面を捉えるのには不十分であるとして、PTSDの診断にも異議を唱えている。彼女は、多くの個人、家族、コミュニティに影響を与えた暴力と残虐性という複雑な〈負の〉遺産から目を逸らすことはしなかった。ハーマン博士は、その著書の中で、「新しい診断」を提案している。ハーマン博士は、より効果的な臨床治療につながる、トラウマの複雑さを理解する「新しい診断」を下記のように提唱している。

　　　「心的外傷後ストレス障害（PTSD）」という診断は、……十分に正確なものではない……長期に渡って繰り返されるトラウマサバイバーの症状はしばしはるかに複雑である。幼少期の虐待のサバイバーは、……関係性やアイデンティティへの影響を含む特徴的なパーソナリティの変化を起こし、……さらに、彼らは、自傷したり、他者から被害を繰り返し受けることに特に脆弱である。長期に渡って繰り返されるトラウマの後に起こる症候群には、それなりの名前が必要である。私はそれを「複雑性PTSD」[10]と呼ぶことを提案する。

　ハーマン博士はさらに、タイプ1とタイプ2のトラウマを区別している。PTSDの診断名で示されているのは、タイプ1の単回性トラウマ、いわゆるショックトラウマである。タイプ2の長期にわたる対人間のトラウマ、いわゆる複雑性トラウマは、C-PTSDの診断で説明されている（本書では、

34　■　第Ⅰ部　神経感情関係性モデル（NARM）の概要

発達性トラウマをC-PTSDのサブカテゴリーとして含めている、現時点では発達性トラウマは独自の分類がないからだ)。PTSDとC-PTSDの区別については、次章でさらに詳しく説明しよう。

　慢性的で反復される関係性トラウマの新しい診断の必要性が強く主張されているにもかかわらず、従来の伝統的で学術的な心理学の内部から抵抗が起こり続けてきた。複雑性トラウマを認識することは、臨床治療、保険適用、学術研究、公共政策に影響を与える可能性があるため、これは心理学の分野とそれ以外にとって大きな意味を持つ。1980年以降、私たちはいまだにPTSDという限定されたトラウマ診断にしか取り組むことができないでいる。

　2018年6月、世界保健機関(WHO)が発表した複雑性PTSD(C-PTSD)が、臨床治療を必要とする精神疾患として正式に導入された。ICD-11は、2022年に全世界で発効された。これは喜ぶべき素晴らしいニュースだが、米国では、いまだ精神疾患の特定、分析、分類にICDではなく、「精神疾患の診断統計マニュアル(DSM-5)」を使用している。アメリカ精神医学会は、2022年にDSMの新版を発表したが、残念なことに、複雑性トラウマや発達性トラウマの診断が追加されていない。DSMがいつICDに追いつくかはまだ分からないが、私たちはその準備を整え、そして引き続き主張していく。

　なぜこの診断が重要なのか？　まず、ICD-11で紹介されているC-PTSDの診断の内容を理解することから始めよう。複雑性トラウマは、慢性的かつ長期的な関係性・感情トラウマにさらされることによって生じるが、その際、個人はほとんど、あるいは全くコントロールできず、言い換えれば、自己としての主体を経験できないだけでなく、そこから逃れる希望がほとんどないという無力感を経験する。関係性、感情トラウマは、神経系の発達や機能に深刻な影響をもたらし、家族、人間関係、教育、職業などの領域で大きな問題を引き起こす。

　アタッチメントや環境の失敗によって、幼少期に生じる関係性や感情のトラウマを、一般に**発達性トラウマ**と呼ぶ。重要なのは、子どもが安全や幸福を大人に依存しているということだ。また、家庭内暴力、拷問などの危機的状況に長期間さらされた場合、あるいは人身売買などの隷属状態にある場合にも、大人にも関係性トラウマや情緒的トラウマが生じることがある。

第1章　トラウマインフォームドムーブメント　■　35

C-PTSDの原因、あるいは少なくとも後にC-PTSDを発症する脆弱性は、子どもの頃、さまざまな形での環境〈への適応〉の失敗から始まることが研究によって示唆されている。ベッセル・ヴァン・デア・コーク博士をはじめとするトラウマ理論家は、トラウマに関するDSMの分科会に対し、発達性トラウマ障害（DTD）と呼ばれる、子どもの継続的な関係性や感情トラウマについての追加診断を行うよう働きかけている。[11]この診断は、子どもが直面する複数のトラウマへの暴露が生活機能のさまざまな領域に影響を与えることを特定するという意味で、ACEs研究と整合的なものとなっている。

　しかし、DSM-5のトラウマ分科会は、DTDを現行版に含めることを拒否し、更新版に含めないことを発表したため、米国では、現時点ではPTSDの診断しかないのである。しかし、ICD-11のおかげで、C-PTSDが正式に話題に上るようになった。C-PTSDは、子どもや大人の継続的な関係性トラウマと、子ども時代のトラウマが大人に与える影響の両方を包括するものとして使用されている。私たちは、近い将来、アメリカや世界中で、クライアントを支援するために、二つの異なる診断ができるようになることを望む。子どもは発達性トラウマ障害、大人は複雑性PTSD、といったようにである。

　ICD-11版では、C-PTSDは、PTSDの診断要件（本章の冒頭で述べた）に、次の図に示されるように、三つのカテゴリーの症状を追加導入している。[12]

　この三つの追加されたカテゴリーの詳細を見ていこう。これらはNARMを紹介した最初の著書『発達性トラウマ：その癒やしのプロセス』でも取り上げられている。[13]

1. **感情の調節不全**：自分の感情を調節することができない持続的な困難で、これには、自分の身体や反応をコントロールできないという圧倒される感覚や、さらに極端な場合には、自分の身体、感情、認知の内的状態から解離することも含まれる。
2. **否定的自己概念**：自分自身を恥ずべき存在、悪い存在、汚れた存在、無価値な存在であると否定的に考えたり、極端な場合には断片化された自己感覚や、自己感覚がないなど、アイデンティティに関する持続的な困難を示す。

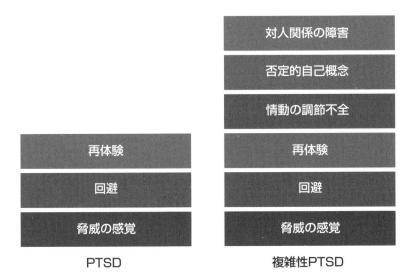

3. **対人関係の障害**：友情、親密さ、子育てなどの領域で、他人から切り離されていると感じたり、他人にアクティングアウトしたり、極端な場合、人間関係を完全に避けてしまうなど、人間関係における持続的な困難を示す。

　私たちの観点から見ると、C-PTSDの診断が、従来の理解の穴を埋め、多くのことを説明している。この診断は、人々が関係性や感情トラウマとして経験する苦しみを特定し、理解するための枠組みを提供している。子どもたちには、学習面、行動面、情緒面の困難の根本的原因を理解するのに役立つ。前述したように、このような子どもたちには、トラウマを無視した他の障害のレッテルが貼られている。また、多くの青年や大人が、深い苦痛を抱え、無希望や無力感を感じ、その苦痛に意味づけができないでいる。C-PTSDの診断には、希望を与える可能性があるのだ。
　青少年や成人もまた、その根底にあるトラウマを見逃したまま、さまざまな障害のレッテルを貼られている。不安障害や気分障害、睡眠障害や摂食障害、解離性障害や精神病圏、パーソナリティ障害などの臨床診断を受

けている。これらの診断やレッテルでは、小児期トラウマが神経発達に及ぼす広範な影響の全容を捉えることができない。症状や行動に焦点を当てるだけでは、これらの障害の根本的な原因に対する十分な予防や治療ができないのだ。未解決の複雑性トラウマを認識することは、薬物乱用、家庭内暴力、児童虐待、自傷行為、暴力・犯罪行為といった他の感情・行動・社会的な課題や、性感染症、肥満、慢性疾患の驚くべき増加の説明にもなる。複雑性トラウマを理解することは、対人間の発達性トラウマに長期間さらされた子どもや大人にとって予測可能な結果を、より効果的に説明するのに役立つかもしれない。

　もう一つの非常に重要な違いは、C-PTSDの診断では、感情の調整の障害に焦点が当てられていることである。NARMでは、心理生物学的な能力というレンズを通して、感情の調節不全を見ていく。現在の神経科学に基づき、トラウマインフォームドの分野では、トラウマが神経生理学的にどの程度影響を与え、それが自己や他者とつながるための能力を崩壊させるかを認識している。多くのクライアントにとって、自己調整の問題は、食事、睡眠、性欲、衝動のコントロールの問題につながる。また、うつ、不安、パニック、麻痺、痛みといった他の心理生物学的症状を抱えて苦しんでいる。さらに、その多くは、人間関係、親業、職業、法律上の問題に対処し、世の中と関わることに困難を感じている。このような心理生物学的な症状や障害の全容が見え始めると、未解決の複雑性トラウマが人生のあらゆる領域に影響を及ぼすことが認識できる。C-PTSD診断は、症状そのものを超えて、心理生物学的な混乱の根底にある領域を見ることによって、より効果的な治療をサポートする有用な枠組みを提供できる。

　C-PTSDを認識することで、私たちは、この社会に蔓延する苦しみによりよく対処するために、多くの重要な変化を起こすことができよう。クライアントの苦痛をより正確に理解することで、必要としている多くの個人、家族、コミュニティの癒しに貢献できるようなより効果的なモデルを提供できる。下記の項目については、C-PTSDの認識が一層役に立つであろう。

- 未解決のトラウマが人間の脳や身体にどのような影響を与えるのか、その複雑な性質を理解し続けるために、永続する研究を開始すること。
- 感情面、行動面、身体的疾患を理解するための枠組みを提供する。
- 神経発達不全の理解に基づく、より効果的な治療プロトコルを確立

する。

- 親、家族、地域社会に対して、早期発見と介入を行う。
- 子どもや青少年の教育現場に、トラウマインフォームドのプログラムを取り入れる。
- 次世代の精神保健やその他の援助職を効果的に育成する。

　最終的に、C-PTSDが認識されることで、さまざまな分野でのトラウマインフォームドケアの効果が広がり、強化され、向上するのに役立つと信じている。

PTSD と C-PTSD を区別する

　　これらすべての［DSMの］「診断」は、最も一般的な病因である、早期トラウマとアタッチメントの欠損を無視している。もし［C-PTSDの］病因を生み出す社会的現実を認めるならば、夥しい不可解な生化学的または遺伝的起源を探す研究を直ちにやめ、子どもや若者が成長して活躍できるような最適な環境を整えるための、予防や修復に焦点を当てた公衆衛生システムに、私たちの資源を投入することができるのだ。

ベッセル・ヴァン・デア・コーク博士、
PSYCHOTHERAPY NETWORKER「精神衛生の政治学」より

　40年以上もPTSDの診断に頼ってきたのに、このC-PTSDという新しい理解を受け入れるのは、一部の人にとって困難なことである。この新しい診断が本当に必要なのかどうかについては、現在も議論が続いている。DSM委員会が発達性トラウマ障害を否定したとき、発達性トラウマの症状は、気分障害、不安障害、パーソナリティ障害などの他の障害と重複していることを理由にした。精神衛生の専門家の中には、ショックと複雑性トラウマを区別する必要がないと考えている人もいる。PTSDの治療アプローチには、すでに関係性トラウマや感情トラウマに働きかける要素が含まれていると指摘する人もいる。彼らは、「なぜ違いを理解することが臨床的に重要なのだろうか？」と問うだろう。では、複雑性トラウマに対応するために特別にデザインされたモデルであるNARMは、現在のトラウ

第1章　トラウマインフォームドムーブメント　■　39

マインフォームドの分野に何を提供しているのか?

確かにPTSDとC-PTSDは重複はあるが、重要な違いもある。その違いを認識することで、より効果的な予防や介入につながろう。

一般的な概要として、ショックトラウマ(PTSD)は、始まりと終わりが明確で、しばしば突然予期せずやってきて、日常生活を脅かし、直ちに生命の危機となる一度限りの出来事に反応して起こる傾向がある。これは、自動車事故、身体的または性的な攻撃、重傷、突然の喪失、地域社会の暴力やテロ行為、自然災害といったものを指し示す。

複雑性トラウマ(C-PTSD)は、明確な始まりや終わりがなく、身近で継続する日常生活の一部として続き、必ずしも命が脅威にさらされるわけではない。これは、ACEs研究で先に概説した、対人関係での、身体的・精神的・性的虐待、ネグレクト、家庭内暴力の目撃、物質乱用などの子どもたちが継続してさらされる体験も含まれるため、**発達性トラウマ**は複雑性トラウマの一部分と言える。複雑性トラウマは、関係性トラウマ、文化的トラウマ、世代間トラウマにも、継続的及び体系的に影響する。

複雑性トラウマは、実はショックトラウマに際しても起こっている。これが、クライアントの区別を難しくさせる。ここでは、単純化する試みをしよう。PTSDについては、生命の危機での安全が阻害され、生理学的な調整不全に関連する症状に焦点を当てる。C-PTSDについては、自己への脅威と関連する内的な安全が阻害され、心理生物学的な無秩序に関連する症状に焦点を当てる。

C-PTSDの二つの主だった特徴として、早期のアタッチメントの失敗と、現在の対人関係への弊害である。養育者や環境からの失敗は、子どもの生命を脅かしたかもしれないが、単に一度きりのトラウマ的な出来事ではなかったのである。自己の組織化に影響する広範な脅威によって特徴づけられる初期の環境による影響なのだ。子ども時代の逆境の中でも、養育の欠陥、家庭内暴力、地域社会の暴力の三重苦を「バミューダトライアングル」と呼ぶ。子どもが大人になるにつれて複雑性トラウマによる苦しみを増幅させるものだ。[14]

注目すべきは、こうした対人関係におけるトラウマは、1回のショックトラウマよりも、成人としての機能に大きな影響を与える。これは、子どもへの衝撃的なトラウマの出来事が深刻でないと言っているわけではない。しかし養育者、家族、社会、の環境的失敗というバミューダトライアング

ルの中で育てられ、それを乗り越えなければならないことによって、長期的に影響を受ける可能性が高い。

　ショックトラウマとは、死の危険、自身の生命や当面の安全に対する差し迫った危険である。PTSDの診断では、個人の生命が脅かされる体験をしたり、目撃したりすることとされている。刺激－反応のプロセスを通して見てみよう。例えば、車を運転していて、トラックがぶつかって来そうなのを見たら（刺激）、すぐに車を操作し道を開ける（反応）。これをさらに分解すると、脅威となる刺激（迫るトラックの脅威）が恐怖反応を引き起こし、それに対応するための生理学的な生存のための一連の防衛反応を活性化させていることが分かる。これら一連の防衛反応は、闘争、逃走、凍りつきと呼ばれ、私たちは反応する（道を開ける）。このプロセスは、脳の皮質領域を大きく端折って、皮質下領域を活発にし、私たちが生き残るための最適な行動をとることを可能にする。

　発達性トラウマでは、アタッチメントや環境の失敗の経験が、単に闘争、逃走、凍りつきといった皮質下の脳の反応を活性化するだけではなく、自己の組織化の発達を担う、より複雑な脳の反応を伴う。人々が関係性トラウマを経験するとき、一般に、彼らは致命的な脅威に反応しているわけではない。その代わり、自己感覚の安全性に対する脅威に反応している。このことは、子どもの神経発達と自己の組織化に大きな影響を与える。幼い子どもにとって、自己感覚は幼い頃の環境に依存する。彼らは、生き残りと幸福を、養育者に100パーセント頼っている。環境の失敗を経験した幼い子どもは、つながりや愛がなければ自分自身は存在できないという経験をする。

　ショックトラウマと複雑性トラウマはどちらも生存の危機に関わるが、その意味合いが異なる。トラックの例に戻ると、トラックが迫ってきたとき、私たちはトラックからの愛を失うことを心配するわけではない。私たちは死の危険にさらされているので、生存を保証される必要があるだけである。しかし、もしそれが養育者が「襲ってくる」という場合は、私たちは葛藤の窮地に立つ。つながりと愛に完全に頼るはずの養育者が、同時に私たちの安全と安心の感覚を脅かすものとなるからだ。

　確かに関係性や感情トラウマには恐怖の要素があるが、これらに関する主な神経回路は、恥にまつわる心理的生物学が中心となる。[15] 図は単純化したもので、複雑な概念をより簡単に説明するために、ショックトラウマ

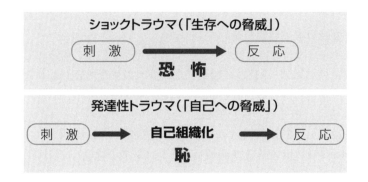

を恐怖への反応、発達性トラウマを恥への反応、としている（図参照）。

　子どもの生存は、安定したアタッチメント、一貫した同調、安全な環境によって形成される、健全な自己感覚を発達させることにかかっている。したがって、環境の失敗は、自己の組織化と安心という感覚に影響を及ぼす。早期の環境の失敗に適応するために、子どもは自分自身から断絶し、それが自己の深い無秩序につながる。

　次章で後述するように、恥と自己嫌悪は生存本能に基づく断絶のメカニズムであり、無秩序を助長するものとなる。子どもは、生存を環境に大きく依存しているため、環境が破綻していることを認識することも、許容することもしない。子どもは、悪い状況にある自分を良い人間とはとらえない。アタッチメントの喪失や環境の失敗から自分を守るために、子どもはこれらの失敗を自分自身の失敗として内在化する。「自分が何かしたに違いない」、「自分はこうなって当然なんだ」、「自分は悪い人間だ」と。子どもたちは、内面に悪い感覚を抱え続ける。そして、それを自分のアイデンティティとするのだ。このアイデンティティの一部となった悪い感覚は、大人になってからも続いていく。例えば、虐待や暴力を受けた大人のサバイバーの多くは、自分を責め、恥と自己嫌悪に苦しんでいる。

　有害な恥は、小児期逆境体験への適応として始まる。恥は、自己からの断絶、そして自己への攻撃のメカニズムである。世界における愛の喪失として経験されるアタッチメントや環境の失敗から身を守るため、恥は生存戦略となる。子どもの発達の早期に恥が生じると、自己感覚が恥と関連づけられるようになる。環境の失敗は、恥として潜在記憶に刻まれる。NARMでは、このような恥に基づいたアイデンティティが、子ども時代

から大人になっても**適応的生存様式**という形で引き継がれていくと説明する（第2章を参照）。

　恥は心理学や大衆文化の中で一般化され、恥の影響を正常化するのには役立っているが、通常、生存に基づく恥のメカニズムの全体像を捉えてはいない。私たちは、恥を、自分自身を拒絶し、憎む行為として捉えている。自己否定と自己嫌悪は、子どもが自分自身を悪いもの、欠陥のあるもの、愛されないものだと経験することから生まれる。子どもは、大人から見れば全く理不尽なことであっても、環境の失敗を自分のせいにしてしまう。子どもは、自分に起こった悪いことは、自分にふさわしいからだ、と心から思うのだ。

　恥と自己否定は、人とのつながりや愛を確かなものにするための戦略として、あまり良いものとは思えないかもしれない。しかし、分かりやすい例を挙げると、野生動物が手足を捕まえられると、生き延びるために自分の手足を噛み切ろうとする。人間にも、これと同じで、生き残るために自分の本質的から離れる能力があり、それは「分裂」、「断片化」「構造的解離」という心理学の概念で説明される。つながりや愛を失う可能性に直面したとき、子どもたちは生き残るために、自分の存在自体を攻撃するなど、できることは何でもする。恥に基づくアイデンティティは、真の自己を徹底的に拒絶するために使われる。

　臨床において、PTSDとC-PTSDを区別することは、治療上の重要である。ショックトラウマの治療では、致命的な脅威による恐怖反応に起因する症状に焦点を当てる。PTSDの診断にあるように、ショックトラウマの症状は生理学的な調整不全に関連しており、クライアントの生理機能に直接働きかけることで、効果的な治療ができる。このため、生理学的な調整に働きかけるソマティック・エクスペリエンシング™療法、EMDR、ニューロフィードバック、バイオフィードバック、催眠療法、ボディワーク、動作法、ヨガ、瞑想などの治療モデルが適している。

　発達性トラウマの場合、治療は自己への安全が脅かされて起こる根本的な恥による症状に焦点を当てる。C-PTSDのところで触れたが、複雑性トラウマの症状は、複雑な心理生物学的な無秩序に起因するため、効果的治療はクライアントの自己の組織化に働きかけることになる。つまり、生理学的、感情的、認知的、行動的、関係性において、無秩序で、調整不全なパターンにつながる神経生物学的システムの複雑な相互作用に対処する

「トップダウン」と「ボトムアップ」の両方を扱う治療モデルでなくてはならない。そしてNARMはそのようなモデルであると私たちは信じる。

文化的・歴史的・世代間伝播トラウマ

　　世代間伝播トラウマとは、ある世代の生存者から次の世代にトラウマが伝播することである。ジェノサイド、植民地化、歴史的抑圧、ジェンダー差別、文化的抑圧……その痛みや暴力の構造は、コミュニティ、家族、子育て、虐待のパターン、対処のメカニズムに影響を与える。そして私たちの身体や自分自身との関係にも影響を与える。
　　ツツ・モーラ（@TUTU_MORA）、インスタグラム、2019年11月22日

　アタッチメントの失敗は発達性トラウマの核心である。しかし、家族、文化的、祖先との関係を含む、より大きな背景を認識することが重要である。これらの広範な関係は、養育者と子どもにとっての安全網となる。養育者のみで子どもを育てているわけではない。広範な人間関係が、複雑性トラウマに影響されると、家族とその子どもたちは苦しむことになる。複雑性トラウマの継続性を理解するためには、子どもの身近な家庭環境の失敗を理解することに加えて、子どもの社会環境におけるより大きな失敗も理解しなければならない。

　私たちは、この大きな現実をとらえるために、あえて**環境の失敗**という言葉を使っている。ACEsピラミッド（p.32）をもう一度見ると、最初の二つのレベルは、「世代間・歴史的トラウマ」と「社会状況・文化的トラウマ」であることが分かる。文化的トラウマ、歴史的トラウマ、世代間トラウマの特徴を明確に説明することは、この実践ガイドブックの範疇をはるかに超えているが、これらのトラウマの長期的影響を明らかにすることなしに、ACEsや複雑性トラウマへの取り組みを論じることはできない。

　環境の失敗とは、自己の安全感覚を脅かし、子どもの健全な発達に影響を与えるものと捉えてよいだろう。伝統的な心理学では、これはアタッチメントというレンズを通して捉え、親と子の二者間関係に焦点が当てられてきた。例えば、アタッチメント理論では、子どもの頃に養育者から比較的安全なアタッチメントを経験した親は、自分の子どもにも安全なアタッ

チメントを与える可能性が非常に高い、としている。同様に、子どもの頃に養育者から、不安定だったり、無秩序だったりするアタッチメントを経験した親は、自分の子どもにも不安定、無秩序なアタッチメントを与える可能性が高くなる、ともなっている。

　たとえ養育者が子どもの頃に比較的安定した養育を受けていたとしても、他の複雑性トラウマの影響を受けていることはあり得るし、現在もその影響を受けている可能性がある。アタッチメントだけに注目すると、養育者が差別や抑圧、経済的苦境、地域社会の暴力、戦争などの起こっている文化的トラウマからどのような影響を受けているかを十分に説明できない。また、植民地化、強制移住、奴隷制、虐殺などの歴史的、世代間的なトラウマによって養育者がどのような影響を受けてきたか、についてもである。そして、この場合、文化的、歴史的、世代間的なトラウマが、どのように子どもに直接伝わるかも十分に説明できていない。こうした種類のトラウマの影響は、親とのつながりの強さによってある程度緩和されるとはいえ、文化的・歴史的・世代間的トラウマが個人、家族、地域、社会に与える深刻な影響を過小評価してはならない。

　文化的トラウマとは、人種、性別、性的、民族的、宗教的、社会経済的抑圧など、より大きな環境の失敗を広く指す。これらのトラウマは、一般的に、支配的な社会から疎外され基本的人権を平等に享受できない人々に影響を及ぼす。文化的トラウマの影響を受けた個人やコミュニティは、生き残るために抑圧、客体化、被支配のパターンを内在化していく。深い無秩序をもたらす内在化された抑圧のパターンを特定することは、個人が客体化と被支配 objectification, and subjugation を生き延びるために、どのように内的に適応しなければならないかを理解する助けになる。これはまた、複雑性トラウマに対する治療の幅を広げるのにも役立つ。

　文化的トラウマは、ある集団の集合的・歴史的トラウマにつながることが多く、世代間トラウマの伝播にもつながることもある。世代を超えたトラウマの伝播は一般に、養育者が子どもに直接影響を与えるアタッチメントを通して起こると捉えられてきた。最近では、エピジェネティクスの分野において、未解決のトラウマが世代を超えて伝達される際の因子や神経生物学的回路〈経路〉が明らかにされ始めている。

　子どもたちがトラウマの世代間連鎖を経験すると、深い断絶、無方向感、疎外感、無気力、絶望を感じることが多い。先祖とのつながりが失われる

第1章　トラウマインフォームドムーブメント　■　45

と、個人は喪失感を覚える。人類の歴史上、多くの伝統文化では、祖先とのつながりが絶たれることは死を意味した。子どもも大人も、支えとなる人間関係から大きく切り離されたとき、自分の幸福と生存において大きな危機に直面する。世代間トラウマにおいて、つながりや支えを失うと、先述した恥に基づくアイデンティティを潜在的に持つ。子どもは、自分には何か重大な問題がある、自分は欠陥がある、愛されない、嫌われていると思い込み、実存的恐怖の歯がゆい感覚を抱える。他のあらゆる形態の複雑性トラウマと同様、世代間トラウマは、エイジェンシィの喪失と内面化された客体化の経験をもたらす可能性がある。

客体化objectification とは、他者の人間性を否定する行為と定義することができる。人が自分の独立した考えや感情、エイジェンシィ、自己決定権を否定されると、その人の自己感覚は大きく損なわれる。その人は、主観を持つ自分を、つまり自分の考えや感情、ニーズを持った実在の生きた人間として経験することが難しくなる。その代わりに、独立心、エイジェンシィ、自律性を欠いた物体として、自分を経験する。自分を物として経験することで、深い無力感と絶望感がもたらされる。

ほとんどの現代社会は、程度の差こそあれ、客体化の上に成り立っていると言えよう。これは、現在ほとんどの社会が地球に害を与えているというグローバルな視点から、ある個人が特定の他者を表現するために非人間的な言葉を用いることにまで及ぶ。そして、この傾向は、社会システムにおいても見られる。精神保健、医療、社会福祉、教育、刑事司法、その他多くの社会システムでは、客体化を反映した言語が使われている。例えば、心理学では、人を精神異常者、馬鹿者、愚か者、白痴などと呼ぶことはなくなったが、ボーダーライン、ナルシスト、サイコパス、精神病圏などと呼ぶことはまだ行われている。本来の目的は、ある人の特徴を表現することだったかもしれないが、これらの用語はしばしば、人間を非人間的に扱うために使われてきた。現実には、多くの社会システムが客体化を永続させ、その結果、個人やコミュニティが客体化を内在化させてきたのだ。

トラウマインフォームドムーブメントの一環として、社会的格差や障壁がありながらもトラウマに配慮した治療を可能にしようとするセラピストや団体に、NARMが利用されることを期待してやまない。これらの障壁には、多くの医療や社会システムで起こり続けている、トラウマそのものの最小化や区分化が含まれる。発達性、文化的、歴史的、世代間的なトラ

ウマを認識しないこと、それ自体が、複雑性トラウマを生み出し続ける客体化であり、主観性への拒絶となっている。深い断絶を経験している人は、その断絶を認識することが困難であるため、**トラウマ**という言葉さえも自分の経験とは関係がないと思うかもしれない。

　また、「PTSD（心的外傷後ストレス障害）」という概念は、現在進行形でトラウマを体験している個人や地域社会には正確に当てはまらないことを認識しなければならない。彼らにとっては、「Post（後）」ではないのだ。トラウマによるストレスは、彼らの毎日の生活の中に埋め込まれている。制度的抑圧に直面している個人、家族、コミュニティは、メンタルヘルスやその他の社会制度といったものへの捉え方が異なることを認識しなければならない。心理学的な理解を振りかざし、すでにリスクのある人々をさらに病理化したり、周辺へと追いやる危惧は大いにあることを覚えておきたい。

　複雑性トラウマにおける客体化のもう一つの側面は、他者への危害を扇動する個人とシステムに関係している。こうした個人やシステムは、自分たちの悪影響を認めようともしない。もし人々が環境の失敗を自分のせいにしてしまうと、いわゆる加害者を野放しにしてしまい、人々が苦しむ複雑性トラウマのパターンを解決することはできない。このことは、戦争や大量虐殺の後に、真実と和解のプロセスを経た社会が、ただ単に「前に進んだ」社会よりも今は健全な状態にある理由を説明するのに役立つ。トラウマは、個人的・社会的レベルにおいて、私たち全員が真に前に進むために、認知され、解決される必要があるのだ。

　本書は、文化的、歴史的、世代間のトラウマを癒すことに特化したものではないが、NARMはそのような癒しの支援に有効であると信じている。文化的謙遜さや同調を持って、支援者がまず自分自身と真の人間として出会うことで、オープンさ、好奇心、受容、共感を持って、人生経験の複雑さに関わる能力を向上させることができる。そうすることで、支援者は、多様な背景や複雑な人生経験を持つもう一人の真の人間としてのクライアントと出会うことができるのだ。クライアントは、多くの場合、文化的トラウマや客体化を生み出して維持する環境の中でまだ生きており、社会システムに対処している。ブラッドの友人で平和活動家のアダー・ワインレブは、「平和（と癒し）への道は、他者を人間らしくすることによって切り開かれる」と美しく語っている。[16]

第1章　トラウマインフォームドムーブメント　■　47

> **リフレクティブエクササイズ**
>
> 以下の質問について考えてみてください。
>
> • 客体化、非人間化、あるいは「よそ者」扱いされたと感じた経験を挙げることができますか？
> • あなたは、他の人を客体化したり、人間性を奪ったり、よそ者として扱った経験がありますか？
> • あなたは、あなたであることを完全に受け入れられていると感じた経験がありますか？——本当の自分をすべて受け入れてもらえたと感じた経験はありますか？
> • あなたは他の人を完全に受け入れたことがありますか？——その人のありのまますべてを受け入れることができたと感じた経験はありますか？
>
> これらの質問について考えたとき、あなたの内面の思考、感情、そして身体で経験したことに、気づいてください。

心的外傷後の成長

　第1章のまとめとして、トラウマの解決と癒しによる、変容の機会として理解される**心的外傷後の成長**という概念を紹介したい。この概念は、人生の試練から立ち直る能力であるレジリエンスと関連づけられることが多いが、私たちの考える心的外傷後成長には、それ以上のものが含まれる。

　心的外傷後の成長は、新しい理解ではない。何千年もの間、先住民族や伝統的な文化には、個人的・集合的なトラウマを統合し、変容させるための儀式が行われていた。トラウマの克服を描いた物語や歌は、世代を超えた知恵として共有され、受け継がれてきた。しかし悲劇的なことに、ほとんどの現代人は、この世代間の知恵とのつながりを失ってしまった。

　過去数十年にわたり、トラウマの分野が発展するにつれて、心理学は、個人や地域社会が個人的・集団的な逆境に直面した際の、ポジティブな変化に注目するようになった。その焦点は、個人や地域社会がいかにして正

48　■　第 I 部　神経感情関係性モデル（NARM）の概要

常に戻るかということにとどまらず、トラウマがいかにして人生を変えるかも含まれるようになった。心的外傷後の成長の研究では、一般に、人生への感謝の念、他者との関係の緊密化、個人の強靭さの向上、人生の新たな可能性、精神的成長の五つの分野の変化に焦点が当てられている。[17]

　NARMはクライアントに、より大きなつながり、健康、そして活力への移行を妨げてきた古い心理生物学的パターンを、転換する機会を提供する。これは、より大きな生命力をサポートする心理療法モデルである。トラウマは、私たちにシステムを変える機会をもたらす。それが、私たちを動けなくしたり病気にしたりしている（個人のなかの）内的システムであれ、社会的不平等や困難を引き起こしている（社会における）外的システムであれ、未解決のトラウマを特定し、対処することによって、複雑な生命システムを変革することができるようになるのである。

　トラウマインフォームドアプローチがどのように人生を変えることができるのか、希望に満ちた話を紹介しよう。NARMの受講生の一人（現在はNARMセラピスト）、リサ・ギリスピーは、この学びに刺激を受け、自分の子どもの学校にトラウマインフォームドケアの基本的なオリエンテーションを提供した。その翌年の登校初日、リサは子どもを送っていったとき、学校でこんな看板を目にした。

当校は、

- ♥トラウマに配慮しています。
- ♥あなたを訂正する（correct）前につながり（connect）ます。
- ♥わたしたちは好奇心を持ち続け、怒りを爆発させません。
- ♥行動がコミュニケーションであることを理解します。
- ♥協働調整に努めます。
- ♥子どもによって大人も調整を学びます。
- ♥私たちは、「できない」こともあると知っており、「やらない」と批判しません。
- ♥私たちは、誰かが怒っているときに共感します。
- ♥私たちは、罰するのでなく、回復を志します。
- ♥私たちは、人間関係がストレスを和らげ、レジリエンスを高め

第1章　トラウマインフォームドムーブメント　■　49

ると信じます

♥私たちは皆、常にお互いを必要とします。

♥レジリエンスとは、あなたを見て、あなたを聞いて、そして共にいることです。

(2019-2020 施行)

　トラウマの癒しには、波及効果がある。一人の志ある親が自分のコミュニティに伝えることで、このトラウマに配慮した活動は、その子どもの学校全体に波及した。これは、NARMのようなトラウマ対応モデルが、心理療法を超えて、家族を支え、システムを変容させるために使用できることを示している。本書では、NARMを治療的に適用する方法に焦点を当てているが、その原則とスキルが、より広範なシステムの変化にいかに役立てられるかについても考察してもらいたい。

リフレクティブエクササイズ

　トラウマインフォームドの理解が、下記の領域においてどのようにあなたをサポートするか、少し時間をとって考えてみてください。

- 専門家としての成長
- 個人的な成長
- 家族関係
- 友人関係
- 社会的、政治的、環境的活動（例：世界をより良い場所にするための活動など）

　これらの質問について考えたとき、あなたの思考、感情、身体が経験することに、気づいてください。

50 　■　第Ⅰ部　神経感情関係性モデル（NARM）の概要

第2章

NARMの構成原理

　複雑性トラウマ、苦難、紛争、断絶の遺産に悩まされる現代社会において、そのトラウマを癒すことは、個人と社会の変革のための手段となり得る。

NARM トレーニングマニュアル

　神経感情関係性モデルは、私たちの治療的アプローチの枠組みやガイドになる、構成原理に依っている。NARMの枠組みは、セラピストとクライアントのつながりを深める道のりを提供し、クライアントの古いトラウマのパターンを調整、解決、変容といった可能性へと導く。この構成原理を使うことで、万人への一律的なアプローチとしてではなく、目の前にいる人に向けて効果的に介入できる可能性が高まるだろう。

　本章では、次のようなNARMの構成原理を紹介する。

- つながり－断絶
- アタッチメントと分離－個体化
- アタッチメント及び関係喪失への怖れ
- 中核ジレンマ
- 適応的生存様式
- 恥、自己否定、自己嫌悪
- 感情的な完了
- 脱アイデンティティ

第2章　NARMの構成原理　■　51

つながり－断絶

　子どもが健全に発達するために、安定したアタッチメントが重要であることはよく知られている。幼い子どもが養育者から比較的安全なアタッチメントを提供されると、子どもの神経生物学的メカニズムが成熟し、自己や他者とつながる能力が発達する。幼い子どもにとって、自己とのつながりは、生きていることへの安心感、自分が存在する権利を感じることへの安心感、そして愛されていると感じることでもたらされる、無意識のプロセスである。自己とのつながりは、真に感じ、つながり、表現し、世界に出て行くことで強化されていく。また、養育者、他者、そして世界と社会的に関わる能力を発達させるための基礎となる。

　つながりは私たちの自然な状態である。つながりが脅威となったときのみ、人間は生き残るために断絶という戦略に頼らざるを得ない。つながりが自己の健全な発達に最適な条件を作り出す一方、断絶は子どもがトラウマに対処するための適応的メカニズムである。

　特に、アタッチメント対象から慢性な同調の失敗（misattunement）を経験すると、破壊的な結果が生じる。このような場合、子どもは自分の基本的欲求が満たされることや、身近な大人からの愛を信頼できないことを学ぶ。これは、ネグレクト、虐待、あるいは発達上の欲求を満たさないことによって起こるかもしれない。慢性的な同調の失敗を経験した子どもたちは、自分自身の欲求や感情とのつながりを保つことに耐えられなくなり、そして維持できなくなる。子どもたちは、このようなつらい状況で起こる苦痛に耐えることができない。彼らが生き残るために使える唯一の戦略は、本物の欲求や感情から離れることである。また、新生児のときの手術、家庭内暴力、親の薬物乱用、戦争、暴力、差別、貧困、飢餓、自然災害下で育てられるなど、多くの子どもたちが逆境体験を生き延びることを強いられる。子どもたちは、このような環境的危害から身を守る能力が限られている。彼らは、トラウマ的な影響に対処しようと解離、分裂、断片化など、さまざまな形態の断絶という原始的な防衛メカニズムを使う。

　前章で述べたようにACEs研究やその他の小児トラウマに関する研究は、環境の失敗が子どもの発達に長期的な影響を与えることを実証している。欲求や感情から断絶することは、子どもたちが耐え難い状況を生き延びるのに役立つが、同時に健全な発達を妨げる大きな障壁となる。このような

断絶の戦略は、子どもにとっては命を救うものであるが、身体的、心理的、行動上の多くの問題を引き起こす。以降で詳しく説明するこのような心理生物学的な断絶のパターンを、**適応的生存様式**^{訳注1}と呼んでいる。

　私たちは、断絶を病理とみなしているわけではないことを強調したい。そして、子どもたちが生き延びるために頼りにしていた断絶の戦略を認識し、尊重する。適応的生存様式の枠組みは、小児期に用いたこれらの断絶のパターンが、どのように成人の生活に支障をきたしているのかを認識するのに役立つ。

　臨床の場では、私たちはクライアントとつながりと断絶のパターンを追跡していく。このプロセスについては、第6章で詳しく説明することにする。今のところ、NARMセラピストは、こうした断絶のパターンを根絶することを目標にするのではなく、また、クライアントをつながりの状態に誘うのを目標にするのでもないことを明確にしておく。NARMのアプローチは、クライアントが、古い断絶のパターンに、より大きなエイジェンシィ^{訳注2}を経験できるようサポートする。私たちは、クライアントがこうした断絶の戦略に自動的に頼る必要がなくなれば、有機的かつ自発的に、つながりの状態へと向かっていくことを知っている。

リフレクティブエクササイズ

　できるだけオープンに、思いやりをもって、次のことを考えてみてください。

- あなたの人生でつながりがあった瞬間は、どんなときでしたか？
- あなたの人生でつながりが断たれた瞬間は、どんなときでしたか？

　あなたの人生におけるつながりと断絶について考えるとき、あなたの思考、感情、身体で経験することに、気づいてください。

訳注1　本書では、適応的生存様式の他に、適応的生存戦略、適応的生存パターン、適応戦略などの語も使用しているが、これらは同義である。
訳注2　NARMでは子どもの意識から大人の意識へと橋渡しし、導く力とされている。

第2章　NARMの構成原理　■　53

アタッチメントと分離－個体化

アタッチメントによって育まれる「安全の基地」の感覚は、子どもが徐々に外に出て世界を探検することをサポートする。これは、マーガレット・マーラーが言うところの「分離－個体化」の一環である。[1] 安全、安心、同調、ケアといった基本的な欲求を満たされた子どもは、徐々に外の世界というものを探索し始める。これは、赤ちゃんが外に目を向け、目を使うといったようなごく小さなことから始まる。そしてやがて、ハイハイ、歩行、会話、自力でなにかをするといった成長の指標へと導かれ、一時的に家から離れていることが可能になり、大人へと成長していく。

私たちは生物学的には、アタッチメントと分離－個体化の両方に配線されている。子どもの発達は、アタッチメントと分離－個体化の両極に特徴づけられる。つまり、養育者との生命維持のための関係と、次第に独立し自立する自己の感覚である。これらはコインの裏表のようなものである。互恵的に機能するとき、両者は自己の発達をサポートする役割を果たす。

アタッチメントのプロセスは、子どもの養育者とのつながりを助ける生得的なメカニズムから起こる。子どもの神経系は、安心やレジリエンスを経験する能力を生み出す神経ネットワークを構築するために、養育者からの調整に依存する。そして、相互関係において調整されると自己調整へと発達する。これにより、子どもはより大きな信頼感と自信を持ち、徐々に世界へ出て行くための安全の基地を得ることができる。

一方、分離－個体化のプロセスも、子どもが養育者から自立していくことをサポートする生得的なメカニズムから生じる。子どもはエネルギー的に拡張し、外界との関わりを持ち、人間関係においてより自律的になる。子どもが大人になるにつれ、分離－個体化プロセスは、他人を自分の欲求を満たすための対象として見るのではなく、本物のつながり、親密さ、愛によって他人と関わることができるようになる。

アタッチメントと分離－個体化の両方が、安心という自己の感覚を確立し、健全な成熟した関係の青写真を描くことに役立つ。愛着と分離－個体化の両方の発達ニーズが満たされる環境で子どもが成長すると、他者とのつながり、自己とのつながりが相互に強化される。言い換えれば、アタッチメントにおける関係がしっかりしていればしているほど、子どもは自分の自律性を安心して感じられ、子どもの自律性の感覚がしっかりしていれ

54 ■ 第I部　神経感情関係性モデル（NARM）の概要

ばしているほど、子どもは安心できる関係を育み維持する能力を身につけられるのだ。

　健全なアタッチメントと分離－個体化に基づく安心な自己感覚という経験は、環境からの試練に伴う苦痛の感覚を含め、さまざまな内的な状態に耐える能力につながる。また、人生における経験のフラストレーションも歓び、両方の側面を同時に享受する能力にもなる。これは、心理生物学的能力の向上であり、あるいは従来から言われてる**レジリエンス**というものである。

　体現化された大人の意識（Embodied adult consciousness）は、NARMの用語で、身体的にだけでなく、心理的、感情的にも自分自身を大人として体験しているということである。それを持つ者は、自己価値の感覚を他者に依存することが少ないという意味で、分離－個体化を体現している。それにより、本物の関係を構築する高い能力を有している。彼らの行動は、適応生存戦略からではなく、自分の真のニーズ、感情、エイジェンシィの感覚、そして自己活性化とのつながりから生まれている。大人の意識を体現することは、自己と他者との間に矛盾がなくつながりを感じられる安心の基盤があるということだ。

　アタッチメントと分離－個体化の発達の欲求が育まれない幼少期の環境で子どもが育つと、自己と他者とのつながりのニーズとの間に内的葛藤が生じる。言い換えれば、アタッチメント関係が安心でなければないほど、子どもは自分の自律性を安心して感じることができず、自律の感覚がしっかりしていないほど、安心できる人間関係を作り維持する能力が低くなる。

　アタッチメントと分離－個体化が破損した上に築かれた、不安定、または無秩序な自己の感覚の経験は、自己調整、感情の耐性、社会交流（第9章で概説する概念）における問題を引き起こす。また、人生経験のフラストレーションと歓びの両側面を、同時に保持することができなくなる。これは、心理生物学的能力の低下や、あるいは伝統的には**精神病理**と言われているものとなる。

　子どもであっても大人であっても、人は関係性の中で他者といながら自分自身とつながっていることが難しい場合が多い。私たちは、他人の相手をするために自分から離れるという戦略をとることがあるが、これにより人間関係においてプレッシャーを感じたり、本来性が失われることが多い。逆に、自分を大切にするために他人から離れるという戦略をとると、孤独

第2章　NARMの構成原理　■　55

感や満たされない気持ちを抱くことになる。

　NARMでは、**50-50バランス**という言葉を用いて、自己と他者とのつながりを絶えずモニターする。これにより内的及び外的世界とのつながりにリズムを生み出し、自分自身においても、そして関係性においてもより安心していられるようになる。50-50バランスは、世界との関係における自分の内的な反応について継続的な情報源を提供してくれるので、他者との関わりを持ちながら、大人の意識に留まることができるようになる。

リフレクティブエクササイズ

　この50-50バランスエクササイズには、パートナーが必要です。このエクササイズは、話さずに行うのが一番です。終わってから、パートナーと一緒に体験を振り返ることをお勧めします。

- まず、パートナーに、あなたと向かい合って約3メートル前方に立ってもらいます。パートナーは、ただそこに立っているだけです。
- パートナーと向かい合うように立ち、まず自分自身の感覚、感情、思考、衝動に気づいて、ただ自分自身を感じる時間をとります。次に、パートナーを感じる時間をとります。パートナーを自分の注目に入れるとどうなのかに気づきます。自分自身とつながっていることと、相手とつながっていることの間のバランスに気づいてください。
- パートナーと向き合ったまま、パートナーとの関係でバランスが取れていると感じられる〈内側の〉場所を探します。必要に応じて身体を動かし、自分とのつながりを50％、パートナーとのつながりを50％感じられるようにします。その場所を覚えておいてください。
- 次に、ゆっくりと後ろを向き、パートナーから離れるように動き始めます。3〜6メートル後ろに移動したら、立ち止まり、自分自身とパートナーとのつながりが保たれているか、そのバランスを確かめます。ここでゆっくりと時間をかけて、自分の内的な状態に気づいてください。
- 準備ができたら、ゆっくりと前進し、最初の50-50の場所を過ぎます。パートナーと向かい合う位置まで進みます。そして止まってください。自分とのつながりとパートナーとのつながりのバランスに気づいてくだ

56　■　第Ⅰ部　神経感情関係性モデル（NARM）の概要

さい。ここで時間をかけて、自分の内的な状態に気づくことをお勧めします。

- 再び準備ができたら、ゆっくりと後ろに下がっていき、パートナーとの関係で理想的なバランスのポイントを見つけられるところまでいきます。これは最初にやったときと変わっているかもしれません。時間をかけて、新しいバランススポットがどこにあるのかを確認してください。自分とのつながりが50%、パートナーとのつながりが50%になったところで止まります。ここで、時間をかけて自分の内的な状態に気づいてみます。
- パートナーが交代を希望したら、このタイミングで役割を変え、パートナーにも50-50エクササイズを体験してもらいましょう。
- 振り返りに移り、今回の体験がどのようなものであったかをパートナーと共有することをお勧めします。特に、50-50のどちら側が自分にとって心地よいと感じたか（遠くか近くか）、また、最初の50-50の位置が終わりにはどのように変わったかに注目してください。

アタッチメント及び関係喪失への恐怖

　幼い子どもがアタッチメントや環境における失敗に直面したとき、その生存は脅かされる。子どもは、養育者と環境が自分の真の欲求や感情を支えることができないという現実に、生存の脅威を経験する。子どもは生きるために養育者に完全に依存しているので、何があっても養育者との関係を維持しなければならず、たとえそれが自らを断絶しなくてはならなくても、つながろうとする。

　よって人生の初期には、養育者との関係が常に自己との関係よりも優先される。子どもにとって、アタッチメントの関係は人生そのものだ。子どもの人生はまるで、〈養育者という〉太陽の周りを回っているようなものだ。十分なアタッチメントがなければ、子どもは生き延びることができない。幼い子どもが自己とアタッチメントの間の葛藤に直面すると、アタッチメントへの欲求が常に勝る。

　アタッチメント関係が脅かされたとき、子どもは不可能な状況に直面する。養育者とつながっていなければならないが、同時に真の自己ともつな

がっていなければならない。この矛盾は、養育者との関係と自己との関係を対立させ、アタッチメントと分離－個別化の葛藤となる。

　このような不可能な状況に置かれた子どもたちにとって、分離－個体化への衝動は本質的な脅威となる。この状況を解決するために、子どもは分離－個体化の欲求を遮断することを早くから学ぶ。そうすることで、子どもは生き残るための手段として、真の感情や欲求を含む自律した自己の本質的な側面を封印し始める。アタッチメント関係を失うことは、愛そのものを失うという実存的な恐怖があるため、後の人生での多くの苦しみの根底には、何としてでもアタッチメント関係にしがみつかなければならないという無意識の強迫観念がある。

　たとえ養育者がもう存命していなくても、成人は真の自己を犠牲にし、関係性の喪失から自分を守ろうとして束縛を経験し続ける。この深く埋め込まれたアタッチメント喪失の恐怖は大人になっても残り、無意識のうちに、見捨てられから自分を守るためのさまざまな戦略を増強させる。分離－個別化、エイジェンシィ、自己活性、愛への可能性といったものを抑制するために自分が最も望んでいるものを恐れたり、自己妨害を用いたりする。このように、人間関係の中でつながりを保ちつつ、自分自身の真の姿ともつながっていたいという葛藤は、パートナーや子ども、親しい友人など、最も親密な関係にある人々との間に表出し、関係性の喪失への永続的な恐怖を示すことになる。

　文化によってアタッチメントと分離－個別化の異なる側面が強調される。この二つは、両極というレンズで見ることができるが、私たちはアタッチメントと分離－個別化はどちらも生物学的欲求であると信じている。私たちは、これらのニーズが互いに対立するものであるとは考えていない。健全な子どもの発達は、両者のバランスによる。このバランスが家庭や文化の中でどのように表現されるかは、さらなる探求が必要だろう。私たちのクライアントが、未解決の発達性トラウマに関連する課題を認識するのに、アタッチメント（関係性）と分離－個体化（本来性）というテーマに関して浮上する内的葛藤にクライアントがどう与しているか、に焦点を当てる。

> **リフレクティブエクササイズ**
>
> 　少し時間をとって、振り返ってみましょう。
>
> - あなたの人生における有意義な関係において、断絶や喪失の恐怖をどのように乗り越えてきたかを考えてみます。まず、子ども時代の人間関係を振り返り、次に大人になってからの人間関係について考えてみてください。
> - あなたの関係喪失への恐れは、どのようなものでしたか？
> - 関係性の喪失から自身を守るために、どのような戦略をとりましたか？
>
> 　振り返ったときに、あなたの思考、感情、身体で経験していることに気づいてください。

中核ジレンマ

　子どもは、アタッチメントと分離−個体化という不可能なバインド（呪縛）に直面したとき、自分自身とのつながりを維持するか、アタッチメント対象とのつながりを維持するかを選択しなければならない。そして成長するにつれ、この**中核ジレンマ**は、自分の本来性（真の自己）と、生き残りのためにしなくてはならないこと（適応的自己）の対立として経験される。子どもは後に大人になっても、「真の自己でいようか、それとも関係性にいようか、両方は難しい」と訴える。

　多くの子どもは、真のニーズや本来の感情を表現したら、アタッチメントの関係を失ってしまうという深い実存的な恐怖を抱く。これは通常、暗黙のメッセージとして伝えられるが、家庭や文化システムによっては、明確に伝えられることもある。例えば、イギリスの古い諺に「子どもはおとなの話に首を突っ込んではいけない」というのがある。これは、子どもたちに話の聞き方を教えるという観点で捉えることもできるが、同時に、子どもの真の表現を抑圧していると捉えることもできる。特に、子どもが本音で話すことに脅威を感じる環境では、子どもは主要なアタッチメントの

第 2 章　NARMの構成原理　■　59

対象とつながりを保つために、自分の衝動を断させることを学ぶ。

　関係性の喪失という実存的な脅威に対処するために、子どもは自分自身の本質的な部分を拒絶する。これは、大人から見ると直感に反しているように見えるが、子どもからすると自己否定はアタッチメントの喪失を避けるための防御機能なのである。この自己否定という生存反応は、脳と身体の奥深くに配線され、発達し、人格を形成していく。

リフレクティブエクササイズ

　以下の質問について、少し時間をとってみてください。

- 人とのつながりや親密さを求める気持ちについて振り返ってみると、どんな感じがしますか？
- つながりや親密さへの恐れについて考えてみると、どうですか？
- 中核ジレンマの両側面を持つことは、あなたにとっていかがですか？

　これらの質問について、あなたの思考、感情、身体で起きていることに気づいてください。

　不可能なバインドに対処する方法として、子どもたちは心理生物学的パターンとそれに関連した適応戦略を発達させ、生存を保っていく。我々はこれらを**適応的生存様式**と呼んでいる。これらの小児期の生存戦略は、実際にはその必要より長く使われ、成人期にはC-PTSDの三つの症状カテゴリー（第1章で概説）の感情の調節不全、否定的自己概念、対人関係の障害として現れる。さらに、適応的な生存戦略は、解離、うつ病、不安、摂食障害、睡眠障害、性的障害、薬物乱用障害、パーソナリティ障害などのさまざまな心理生物学的症状を引き起こす。クライアントの無意識の関係喪失への恐怖や、この恐怖がもたらす生存適応を認識することは、多くの心理・行動的障害、そしておそらくいくつかの生理学的障害の起源を理解するための鍵となろう。

　心理生物学的な症状を、アタッチメント喪失への恐怖を中心に組み立て

60　■　第Ⅰ部　神経感情関係性モデル（NARM）の概要

られた精巧な生存戦略の一部と理解し、これが子どもたちが抱える中核ジレンマであると認識することは、大人のクライアントが後に経験する、行き詰まり感と絶望感について理解するのに役立つ。私たちは、「**子どもの意識**」という言葉を、子どもが初期の環境的失敗を生き抜く方法として内在化した適応生存戦略に、その人が未だ縛られていることを指すのに使っている。多くの大人は、身体的に成熟しているにもかかわらず、まだ子どもの視点で世界を見て、関わっている。

　子どもの意識にあるとき、大人は無力感、エイジェンシィの欠如、そして自分が大丈夫であるために他人に依存することを通して、自分自身や世界と関わっている。自分の人生を狭く、多くの選択肢を持たないものとして経験するため、能力やレジリエンスが制限されてしまう。彼らは、さまざまな断絶の戦略（従来は**防衛機制**と呼ばれていた）を通じて、関係性の喪失の脅威から自分を守るのに、退行する必要性を感じている。「成長」や前進といった感覚は、これらの古い生存様式パターンにまつわる忠誠への裏切りのように感じられるかもしれない。

　発達性トラウマが解消されていない人にとって、大人の意識への移行は脅威である。このことは、なぜ多くのクライアントが短期的に成果を得ても、すぐに古い破壊的なパターンに戻ってしまうのかを理解するのに役立つ。例えば、仕事に応募するのに何時間もかかったのに面接に行かなかったり、ダイエット計画を熱心に立てたのに体重が戻ったり、治療プログラムを経て断酒したのに再燃したり、誰かと何カ月も何年もつき合って真剣な関係に変わったところで、突然その関係から去ってしまったりする。つながり、リラックス、**拡張**、**歓び**、**達成**、**成功といった状態を脅威と感じる**ことがある。中核ジレンマを理解することは、変化や成長がなぜそれほどまでに困難なものであるかを説明するのに役立つ。

　NARMのセラピストとして、私たちはクライアントの中核ジレンマに関して、どちらかの側につくということはしない。私たちは、クライアントと一緒に、自己のあらゆる側面が再び関係し出すための条件を整えていく。家族の食卓に戻るごとくに、すべての一部分であるパーツたちを招待していく。かつて疎遠だった家族を休日の食事に招待するように、断絶され、拒否されていたパーツたちを再び招くようクライアントをサポートする。私たちは、クライアントが現在苦しんでいる困難や苦痛の多くは、彼らの中で最も本来性があり、生き生きとしているものとの断絶であること

を理解している。

　NARMでは、クライアントの経験のあらゆるレベルにおいて、これらの中核ジレンマを探求する。クライアントが、子どもとしての意識に忠実であり続けるやり方を知り、体現化された大人の意識から自分のニーズや感情に関わる可能性を高めていく。クライアントが自分自身のために最も望んでいることとつながる妨げとなっている、心理生物学的なパターン、戦略、症状を探求していく。

　これらの中核ジレンマの解決は、真の自分であると同時に他者ともつながっていることを、学んでいくことだ。**対象恒常性**という心理学的概念は、個人が親密な相手に対して愛と怒りの両方を感じることができる能力のことである。感情の複雑さを保持できることは、健全な成人期を過ごすために重要な能力である。アタッチメントや関係性の失敗を経験している子どもにとって、養育者とのつながりを保ちながら自分自身ともつながることは、単に脅威でしかない。しかし大人にとっては、この関係性における能力は解放そのものである。子どもの意識から、体現化された大人の意識に移行することで、新たな可能性が開ける。このプロセスを、NARMでは「脱アイデンティティ」と呼ぶ（本章の最後で説明）。

適応的生存様式

　前述のように、子どもが比較的安全な環境で育てられると、養育者は子どもの基本的な欲求や感情に同調し、対応できる。これによって子どもは環境によるサポートと愛情を経験することができる。下の図は、子どもの欲求と感情が養育者によって適切に満たされ、本質的な心理生物学的能力が発達していく過程を示している。これらの心理生物学的能力は、子ども

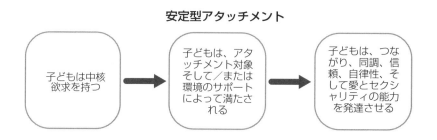

の発達のための安全な基盤を作り、より大きな自己の組織化につながる。

　しかし、アタッチメントや環境の失敗を経験すると、中核ジレンマによって、子どもは不可能なバインドにおかれる。そして生き残るためのメカニズムとして、中核欲求や感情を断絶し、否定しなければならなくなる。子どもは愛の可能性を失うことに耐えられない。よって、適応的生存様式は、環境的サポートの欠如と愛の喪失に対してつじつまを合わせ、それに適応するための子どもの方法なのである。これらの適応的生存様式は、幼い子どもが早期の環境における当面の失敗を生き延びるのに役立つ一方で、結局は子どもの発達が不安定な基盤の上に形成され、さまざまなレベルの自己の組織化に不具合を生み出すことになる。次の図は、断絶のパターンと妥協した能力が適応的生存様式の形成につながる過程を示している。

　私たちが使っている適応的生存様式モデルは、『発達性トラウマ：その癒やしのプロセス』で概説したように、子どもが早期の現実を納得するための神経系の調整不全、歪んだ感情、誤った信念にまつわる性格のパターンを説明している。[2]これは、子どもが真の自己に対する脅威から身を守るために発達させた、偽りの自己の表れである。これらの生存様式は、愛情を得たり、愛されていると感じたりするために、子どもが環境の失敗に適応すべく用いた断絶のパターンである。これらの心理生物学的適応は、中核欲求や感情から断絶することによって、関係性の喪失から子どもを守り、中核ジレンマを解決しようとするものである。

　適応的生存様式の枠組みは、発達段階と各発達段階に関連する中核欲求の理解に基づいている。適応的生存様式は、発達の重要な段階において、子どもの環境が中核欲求を満たすことができなかった際に発展したものである。心理生物学的な適応は、発達欲求や生命維持のための感情から切り

アタッチメントや環境による失敗

子どもは中核欲求を持つ → 子どもはアタッチメントや環境の失敗を経験する → アタッチメントや環境の失敗のなかで生き残るために、子どもは断絶の戦略に頼らざるを得ない → 幼少期のトラウマが中核能力の低下につながる → 子どもは適応的生存様式を発展させる：つながり、同調、信頼、自律、そして愛―セクシュアリティへの課題となる

離し、断絶する戦略として生まれた。第7章では、これが感情に与える影響を探るが、本章では子どもの発達上のニーズへの影響に焦点を当てる。

　五つの適応的生存様式は、各発達段階における中核欲求にちなんで名づけられている。「つながり」「同調」「信頼」「自律」「愛／セクシュアリティ」の五つである（下の表）。

　生物学的な欲求は、本来、段階的である。新生児が健全に発達するために必要とするものと、1歳児のもの、6歳児のものとは異なる。それぞれの発達段階において、未解決の発達性トラウマが中核能力を阻害し、発達途中の子どもの中核困難となる（65ページの表）。

　これらの生存適応パターンは、中核ジレンマを解決する方法として生み出されたことを忘れてはならない。これらのパターンはアタッチメントの喪失から身を守るために、自分の真の自己を封印し、それは世界における愛の喪失として経験される。子どもの欲求や感情が、養育者や環境を脅か

中核欲求	自己否定	中核ジレンマ
つながり	子どもは、自己や他者とつながるという中核欲求を否定することを学ぶ。	つながりが必要なのに安心してつながれない。
同調	子どもは、欲求を経験したり、伝えるという中核欲求を否定することを学ぶ。	同調が必要だが、安心して同調してもらえない。
信頼	子どもは、他人を信頼し、頼るという中核欲求を否定することを学ぶ。	他者を信頼したいのに、安心して信頼できない。
自律	子どもは、自己決定や真の自己表現という中核欲求を否定することを学ぶ。	自分の自律性を体験したいのに、安心してそれを体験することができない。
愛／セクシャリティ	子どもは、関係性において自分のハートでつながるという中核欲求を否定することを学ぶ。	愛を表現したり、受け取ったりしたいのに、安心して愛を表現することも受け取ることもできない。

64　■　第Ⅰ部　神経感情関係性モデル（NARM）の概要

すとき、唯一の選択肢は自己の中核的な側面を切り離すことである。適応的生存様式は、子ども、そして大人になってからの人生における経験を組織化し、選別し、そして反応する方法となる（66 ページの表）。

中核欲求	中核能力	中核困難
つながり	自分の身体や感情と向き合うこと	身体的・感情的な自己との断絶
	他者とつながること	他者とつながることの難しさ
同調	自分のニーズや感情に同調すること	自分が何を必要としているのかを知ることの困難
	身体的、感情的な滋養を認識し、手を伸ばし、取り入れること	自分のニーズは満たされるに値しないとする
信頼	健全な依存関係を持つこと	自分以外、頼れないと感じる
	健全な相互依存	人間関係をコントロールしなければならないと思っている
自律	適切な境界を設定する	負担やプレッシャーを感じる
	ノーを言い、限界を設ける	
	恐れ、罪悪感、羞恥心なく自分の意見を言う	直接断ったり、限界を設けることの困難
愛／セクシャリティ	ハートをオープンにして生きること	ハートとセクシャリティの統合の困難
	愛情関係と性の活力の統合	外見、達成、そして成果に基づく自尊心

第 2 章　NARM の構成原理　■　65

中核欲求	生存のための適応策	アタッチメントの喪失からの防御に用いられる戦略
つながり	つながりを拒む 身体、感情、社会交流からの断絶	子どもたちは、自分の存在という感覚そのものを放棄し、解離したり、分裂したり、存在を消そうとするなど、さまざまな方法で断絶する。
同調	自分の欲求への気づきや表現を封印する	子どもたちは自分の欲求を放棄し、他人の欲求、特に養育者のニーズを優先する。
信頼	信頼を遮断する 健全な相互依存を拒む	子どもたちはオープンさや脆弱性を放棄し、養育者の望む姿になるなど、さまざまな方法で環境をコントロールすることを学ぶ。
自律	本心からの表現を放棄し、期待されていることをする	子どもたちは、見捨てられた、侵略された、押しつぶされたと感じないために、自己決定の感覚、自律、本来性といった直接的な表現を放棄する。
愛／セクシャリティ	愛と心のつながりを閉ざす 愛とセクシュアリティの統合を阻む	子どもは自分を完璧にすることで拒絶されるのを防ごうとし、成果、達成、外見で愛を勝ち取ろうとする。

66 ■ 第Ⅰ部 神経感情関係性モデル（NARM）の概要

リフレクティブエクササイズ

　それぞれの適応的生存様式について、少し時間をとってみてください。これらの質問について考えるとき、あなたの内面での体験に気づいてください。

- つながり：自分、他者、自然、神とのつながりを最も感じた時を思い出してください。
- 同調：あなたが自分の欲求を表現し、誰かがそれに肯定的に応えてくれた時のことを思い出してください。
- 信頼：あなたが誰かを頼ったとき、その人があなたを助けてくれたことを思い出してください。
- 自律：人間関係であなたが自分のために主張したとき、相手があなたを拒否しなかった時のことを思い出してください。
- 愛／セクシュアリティ：あなたが愛を持って手を伸ばし、相手がそれに応えてくれた時のことを思い出してください。

　これらの質問について考えるとき、あなたの思考、感情、身体で経験していることに気づいてください。

　適応的生存様式を理解することは、私たちの治療的アプローチを決めるのに役立つ。私たちは、クライアントの問題の複雑な本質を把握するために、主に子ども時代の歴史に頼るのではなく、また、クライアントが経験した特定のトラウマに主に焦点を当てるのでもない。適応的生存様式は、クライアントがどのように内的体験を組織化し、外的体験とつなげているかを理解するのに役立つ枠組みを提供する。早期トラウマを経験したクライアントは、中核ジレンマに反応して内的世界を組織化する。彼らは、つながり、同調、信頼、自律性、愛／セクシャリティにまつわる未解決で不可能なバインドに対し、さまざまな認知、感情、行動、関係性における戦略を発達させる。

　主な焦点は、クライアントがどのような様式であるかを把握することで

はない。私たちは、これらの生存様式を、クライアントを診断したり、分類したり、カテゴリー化するために使用しない。NARMでは、「私たちは、生存様式に取り組むわけではない――私たちは生存様式を認識している人間に取り組む」。私たちは、ほとんど全ての人がある程度、これらの生存のテーマに関連づけることができることを知っている。クライアントと一緒に、生存パターンが関係性において一瞬一瞬、どう表出しているかを探求していく。よって、私たちはこの枠組みを、クライアントがどのように自分の内なる世界を形成しているかを理解する手がかりとし、治療を組み立てるのに用いる。

　セラピストがクライアントの使うさまざまな戦略の中で迷子になることは簡単である。クライアントの生存戦略の根底にある中核ジレンマを特定することで、小児期逆境体験に対処するために構築された適応的生存様式の解決につながる中心的な道筋に留まることができる。私たちは、クライアントが用いるさまざまな戦略を認め、尊重しながら、クライアントが大人の意識から、生存様式で固定されたアイデンティティより解放されて自分自身と関わることができる可能性をサポートしていく。

　生存様式のそれぞれは、早期トラウマを管理するために、断絶のメカニズムとして取り入れられた。NARMの治療的アプローチは、クライアントにつながることを押しつけるものではない。その代わりに、**再びつながることの困難さ**を探る。私たちは、適切な条件が与えられれば、つながりの状態が発生することを知っている。そして、自分自身や他者と真に、よりつながるために、何が邪魔になっているのかを、クライアントと一緒に探っていく。

　つながりと断絶を探求するプロセスは現象学的なものであり、つながりの瞬間と断絶のパターンに今ここで取り組むことを意味する。NARMのセラピストは、クライアントが今この瞬間に自分の身体や感情から断絶するさまざまな方法に、細かく同調するようになる。そして、クライアントが再びつながりを取り戻したとき、その瞬間を振り返ることが重要である。好奇心、理解、思いやりのある雰囲気の中で、古い断絶のパターンは解消されていく。NARMのセラピストは、再びつながるための最適な条件を作り出すために、リアルタイムで存在する。本書を通じて、再びつながる可能性を高めるための治療的・関係的プロセスについて概説していく。

恥、自己否定、自己嫌悪

> **リフレクティブエクササイズ**
>
> できるだけ自分に共感を向けながら、次のことを考える時間をとってください。
>
> - あなたの人生の中で、自己批判や自己否定を感じる領域はどこですか？
> - もし、あなたのクライアントが同じような感情で苦しんでいたら、あなたはそのクライアントに何を理解してもらいたいですか？
> - 自分自身に、この種の理解をするのを難しくさせるものは何ですか？

　ほとんどのクライアントは、恥、自己否定、自己嫌悪といった戦略を自覚してセラピーに来る。これらの戦略には生存のための機能がある。これらの痛みを伴う戦略の、生存における価値を認識することは、クライアントとより効果的に接するのに役立つ。

　人生の早い段階でアタッチメントや環境の失敗に直面すると、子どもは断絶のパターンに基づく適応的生存様式を発達させ、中核欲求（つながり、同調、信頼、自律、愛／セクシュアリティ）を否定するようになる。基本的欲求の拒絶は、恥に基づくものである。例えば、抱擁が欲しい、大事にされたいという基本的な欲求が満たされないと、子どもは自分の欲求に何か問題があるのでは、と思い始める。恥は、複雑な状況を、「すべて自分のせい」や「自分はこんな扱いを受けて当然」といった単純な理解へと還元してしまう。

　恥、自己嫌悪、自己否定を理解し、それに対処するためには二つの重要な要素がある。**一次ナルシシズム**と**分裂**（primary narcissism and splitting）である。これらの概念は、初期の精神分析においては中心的な構成原理であった。私たちは、この二つの心理学的概念が、発達性トラウマの影響に対処する上で、今後も重要であると信じている。

　一次ナルシシズムは、子どもにとっては正常な状態であり、よって私たちが成人のナルシシズムと呼ぶものとは異なる。**一次ナルシシズム**とは、

第2章　NARMの構成原理　■　69

簡単に言えば、子どもは自分自身を世界の中心以外のものとして経験することができない、ということである。子どもは、ネグレクトや虐待、慢性的な同調の失敗を経験すると、それを自分の責任として経験する。失敗を常に個人的なものとするのだ。簡単に言えば、子どもは悪い状況の中で自分を良い人間として経験することができない。つまり、環境が子どもに失敗したとき、子どもは自分が失敗したのだと考える。ここで分裂の概念に行き着く。

　分裂の力動は、子どもが環境の失敗にどのように適応するかに関連する、心理生物学的プロセスの一部である。[3]子どもが何かを必要としているとき、子どもはその必要性を周囲に伝える。子どもが病気、空腹、寒さ、着替えを必要とするとき、あるいは何らかの苦痛を感じているとき、子どもはその発達能力の限りで、できる限りその必要性や苦痛を養育者に伝えようとする。言葉を話せない子どもにとってコミュニケーションは感情的、行動的なものになろう。同調できる養育者は、感情や行動の合図に対応することで、子どもの苦痛を認識する。子どもの感情的な反応を認識すると、養育者は同調によって、子どもの苦痛の原因を探る。環境が改善されて、その必要性が満たされたとき、子どもは落ち着く。

　しかし、慢性的なネグレクトや虐待、著しい同調の失敗があり、子どもの基本的欲求が満たされていない場合、子どもは抗議の反応を起こし、それは環境に対する緊急のコミュニケーションとして機能する。例えば、子どもは泣いたり、叫んだり、つかんだり、引っ張ったり、叩いたりし始めるかもしれない。これらの抗議は、環境からの同調を引き出すために用いられる交感神経優位の反応である。子どもの抗議がまだ注目されないと、欲求を満たそうとするさらなる試みとして、覚醒と抗議のエネルギーがさらに強く活性化されることがある。その抗議は、即座に怒りや激怒に変わることもあろう。

　養育者に対するこれらの強力な怒りのエネルギーが現れると、子どもは窮地に立たされる。養育者に対して攻撃的になったり、強い攻撃性を感じたりすると、アタッチメント関係を脅かすことになるからである。アタッチメント関係を守るために、子どもは怒りから断絶し、分裂し、そして自分自身に向けることを学ぶ。このことは、子どもの視点から見た場合、怒りを自分自身に向けることが生存に役立ったことを意味する。例えば、腹痛になったり、自傷するなど、さまざまな方法で子どもは表出させる。

リフレクティブエクササイズ

少し時間をとって、ぜひ振り返ってみてください。

- 怒りとあなたの関係はどうですか？
- 愛する人に対して怒りを感じることで、あなたにとって最も怖いことは何ですか？

　養育者に対して怒りや憤りを感じた子どもには、二つの関係性の脅威がある。ひとつは外的で、もうひとつは内的なものである。外的な脅威は、養育者が子どもの怒りにさらに大きな怒りで反応したときである。揺さぶり症候群は、この一例である。そして内的な脅威は、怒りのエネルギーそのものである。子どもは、養育者に対する怒りと愛情を同時に抱えることができない。子どもの世界では、養育者に対して激しい怒りを感じることは、愛とアタッチメント関係を脅かすことになるのだ。養育者への怒りをコントロールするために子どもは分裂に頼る。子どもは、養育者のイメージを良い養育者と悪い養育者に、自分のイメージを良い子どもと悪い子どもに分裂させる。

　一次ナルシシズムの性質上、早期トラウマを経験した子どもは、幼少期に起こったどんな悪いことでも常に自分を責めるようになる。「私の両親は悪くない、私が悪いのだ」。これは、恥に基づく生存戦略である。子どもにとって、自分がどこか間違っている、または愛されないと感じる方がましで、養育者が愛を与えられないとすることの方がはるかに破滅的なのである。簡単に言えば、愛することができない養育者の愛されるべき子どもでいるよりも、愛することができる養育者の愛されない子どもである方がましなのだ。生後3カ月の赤ちゃんは、「私の両親は、経済的なストレスがかかっていて、請求書も支払わなくてはならず、家族の問題に対処するために酔っぱらって帰ってきて、私たち子どもを怖がらせる。これは私の問題ではなく、親の問題である」といったようには考えない。たとえ、もし幼い子どもがこのように考えることができても、養育者が子どもの安全、安心、幸福のニーズを満たすことができないという経験は、子ども

にとって耐えがたいものである。このような状況にある子どもにとっては、消滅や死を思い起こさせる無力感を感じるより、自分が何か悪いことをした、だからそれを解決できる希望があるとする方がましなのである。

　恥に基づくアイデンティティは、子どもが環境の失敗を内面化し、その失敗を自分のものとしてしまうという点で、一次ナルシシズムと分裂に際した重要な生存機能として現れる。子どもは、明らかにその失敗がその子のものではないと明言してみても、失敗の責任を負い、その失敗を自分のせいにすることによって生き延びる。このようなアイデンティティの歪みは、自分とは誰か、他人とは誰か、世界はどうあるかという感覚を形成する。恥に基づくアイデンティティは、緊張と虚脱のパターンという形で身体にも保持され、筋肉、臓器、その他の生理学的システムに影響を及ぼす。アイデンティティの歪みと生理学的な調整不全は、環境の失敗に際して、子どもの真の自己である彼らの欲求、感情、心を守る方法として、断絶のメカニズムとして形成される。したがって、次の表に見られるように、恥に基づくアイデンティティが適応的生存様式を促進していく。

　環境の失敗を自分によるものとし内面化していく過程で、子どもは自分が悪いのだという感覚を持ち、やがてそう信じるようになる。幼い子どもが深い欠陥を抱えて人生をスタートすると、「私は悪い人間だ」「私は欠陥品だ」「私は愛されない」「私には悪いことが起きて当然だ」と心の底から信じ、こうした恥に基づくアイデンティティが、妥協した自己意識を築きあげていく。

　恥に基づくアイデンティティに加え、プライドに基づく逆アイデンティ

適応的生存様式	恥に基づくアイデンティティ
つながり	存在する、感じる、つながることに恥を感じる
同調	自分の欲求を経験し、伝えることに恥を感じる
信頼	依存、脆弱さ、弱さに恥を感じる
自律	自己決定、自律、独立への衝動に恥を感じる
愛／セクシュアリティ	心を分かち合うこと、親密な関係になることに恥を感じる

ティも発展する。プライドに基づく逆アイデンティティは、愛されない、欠陥がある、などの有害な恥辱を補う戦略として登場する。実際、いくつかの心理学モデルでは、プライドに基づく逆アイデンティティは「偽りの自己」と呼ばれている。子どもは、自分自身についてどう感じたいか、あるいは世界からどう見られたいかを投影しようとする。例えば、心の中で小さくて弱いと感じている子どもは、自分は大きくて強いのだと世間に投影することがある。このような代償の戦略は、苦しみを美徳に変えようとすることで、子どもが自分の内なる苦しみを管理するのに役立つ。恥に基づくアイデンティティが本当の自分を表さないように、プライドに基づくアイデンティティもまた、本当の自分を表さない。どちらも、真の自己に対する恥、自己否定、嫌悪に根ざしている。

　成人のクライアントは、恥に基づくアイデンティティとプライドに基づく逆アイデンティティに強く頼っているため、変化は容易ではない。治療上、クライアントが自分の中の新しい領域に進むとき、恥、自己批判、自己非難などの断絶の戦略が強く現れる。多くの場合、クライアントは、より大きなつながり、拡張の感覚、再組織化の可能性など、非常に重要な何かに向かっているとき、自分自身を攻撃し、遮断し始める。

　例えば、不安や緊張に苦しむ大人のクライアントが、幼少期に父親から受けた虐待のために、父親に対して怒りを感じていることを認めると、身体が落ち着きを取り戻し始めた。すると、すぐに彼女は父親の行動を理性化し、父親が家族のためにしなければならなかったすべての仕事と経済的ストレスのために、彼が自分や兄弟を攻撃した、と言った。そして、父親に対して怒りを抱く自分は、娘としていかにわがままで恩知らずであるか、と自己批判に簡単に陥った。彼女はまた、怒りの中で彼に言ったすべての言葉を非難し始めた。セラピストが彼女に何が起きているか尋ねると、彼女は不安と緊張が高まっていると答えた。

　この例は、自分の真の感情（怒り）とのより大きなつながりを反映した内的状態（落ち着き）が、どのように脅威として経験されうるかを示している。そして、恥や自己否定（わがままで恩知らず）、および関連する内的状態が、いかに断絶（不安と緊張）を反映し、癒しと成長を妨害するために使われるかを示している。これらの断絶の心理生物学的戦略は、適応的生存様式を保持し、そして関係性の喪失の脅威から守るために使われている。

NARMでは、恥や自己否定、自己嫌悪を感情として捉えるのではなく、本来の自己から断絶するための心理生物学的プロセス、あるいは戦略として捉える。これらの戦略には直接働きかけず、その根底にある未解決の感情を探っていく。さきほどの例では、怒りは自己批判、不安、緊張の下にある中核感情として浮上しているように見えた。感情の完了に関しては次に述べるが、真の感情を扱うことは、複雑性トラウマのパターンを解決するための道筋となる。

感情の完了

> 子ども時代に経験する感情の幅が広ければ広いほど、自己の感情の幅が広がる。
>
> ジョセフ・ラドュー「自己と脳」、PROSPECT誌

NARMは、アタッチメント理論と対人関係神経生物学に基づいた治療モデルである。これらの心理学の分野は、つながりという関係性において、特に子どもと養育者の間の神経生物学的プロセスに焦点を当てている。関係性の結びつきの媒介となるのは、感情である。

人間は感情的なつながりを持つようにできている。感情は私たちの内的世界を形成する。感情は自己の構成要素である。自分の感情とつながっていることができる人は、あらゆる種類の感情から情報を得ることができる。感情には「良い」「悪い」というものはない。怒り、悲嘆、恐れなどの感情は、愛、喜び、感謝などの感情と共存している。人はさまざまな感情を経験することができ、その能力は、感情調整と感情耐性の能力を反映している。

自分の欲求や感情を含む、内的世界からの断絶は、複雑性トラウマの副産物である。悲劇的なことに、早期トラウマを経験した子どもたちは、人間のさまざまな感情を経験する能力を失ってしまう。クライアントたちは、自分の感情から逃げることを学ぶ。自分の感情についての質問に答えたくない、あるいは答えられないと感じるかもしれない。彼らは、自分の感情の反応とつながっていることができず、また、その反応から情報を得ることができない。実際、彼らはしばしば自分の感情と対立していると感

74 ■ 第Ⅰ部 神経感情関係性モデル（NARM）の概要

じ、自分の感情を避けたり、切り離したりするためにさまざまな戦略を使う。この感情を抑圧するプロセスは、人々が感情を良いものか、悪いものかのどちらかとして見ることにつながる。多くのクライアントは、自分の感情を、生涯の苦痛、苦悩、絶望を表す悪いものとして関連づけているだろう。このような観点から見ると、彼らは「否定的」な感情を避けるために、あらゆる種類のアクティングアウトをしたり、アクティングインをしたりして、できる限りのことをするようになる。真の感情を完全に経験する能力が限られているため、感情の調整と耐性に大きな不全を抱えたまま、成人期を迎える。

　ほとんどの場合、クライアントは自分が本当に感じていることを自覚してはいない。子どもの時から、自分の内的な経験について振り返ったり、関連づける適切な方法を教えられる環境で育っていない。大人になっても、自分の内的な経験を振り返って関連づけをすることに、継続的な困難を抱えている可能性が高い。彼らは、苦痛の原因となっている症状には気づいているかもしれないが、自分が本当に感じていることに関しては、ほとんど気づいていない。実際、多くの人は、自分の本当の感情を感じないように必死で戦って、生命のエネルギーを大きく消費している。

　適応的生存様式とそれに関連する戦略は、人々が自分の本当の感情から距離を置くことで、断絶のパターンを強化する。感情完了プロセスは、人々が自分自身から逃げるのをやめて、心理生物学的に自分の感情を所有し始めるときに始まる（以下は、感情完了モデルの基本的な紹介である。第7章で詳細を説明していく）。

　NARMの感情完了モデルの最初のステップは、クライアントが自分の真の感情、NARMでは**一次感情**と呼ぶものに、徐々に一緒にいられるようになることをサポートする。私たちは、クライアントが自分の一次感情と共にいられるようにサポートすると、クライアントは自分自身から逃げたり、極端な方法で自分の人生を制限したりする必要がなくなる。クライアントは、単に断絶しているだけでなく、自分の内的状態を積極的に拒絶していることを忘れないでもらいたい。この感情抑圧のプロセス、つまり自分の主要な感情から断絶し、拒絶することは、クライアントが自分自身や関係する人々とどうあるかに差し響き、人としての機能や幸福に悪影響を及ぼす。[4]

　クライアントが一次感情に立ち会うことができたら、その感情の中にあ

る潜在的意図について気づいてもらう。すべての感情には、暗黙の意図がある。感情的な反応は、環境に対するメッセージであると同時に、自己に対するメッセージでもある。NARMのセラピストは、次のような質問を用いて、その問いかけを行う。「その感情は、どのようなメッセージを伝えようとしていますか？」「この感情反応の根底にある意図は何であるか？」「その感情は、何を達成しようとしていますか？」。子どもにとって、感情を表現することは、自分の基本的な欲求を他者に伝える手段である。大人にとって、感情は真の自己とのつながりを強める。

　自分の感情の意図とつながることは、感情的な反応が実際にはエンパワーメントのプロセスであり、何が本物で重要なのかを伝えようとする試みであることを理解する下地となる。このプロセスは、クライアントが自分の感情は悪いもので、自分はこのように扱われて当然だと信じている、子どもの意識への解毒剤として機能する。クライアントが自分の一次感情の意図とつながるとき、これまでとは違う感情の感覚を体現化できる。それは自分の感情はもっともであり、自分はこのように扱われるに値しないということである。感情完了モデルは、大人の意識のもと、幼少期のトラウマから残された未解決の感情の力動と向き合い、そして変容させる。

　感情完了モデルの最後の臨床ステップは、クライアントが感情に内在する生命エネルギーと一緒にいて、それをコンテインする^{訳注3}ことをどのようにサポートするかということである。完了は、これらの感情が終了したり、なくなることを意味するものではない。実際、それとはまったく逆である。クライアントが自分の一次感情とその影響を与えようとしているものにつながることができると、古い適応的生存様式に束縛されていた感情エネルギーが、自分の人生に燃料を供給するために利用できるようになる。そして自分の感情の世界すべてを経験するための、より大きな能力を構築できる。

　多くの心理療法モデルは、閉じ込められた感情エネルギーを解放することの潜在的な利点を認識し、クライアントの苦痛を和らげるための方法として、感情表現に焦点を当ててきた。初期の心理療法モデルは、しばしば非常にカタルシス的で、表現されていない感情の高い覚醒状態を解放することを指向していた。私たちが発見したのは、もし私たちが感情を探求

───────────────

訳注3　気づきながら共にいる心理生物学的能力。

し、感情的な表現を奨励しても、その感情の原動力となるものが何であるかに取り組まなければ、それは退行と無秩序につながるということである。NARMでは、感情解放、徐反応、カタルシスに焦点を当てない。私たちの観点では、カタルシス的アプローチは、クライアントの感情表現を助けるのには適しているが、感情をコンテインし、統合することには必ずしも適していない。NARMのアプローチは、クライアントの内的な組織化をサポートしていく。ここではそれを、**感情をコンテインする**プロセスと呼ぶ。

　感情をコンテインするのをサポートするプロセスは、しばしば、自分の生命エネルギーへのアクセスを高めることにつながる。クライアントは、生き生きとした活力、喜び、創造性、遊び心、感謝、思いやり、親密さなどの能力の向上を経験し始めるかもしれない。個人が自分のハートと感情に再びつながるとき、自己と他者への愛が基盤となる。

　感情完了プロセスは、発達性トラウマの癒しの中心的な要素である。クライアントは、自分の一次感情と共にいて、これらの感情の意図を認識し、その状態と生命エネルギーを統合することができるようになると、自分が受け取ってこなかったものを自分に与えられることになる。そして対象恒常性と獲得した安定型アタッチメントのための能力を開発していく。クライアントは、もはや子どもの意識から世界と向き合い、発達上のニーズを満たそうとすることに気をとられることなく、今現在に完全に存在し、体現化された大人の意識に深く根ざすことができる。このように心理生物学的能力が高まると、生存戦略に縛られていた生命の力からの表現が、自己と他者との本来的で、慈しみのためのつながりに使われるようになる。

脱アイデンティティ

　生存様式とそれにまつわるアイデンティティは、未解決の感情によって保持される。クライアントが感情完了のプロセスを通して、未解決の感情と共にいて、許容し、統合する能力を高めると、彼らの旧来のアイデンティティは解消されはじめる。クライアントの体現化された大人の意識が深まるにつれて、真の自己を犠牲にしてアタッチメントの関係を守るという生存の必要性からの中核ジレンマは、その主張を弱めていく。これにより、分離－独立、エイジェンシィ、自己活性の感覚が増してくる。私たち

第2章　NARMの構成原理　■　77

は、このプロセスを「脱アイデンティティ」と呼ぶ。

　この脱アイデンティティの過程は、**心理生物学的な能力の向上**を促進する。クライアントたちは、より組織化され、レジリエンスが増し、生活の機能が向上したことを報告してくれる。多くのクライアントが、NARMセッション後の自分の感覚の違いに驚いていることを私たちに報告した。また、NARMのセッションを受ける前に比べて、より強く、より全体性を帯びていると感じている。

　クライアントは、治療の過程で症状の緩和を期待しているが、深い変化を期待している人はほとんどいない。クライアントは、自分の症状がアイデンティティのより深いパターン（心理学では**人格**や**性格**とも呼ばれる）から生じていることに気づいていないことが多い。（NARMでは、**適応的生存様式**の枠組みを通して見れば）これらの症状は、自己からの断絶、無秩序、そして自己の歪みといった、深く抱えた、ほとんど無意識のパターンの表出である。心理学者のジョナサン・シェドラーが書いているように、「患者は、自分がどのような障害を持っているかだけではなく、自分が誰であるかについて心理学による体系的な理解を求めている。意味のある永続的な変化は、症状に注目するのではなく、その根底にある人格パターンに着目することによってもたらされる」。[5] このように、NARMを使って、未解決の発達性トラウマの影響によって形成された人格パターンが変化することは、深い癒し、心的外傷後の成長、個人の変容をもたらす機会となる。

　しかし、それは必ずしも簡単なことではない。本当の意味での内的探求は、自分のアイデンティティを脅かすものである。人は自己成長に取り組むほど、自分がアイデンティティと思い込んでいるもの、そして自分が誰であると信じているものに挑戦するようになる。私たちは、アイデンティティと生存の関係を過小評価することはできない。アイデンティティは、家族や文化など、その人にとって最も重要なアタッチメントの関係性から成り立っている。したがって、人は自分のアイデンティティを非常に真剣に受け止める。生死にかかわるほど真剣に、である。大人になって自分の生存に関して、完全に他者に感情的依存をしなくなっても、自分のアイデンティティに挑戦し始めると、しばしば深く抱えられている実存的恐怖を引き起こす。それはすなわち関係性の喪失への恐怖である。

　この章で示した地図を理解しないと、セラピストは、根本的な心理生物

78　■　第I部　神経感情関係性モデル（NARM）の概要

学的パターンに直接取り組むことなく、戦略や症状に対処して迷い込むことになる。NARMでは、苦痛を生み出すさまざまな症状、戦略、反応を、根底にある中核ジレンマ、生存様式のパターン、アイデンティティから生じていると考える。このようなアイデンティティの深い層、つまり苦しみの「心理的組織化」に働きかけることが、NARMアプローチが継続的にみていくところなのである。

　皮肉なことに、アイデンティティはとても堅固に見えるのに、実はまったく堅固ではない。もし、そうであれば、私たちはアイデンティティに強くしがみつく必要はないだろう。クライアントが脱アイデンティティを経験し、自分自身が思い込んでいたことの限界に気づき始めると、変化が予想以上に早く起こることがある。

　自己や、家族や文化との関係が変わることに最初は抵抗を感じる人もいるかもしれないが、予想外の効果を実感して驚くだろう。脱アイデンティティによって、過去の未解決の怒り、罪悪感、傷などの感情を持たずに、家族や文化とつながる自由度が増すことが多い。より真の自己とのつながりが深まれば深まるほど、家族や文化に依存した内的安心感が薄れ、新しい方法で家族や文化を楽しむことができるようになる。

　内的葛藤が静まり、適応的生存様式が解消されるにつれて、個人に症状が出にくくなる。クライアントは、生理学的パターンや症状という形でアイデンティティを縛っていた生命のエネルギーが解放され、深い心理生物学的なシフトを経験する。これは、しばしば拡張、スペース、軽やかさ、流動性、流れ、そして喜びの状態になる。クライアントは、再び遊ぶこと、笑うこと、喜びと親密さを経験することを学ぶ。彼らは、思いやりが高まった状態で自分自身と関わり始めるのである。そして内的・外的な問題に直面する能力が向上する。内的な自由が増すという感覚を体現化すると、自身、人間関係、自分史や人生といったものをまったく新しい方法で経験し始める。

リフレクティブエクササイズ

　少し時間をとって、振り返ってみてください。

• あなたの人生において、いつもよりも本来の姿でいられた経験はありま

すか？

- そのことを振り返るとき、あなたのプレゼンスの質や、生き生きとした感覚について、何か気づいたことはありますか？

　NARMの全体的な意図は、内的な自由を高める可能性をサポートすることである。大人の意識を体現化することで、自分の内面の豊かさを環境に依存しなくなる機会が得られるだろう。これは、自分自身を信頼する自由が増すことと関係している。内的な葛藤、つまりジレンマにとらわれることなく、より自信をもって、楽に、流れるように世界へ出て行くことができるようになるのだ。

　しかし、そのような「脱アイデンティティ」が始まると、最初に体験するのは必ずしも「自由」ではないことが多い。多くの場合、最初に経験するのは、空虚感や孤独感であり、これらは感じることが苦痛である。この孤独感は、子どもが完全に孤独を感じていた幼少期を彷彿させることがあろう。これは、アタッチメントの喪失への恐怖と関連する。ほとんどの子どもは、つながりの喪失に対処する方法を学ぶことなく、ただそれを管理するために適応してきている。大人になっても、人は関係の喪失や恐怖をもたらす孤独を避けるために、あらゆる種類の戦略を用いる。そのため、多くの人は空虚や孤独よりも、旧来のアイデンティティと苦悩を選ぶことになる。

脱アイデンティティ ━━▶ 孤独 ━━▶ 自由

　孤独は、脅威でもあり、また同時に解放でもある。しかしまだ、子どもの意識の状態にあると、大人であっても、まだ孤独を恐ろしいものとして経験するかもしれない。このようなクライアントは、自分の人生を管理し制限するために、適応的生存様式に頼ることが多い。大人の意識にあるとき、孤独を安心、拡張、自由の増大として経験できる。この場合、しばしばクライアントは世界と出会うための内的な空間と深さの感覚が増したことを報告してくれる。

　私たちは、「つながり」と「断絶」のサイクルを追跡し、脱アイデン

80　■　第Ⅰ部　神経感情関係性モデル（NARM）の概要

ティティに努めている。それに伴い、人々はしばしば、拡張、自由、希望、強さ、生き生きとしたつながりといった状態を経験するようになる。私たちがクライアントを支援する方法のひとつは、クライアントがより長い時間、つながりの状態に留まることができたときに、それを伝える。人々は、より大きな内的組織化を経験すると、古い断絶の戦略に駆り立てられる必要がないと感じる。自分の人生をコントロールするために適応生存戦略に頼るのではなく、エイジェンシィと選択性を高めていく。

　自己受容、思いやり、優しさは、古いアイデンティティへの溶剤として機能する。〈古い〉アイデンティティへと結びつける接着剤は、恥である。自分の一部を押し殺し拒絶すると、恥が強化される。人が、自分は人間であり、そしてこの地球上で人間であることの複雑さを受け入れるとき、それが変化のときである。

自己嫌悪 ━━▶ 自己受容

　自己受容とは、自分に言い聞かせて簡単にできるものではない。生存様式の内的ノイズへのとらわれが静かになるという形で起こる。自己のより深いレベルにアクセスすることで、人は自分の中のますます静かな場所を経験することができる。人は自分自身を何かに没頭させ、忙しくしているので、自己との静かなつながりの時間がない。変化や苦しみからの解放を切望する一方で、ペースを落として、再びつながることを恐れている。

　NARMセラピストは、クライアントの戦略が騒々しく、気が散ってしまうような場合でも、自分自身の中で静寂を育むことを目指す。これは、セラピストがクライアントの反応に惑わされないようにするためのものである。自分の中の雑音が少なければ少ないほど、クライアントと一緒にいることができ、間主観の空間が広がる。

　断絶という戦略は私たち全員にとって強力なものだが、私たちは自分自身の中で最も生き生きとした本来的なものから本当に切り離されることはない。発達性トラウマに適応していく中で、私たちはその深いつながりに気づくことができなくなるのだ。生存戦略や古いアイデンティティ、その他の内的な障壁を克服していくにつれて、私たちは、常にそこにあった深いつながりの感覚をますます意識するようになる。そして、その場所から、

私たちはより大きな生き生きとした感覚と、拡大し続ける内的な自由の可能性を体験することができる。

リフレクティブエクササイズ

　少し時間をとって、振り返ってみてください。

- 心の中が特に静かだと感じたときはどんな時でしたか？
- 自分の心と特につながりがあると感じたときについて、振り返ってみてください。
- 特に生き生きしていると感じたときについて、振り返ってみてください。
- これらの内的状態について、あなたは今、何に気づいていますか？

第 II 部

NARM の治療モデル

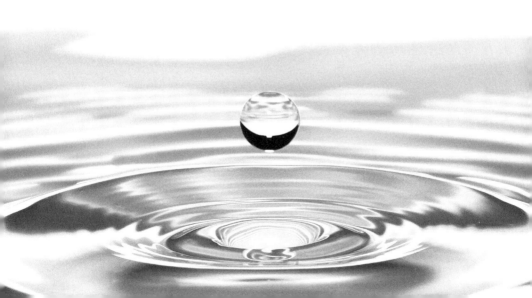

第3章

柱1：治療契約の明確化

とにかく意図せよ。意図とは、私たちの未来を創る種である。

ジャック・コーンフィールド、Twitter（現X）@jackkornfield より、

2011年5月26日

　未解決の複雑性トラウマに取り組むとき、その治療のプロセスはすぐに無秩序で、扱いが難しいものとなり、クライアントとセラピストの両者を圧倒してしまうことがあるだろう。よってNARMは、治療プロセスを構造化するための方法を提供しよう。私たちは、柱1の治療契約の明確化をすることで、それを実現する。本章では、クライアントがセラピーから獲得したいものを明らかにし、それとつながるためにサポートを提供し、クライアントの意図をもとに構造的に各セッションの筋道を確立し、そのプロセスに長期的な継続性を持たせるための方法を紹介する。

　この最初の柱は初歩的なことに聞こえるかもしれないが、多くのセラピストが治療的プロセスにおいて、クライアントが何を望んでいるのかを知らないことに驚かされる。自動車整備工のところに行って車のキーをカウンターに置き、「修理依頼する」ときのことを想像してほしい。整備士には、車のすべてのシステムを調べて何が起こっているのかを把握する時間はない。しかし、セラピストは日常的にクライアントに対してそのようなことをしてしまっている。セラピストは、中心となる構造化された道筋なしに、ストーリーを追ったり、症状に注目したり、治療プロセスの責任をも負ってしまう。これは、これから述べる多くの理由から、有効な治療戦

略とは言えない。

柱1は、クライアントが治療プロセスに注力できる協働関係を作ることである。セラピストが、しばしばその善意によって、クライアントを動かしているものを十分に理解せずに治療プロセスを定義し、主導した場合、クライアントが重大な同調の失敗（misattunement）を経験する可能性がある。多くのクライアントは、セラピストに大きな権限を与え、セラピストが提供するどんな治療目標やプロセスにも従うことを期待されていると感じている。セラピストの面倒を見たり、治療者のニーズに応えようとするクライアントもいるだろう。対照的に、クライアントの中には、自分の意見を聞いてもらうためにたたかう人もいよう。同調の失敗がある場合、クライアントは従順、抵抗、またはその両方を行き来することもある。

NARMのセラピーでは治療的同調の最適な条件を整えるために、まずクライアントのエイジェンシィを引き出すことから始める。治療契約を明確にすることは、クライアントがなぜセラピストに会いに来たのか、セラピーに何を求めているのかを明らかにすることで、このプロセスをサポートする。**あなたが自分自身に望んでいることは何ですか？**　この質問の持つ力を過小評価しないことが重要である。

リフレクティブエクササイズ

あなたのクライアントの一人を思い浮かべてみてください。

- なぜ、あなたのもとに専門的な助けを求めに来たのでしょうか？
- あなたが次のように質問したと想像してください。「私たちが一緒に取り組むことで、自身に望むことは何ですか？　それが可能であるか、現実的であるかについて心配する必要はありません」。そして、相手が（相手の言葉で）あなたにどう答えるか想像してください。
- この練習は、クライアントの深い意図について考えることを促しています。

治療による変化へのクライアントの意図の明確化は、治療プロセスに構

造的な道筋を作ることである。私たちは、これをNARMの**赤い道筋**と呼んでいる。これは、探求プロセスを形成し、構造化するのに役立つ道のりを示すものである。複雑性トラウマを持つクライアントは、さまざまな症状、自己破壊行動、断片的ナラティブ、そして概して無秩序な自己感覚に悩んでいる。複数の症状、行動、物語が複雑に絡み合い、時にそれらが同時に起こることで、クライアントとセラピストの双方に混乱と圧倒をもたらし、クライアントが最も望んでいることを隠してしまうことがある。

　ほとんどのセラピストは思いやりある養育者のように、クライアントの苦悩に直面したとき、クライアントに同調して助けようと必死になる。しかし、セラピストは、どのようにクライアントが真に必要としていることを知ることができるのだろうか？　よって柱1では、セラピストがクライアントの苦痛の向こう側に何を求めているのかを探求することが可能になる。これはクライアントと一緒に、努力することなくいることを学ぶ最初のステップである。セラピストがテーマや目標を設定するのではなく、クライアントが自分自身に何を望んでいるかが、クライアントが望む方向へと向かわせる羅針盤となる。私たちは、クライアントが行きたいところに向かうことができる。そして、セラピーの間中、軌道修正の方法としてクライアントの意図を使うことができよう。道から逸れたり、迷ったり、混乱したりしたときには、治療契約に立ち戻ればよいのだ。

　契約というと、賃貸契約のような正式な法的文書を思い浮かべるかもしれないが、私たちは**契約**を、その本来の意味の「つなぎ合わせる」という精神で使う。クライアントの治療プロセスにおける意図を明確にすることで、セラピストの集中をクライアントの内的な世界とつなぎ合わせることができる。いわばクライアントとセラピストの間の作業合意ということである。それは、治療の焦点がどこにあるのかをセラピストに教える。

リフレクティブエクササイズ

　考えてみてください。

- 自分自身の生活の中で悩んでいることは？——例えば、仕事のしすぎ、

パートナーとの喧嘩、断わって境界を引いていくことの問題、など。

- 自分自身の意図を明確にすることができるかどうかを確認します。例えば、「私は仕事を減らしたい」、「パートナーとの喧嘩をやめたい」、「自分の人生でもっと強い境界線を設けたい」など。
- この意図を自分自身に表明すると何が起こってくるか、少し時間をとってみてください。

　このスキルは、セラピストが治療プロセスに対して過度に責任を負いすぎず、やり過ぎない機会となる一方で、必ずしも簡単に適用できるわけではない。クライアントの自己への気づきのレベルや内的組織化によって、治療契約が簡単に結べるかが左右される。あるクライアントにとっては、治療契約での「自分自身に何を望むのか？」という質問そのものが、脅威と感じられるかもしれない。またある人は、どう答えていいか分からないかもしれない。他には、症状や問題を繰り返すことで自分の意図を明らかにすることに積極的に抵抗したり、セラピストが聞きたいと思うことを答えようとしたり、不安や怒りといった敵対的な態度をとったりすることもある。他のクライアントは、語りに移行してただ話し続け、自分がなぜセラピーを受けているのかを明らかにしないだろう。クライアントの内面が無秩序であればあるほど、意図を明確にすることが難しくなる。

　しかし現実には、クライアントはセラピーを受けるために大変な苦労をしている。どうにかしてあなたを見つけ、連絡を取り、時間を決め、支払いや保険を手配し、あなたのところに行くために移動し、場所を見つけ出し待合室に座り、そしてついに会えて、見知らぬあなたに自分のことを率直に話すことを期待しているのだ。なぜ、このような苦労をするのか？何が彼らをつき動かしているのか？　このように、クライアントが自分自身にこうした一連の手続きを課しているとき、たとえ自覚していなくてもいつも望んでいるものがある。

　契約プロセスは、クライアントの「心からの願い」を引き出す。その人の奥底にある願望を探り、それにつながるように誘う。これはクライアントが、セラピーを受けるに至った症状の苦痛を超えて、何を本当に望み、何を目指しているのかを探るための扉を開くものである。

　クライアントが願っていること、目指していることは時に非現実的であ

る。もちろん、そこからスタートしてもよい。「現実的でなくてもよいとして、このセッションで得られる最適な結果は何でしょう？」。そうすることで、彼らの内面の「稼働システム」、つまり自己の組織化が垣間見られる。本人が願望を特定し、それを表現することは、エイジェンシィの現れなのだ。私たちの仕事は、クライアントが願望を明確にし、自分自身のために望んでいることを実現するのを邪魔しているものは何かを探るのを助けることだ。中核ジレンマを覚えておくことは重要であり、クライアントが自分自身のために望んでいることは、実は物語の一側面に過ぎないのだ。物語のもう一方の側面とは、彼らが自分自身のために最も望んでいることの実現を妨害する、学習された内的障害と関係している。

　契約プロセス（柱1）から始まり、クライアントの内的プロセスへの私たちの好奇心によって探求的な質問（柱2）に導かれていく。具体的には、クライアントが最も望んでいることを妨げているものは何かに関心を持つ。NARMでは、まず、クライアントの内的障害を理解するために、**作業仮説**を立てる。第4章で取り上げるが、作業仮説は、クライアントに会い、セラピーを受ける意図を尋ねるとすぐに形成され始める。

　クライアントは一般的に、特定の症状や常にある絶望感などの問題からセラピーに来る。彼らはしばしば、絶望感、無力感、自暴自棄を経験しており、自分自身が最も望んでいることを妨げる内的障害などの苦しみのメカニズムには、ほとんど気づいていない。契約プロセスでは、これらの内的障害が、どのように人生を管理するために用いてきた適応的な戦略によって引き起こされているかに光を当て始める。五つの適応的生存様式の枠組みを使うことで、私たちは、契約プロセスが最初から癒しのための条件を整えていることを理解し始めることができる。

- **つながり**：つながりの生存様式のクライアントとの契約プロセスは、安心と同意という雰囲気によって誘われる。契約は、セラピストの注目、興味、クライアントを本当に理解することへの関心を強調したものとなろう。契約は、完全な孤独を感じる古い関係パターンからシフトする機会を提供する。この間主観のプロセスは、客体化から主体化への移行をサポートする。クライアントは、セラピストとの積極的な協力者になるように誘われ、治療プロセスを統制する感覚を得ることができる。

第3章　柱1：治療契約の明確化　■　89

- **同調**：同調の生存様式のクライアントは、自分のニーズと感情を確認し、表現するように誘われる。このプロセスでは、最初から自分のニーズや感情を表現できないと感じる古い関係パターンを変える機会が提供される。契約はクライアントがセラピストから、そして自分自身からも、見て、聴かれていると感じるのに役立つだろう。クライアントは、自分の真のニーズや希望を振り返るように誘われ、歓迎され、そして励まされる。
- **信頼**：信頼の生存様式のクライアントとの契約プロセスでは、セラピーの方針を決める力が与えられる。契約という共同作業は、自分が安心するために他者をコントロールしなければならないと感じていた古い人間関係パターンを変える機会を提供する。クライアントは、自分自身の快適さと信頼の感覚に従って、オープンさと脆弱性のレベルを調節することが歓迎される。
- **自律**：自律の生存様式のテーマのクライアントとの契約プロセスでは、オープンで、理解と尊敬のある環境で、真の自己を共有することが促される。またセラピーの意図と目標を決めていく過程で、他者の意図に逆らってコントロールしなければならないという古い人間関係パターンが変わるきっかけとなる。
- **愛／セクシュアリティ**：愛とセクシャリティの生存様式のクライアントとの契約プロセスは、受け入れられ、愛されるために完璧である必要はないという感覚がもたらされる。契約は、実行し達成しなければならないというプレッシャーを感じる古い人間関係パターンをシフトさせる機会となる。クライアントは、よりオープンな心と親密な場所からの共有を歓迎される。

　上記の適応的生存様式に見られるように、治療契約を明確にするという一見単純な介入は、クライアントが自分自身や人生と新しい方法でつながるための機会となる。

　柱1のもう一つの重要な要素は、治療契約がセラピストを偏見から守るための安全装置となることである。治療契約を明確にすることで、文化的コンピテンシー〈文化的許容度〉を補強することができよう。セラピストとクライアントは、文化、人種、能力、年齢、性別、セクシュアリティ、政治、宗教、スピリチュアリティ、その他多くの個人的な事柄に関連して、

異なる経験や意見を持つ。NARMのセラピストとして、私たちはクライアントの経験について特定の立場をとることはしない。私たちが理解できる範囲を超えて、クライアントの体験は非常に複雑である。そのため、私たちは、クライアントのために正しいことを見つけようとするのではなく、クライアントが自分の体験とどのように関わっているのか、そしてクライアント自身が何を望んでいるのかに、好奇心をもって取り組む。私たちは、治療契約を明確にすることで、クライアントがセラピーの「舵取り」をしていくことを確認する。

　NARMは、クライアント中心であり、クライアントから学ぶという治療スタンスをとるゆえ、セラピストが指図したり、アジェンダを押しつけることはしない。セラピーは、クライアントの意図と願望によって導かれる。私たちは、クライアントの自己決定能力を高め、励ましていく。クライアントが、私たちに味方になってほしい、提案してほしい、アドバイスしてほしいと思っているときでさえである。クライアントが複雑で個人的問題に取り組むとき、私たちは、セラピーで得たことをどうするかはクライアント次第であるという視点を持つ。次のセクションで紹介するように、私たちは、契約プロセスを、彼らが探求している力動に関連して、彼ら自身の意図が何であるかを振り返るための、介入として利用していく。私たちは、クライアントのエイジェンシィを信頼し、それが柱1のプロセスを主導する。

柱1の実践

　私たちの最初の介入は、治療契約を明確にすることである。治療プロセスの最初から、そして各セッションの最初から、私たちはクライアントの意図を確認することで、エイジェンシィを引き出し、関係性の中で同意する。セラピストとクライアントは、クライアントが自分自身に何を望んでいるのか、そしてそれを阻む内的障害とは何なのか、共に探求していく。

　契約プロセスを議論する際に、「内的障害」を焦点化していることに注目してもらいたい。もちろん、すべてのクライアントは、あるレベルの外的な障害に直面している。もしクライアントが、家族、友人、仕事、あるいはもっと大きな社会的・政治的問題など、外的な状況を変えようとしてセラピーを受けるのであれば、必要な変化を生み出すのにセラピーは適し

第3章　柱1：治療契約の明確化　■　91

た場所とは言えないだろう。しかし、クライアントが外的な困難からどのような影響を受け、どのように自分が関係しているかには、対処することができる。クライアントが外的な問題に関連する意図を述べた場合、その人がその問題からどのような影響を受けているのか、またその問題に対して自分自身にどのような変化を望んでいるのかについて質問していく。セラピストは通常、クライアントの外的な経験を変えることはできないが、クライアントの内的な能力の向上が、外的な変化を生み出す新しい可能性につながることを願いながら、内的な変化をサポートすることは可能なのだ。

　契約はシンプルに始めたい。そして明確で簡潔な言葉を使いたい。次のようなことから始めるとよいだろう。「今日ここで、あなたは自分自身に何を望んでいますか？」あるいは、「私たちの取り組みにおける最適な結果は、何でしょうか？」といった具合である。セラピーはすぐに複雑になってしまうので、シンプルに始めるのが一番である。ここでは、NARMセラピストが、新しいクライアントにセラピーの意図を共有するよう呼びかける基本的な例を紹介する。

　　セラピスト：私はいつも、今日のセッションで何を得たいかをお聞きします。この時間で何を得たいですか？
　　クライアント：これまで長い間、私は多くの恥を感じてきました。だから、今までとちがうあり方について教えてもらえれば、うれしいです。
　　セラピスト：恥とのあり方についてですか？
　　クライアント：はい。私はとても自分に批判的です。自分がすることはすべて悪い、間違っていると感じてしまいます。つらいです。自分に優しくできたら、人生がとても楽になると思うんです。
　　セラピスト：では、自分自身にもっと優しくなることが助けになるのですね？
　　クライアント：はい、そうすれば、私の人生は大きく変わると思います。
　　セラピスト：では、恥が何なのか、そして、あなたが自分に優しくなるのを邪魔しているものは何なのかを、一緒に探ってみましょう。
　　クライアント：はい。

このクライアントは、「自分自身にもっと親切になりたい」という自分の望みを述べることができた。またクライアントが恥に関して助けを求めていることを、セラピストは理解した。そして、クライアント本人が望んでいることを明らかにし、セラピストとクライアントが協働することを確認してから進んだ。「この恥は何なのか」、そして恥や自分に優しくできないことが、外的な困難も含め、人生にどのような影響を与えるのかを一緒に探求することに同意したとき、契約が成立したのだ。

　しかし、クライアントは意図にまつわる質問に、それほど直接的に答えないこともあるかもしれない。あるクライアントは、目標は明らかにするのだが、意図は明らかにしない。あるクライアントは、物語を語り始めたり、症状を繰り返し訴えたりするだろう。そして、他のクライアントは、イライラして「あなたはセラピストなんだから、どうしたらよいか教えてよ！」と要求することもある。これらの課題は、契約プロセスの正常な部分である。多くのセラピストは、「高機能」なクライアントでさえ、最初、意図にまつわる質問に答えるのが難しいことに驚くだろう。

　特に新規のクライアントは、この質問自体に戸惑う。最も一般的な回答は、「分かりません」であろう。クライアントがこのように答えると、セラピストは当惑する。あなたにはクライアントが受け身で、はっきりしなく、自信がなく、あるいはリードしてもらいたがっているように見えるかもしれない。セラピストにとっては、自分が主導権を握り、議題を設定したい誘惑に駆られることもあろう。このようなとき、クライアントが自分自身に何を望んでいるのかという焦点から外れないことが重要である。クライアントは、ある理由があってセラピストのところに来ている。その理由は、すぐには分からないかもしれないのだ。しかし、クライアントが自分自身に対する真の欲求を振り返り始めると、エイジェンシィが高まる。私たちは、クライアントが自分のエイジェンシィとつながるこの機会を中断させたくはない。契約のプロセス自体が、クライアントが積極的に参加できるようなサポートとなる。この際、忍耐と粘り強さが好奇心を持ち続けるために必要であり、クライアントの肩代わりをして問題解決に陥るのを防いでくれる。

　治療契約がしっかりと結ばれていることを、私たちはどのようにして知ることができるだろうか？　契約が結ばれる前は、物事が不明瞭で、断片的で、混乱しているように見えるかもしれない。しかし、クライアントの

第 3 章　柱 1：治療契約の明確化　■　93

意図に明確な理解が得られると、クライアントやセラピスト（あるいはその両方）は、身体的またはエネルギー的な変化を経験することができよう。クライアントは、明瞭な気分やグラウンディングを感じるなど、内的な変化を経験した、と報告するかもしれない。セラピストも、クライアントの着地感や落ち着きなどの心理生物学的な変化を観察したり、感じたりすることがある。NARM のセラピストは、これを「カープランク（kerplunk）」と呼び、物事が整合し、つながる瞬間の実感を指す。

リフレクティブエクササイズ

あなたが直面した決断——すなわち二つの出来事でどちらか、二つの購入物のいずれか、二つの仕事のどちらか、などを思い浮かべてみましょう。

- あなたが下した決断を振り返ってください。
- どうしてその決断をしようと思ったのですか？
- 自分が選んだものが明確になったとき、どのようなことを経験しましたか？

可能であれば、決断したときの自分に戻って、自分の身体、感情、思考に何が起こったかに気づいてみましょう。

重要なことは、もし契約プロセスが簡単でスムーズでないと感じても、それはあなたが何か間違ったわけではない、ということである。クライアントの意図を明確にすることは簡単なように見えて、そのプロセスが非常に複雑な場合もある。時間がかかるのだ。よって自分自身にも、クライアントにもプレッシャーをかけないことが重要である。もし、自分自身にプレッシャーをかけたり批判的になることがあれば、治療の進行を妨げ、さらなるストレスを自分にかける可能性が高くなる。是非自分の反応を振り返ってもらいたい。

契約に関する質問でセッションを始める練習を重ねるにつれ、興味深い現象が起こる。多くのクライアントが、招待を待ち望むようになるのだ。

94 ■ 第Ⅱ部　NARM の治療モデル

彼らは、すでに質問について考えてからセッションに臨む。例えば、ある
クライアントは「今日のセッションから得たいものは何なのか、聞かれる
のは知っています。待合室で考えていたのですが、私が本当に望んでいる
のは……」と言うだろう。私たちはこれを、クライアントがセラピーセッ
ションの外でも、自分の内的体験により大きな好奇心を持っている、とい
う肯定的な兆候として受け止める。

　一般的に、ほとんどのクライアントは、契約に関する質問に対して、ま
ず行動目標を示すか、あるいは何を望んでいないかを教えてくれるだろう。
行動目標の例としては、「過食をやめたい」「パートナーともっと仲良くし
たい」などである。望んでいないことの例としては、「不安になりたくな
い」「怒らなくなりたい」などである。NARMは、目標指向でもなければ、
行動の変化に主眼を置いたものでもない。クライアントが自分自身に望む
ことを妨げている、心理生物学的な障害を探求することに重点を置く。こ
のことを念頭に置き、「あなたの不安が何であるかを一緒に探求できてう
れしいです」「私は、あなたの怒りを駆り立てているものを探求できてう
れしいです」「私は、あなたの過食が何であるかを探求できてうれしいで
す」「私は、あなたが友人と仲良くするのを邪魔しているものを探求でき
てうれしいです」など、クライアントの目標指向の発言に対して返答して
いく。

　このように私たちは行動目標を、内的探求への誘いへと移行させる。こ
れは、現在の多くの治療的アプローチや治療計画と相反するものである。
私たちは、クライアントが経験しているどんな障害に対しても、新しい方
法で与することを学べば望ましい変化が有機的に起こる、という視点を持
つ。そして長年の臨床経験から、クライアントが行動目標を掲げている場
合、そのセラピーのプロセスが満たされないものになることを知っている。
根本的な部分で理解してもらえていないと感じるようになり、フラスト
レーションや抵抗を示す。NARMのアプローチは、治療的変化への別の
道筋を作り出していく。カール・ロジャーズが言うように、「不思議な逆
説だが、私が自分自身をあるがままに受け入れるとき、私は変わることが
できる」。[1]

　行動〈変化への〉契約には他にもいくつかの問題があり、その一つはセ
ラピストとして変化を起こせるかどうか保証できないことにある。行動目
標だけでは、治療がうまくいかない可能性が生じる。クライアントが無意

第3章　柱1：治療契約の明確化　■　95

識のうちに自己妨害の戦略を使っていて、非現実的な目標を設定して達成できない場合、その失敗を自分自身や他人のせいにすることがあろう。私たちはあるクライアントが、「このプロジェクトを完成させるのに助けが必要なんです」と言った場合は次のようにする。ここでの取り組みが、その行動目標を達成することを保証することは難しいが、クライアントがプロジェクトを完成させるために何が邪魔になっているのか、つまり、やりたいけれどもできていないを探ることへの協力はできる、と。

　行動契約に関するもう一つの問題としては、複雑な状況において、何がクライアントにとってベストなのか、私たちには決して分からないということである。NARMでは、どちらかの側に立つということはしない。例えば、あるクライアントがセラピストに、婚姻関係にもはや喜びはなく、離婚したいと言ったとする。もしかしたら、配偶者と別れた方がいいのかもしれないが、そうではないかもしれない。いろいろな要素が絡んでくる。私たちは、何が彼らにとって正しい決断なのかを判定する者ではない。行動目標の達成に努めることに同意する代わりに、私たちは、もし彼らが結婚をやめたら人生に何がもたらされると想像しているのか、尋ねてみるかもしれない。私たちは、目標そのものに同意するのではなく、その目標にどのように本人が関係しているかを探ることができる。最終的には、クライアントが真の自分とのつながりを深めるにつれて、自分にとって何が正しいのかが明確になり、置かれた状況下で自分にとって最善のことをするようになると信じている。

　これには時間や忍耐力、粘り強さが必要だろうが、契約のプロセスは、クライアントの意図を引き出し、セラピストがガイドしていく。NARMはクライアントが主導するアプローチだが、NARMのセラピストは受け身だけではない。私たちは、クライアントの意図と私たちの立てる仮説に基づいて具体的な介入を行い、セッションを統制する。治療契約を明確にすることは、私たちセラピストにとって非常に有効なリソースである。セラピーが軌道から外れ始めたときや、クライアントが私たちに肩代わりを望んだとき、クライアントが何かで動揺したり、私たち自身が混乱したり迷ったりしても、クライアントとの最初の意図に戻ればよいのだ。

　例えば、クライアントが親密な関係を築くのを邪魔しているのは何かを探ることにクライアントとセラピストは合意したとする。セッションの後半でクライアントは、ある関係で継続して起こる対立のパターンについて

96　■　第 II 部　NARM の治療モデル

話した。「私が彼を避けていると言うんです。私がネットに夢中になると、彼はイライラして私が避けていると言うのです。そのイライラが私を怒らせ、私は本当に彼を避けてしまうんです。彼を相手にしたくなくて」。こんな時は、契約を今一度参照する。「あなたはパートナーとの対立を認識していて、避けることで対処しているようですね。でも、セラピーに何を求めるかについて話したとき、あなたは、『より親密さを感じたい』と言いましたね。彼を避けることが、より親密になりたいという願いとどう相容れていますか？」。解釈しようとしたり、説得したり、スキルを提供したり、応援したり、といった方法でセラピーの手綱を取ろうとせず、パートナーを避けることがいかに本来の意図と矛盾しているかを優しく示すことで、セッションを進めていく。

　契約を明確にしようとする試みは、時に非常に一般的または漠然としたものに感じられることがあるだろう。クライアントは「私はより良くなりたいだけなんです！」と言うかもしれない。これでは、クライアントが本当に何を望んでいるのか、最低限の理解しか得られない。そこで私たちは、その人が何を望んでいるのか、「より良く」なったら、どうなるのかを明らかにすることから始める。また、クライアントとの明確化が堂々巡りになったり、クライアントとの議論になっていると感じたりすることがあろう。少なくとも、クライアントの意図をさらに明確にしようとすることは有効だが、時には次のような非常にシンプルなことから始めるのもよいかもしれない。「あなたが『より良くなる』ことを邪魔しているものは何なのか、探求を続けてもいいでしょうか？　ここから始めて大丈夫ですか？」。

　このような一般的な意図で始めたとしても、NARMのプロセスには、私たちが再契約と呼ぶものが組み込まれている。再契約のプロセスとは、セラピストがセラピーの過程を通じて、作業合意を明確にしていくことである。例えば、先述のクライアントが「より良くなりたい」と思って始めたことを、今度は「もっと穏やかな気持ちでいたい」と話しているとする。そうしたらセラピストはこう言う。「セッションの始めに、あなたはより良くなりたいと言っていましたね。そして今、あなたは内なる平和をより感じる方法を探っています。よかったら、もっと穏やかさを感じるために、何が邪魔になっているのか、引き続き探ってみますか？」。

　セッションの途中で、クライアントが本当に望んでいることが、最初の契約で合意したこととは違うことに気づくことがある。このような場

第3章　柱1：治療契約の明確化　■　97

合、私たちは**再契約**を結び、クライアントの新たな意図に合致した契約を
する。例えば、クライアントが最初は不安に取り組みたいと言っていたの
に、セッションの後半では、夫に対する怒りについて話したとする。私た
ちは、「最初は不安に取り組みたいとおっしゃっていましたが、今は、ご
主人に対する怒りに焦点を当てているようですね。ご主人に対する怒りで
何が起こっているのかを探る方が、より役立ちますか？」と問うかもしれ
ない。そして、クライアントが「はい」と答えたら、「ご主人との関係を
探求することで、どのような結果が得られたらうれしいですか？　現実的
である必要はありません。あなたにとって、その問題の対極には何がある
のでしょうか？」と続ける。このように誘うことで、クライアントの意図
に焦点を当て続けることができる。

　では、このときクライアントが、「いや、不安のせいでいろいろな問題
が起こるので、不安に焦点を当て続けたいです」と言ったとする。そうし
たら、クライアントが提起した話題（夫に対する怒り）が当初の意図（不
安の軽減）とどのようにつながっているのかに私たちは好奇心を持つ。こ
の探求重視の介入方法については次章で紹介しよう。

　再契約の際、注意を払いたいのは、セラピーで探求すべきことがあるに
もかかわらず、クライアントがその中心軸から離れるような戦略を取り始
めたときである。契約を着実に結ぶ中で、クライアントが中心軸にいられ
るよう、セラピストは挑戦していく。例えば、セラピストはこう言うかも
しれない。「あなたは以前、自分の不安と旦那さんへの怒りとの関係を探
りたい、と言っていましたが、今はお子さんの学校についてどうしたら
いいかという心配にすべての時間を使っています。お子さんの学校で起こっ
ていることは後で扱うことにして、あなたの不安とご主人に対する怒りと
の関係を探ることにとどまってもよいでしょうか？」のようにである。

　また、時には、契約を治療的直面化の一形態として使うこともあるかも
しれない。「あなたは夫に対する怒りを探求したいと言っていますが、私
たちが探求し始めるたびに、あなたは話題を変えますね。私はそれに興味
があります」。治療的直面化とは、実際にはクライアントが掲げた意図に
同調し続けようとすることである。必要であれば、私たちはいつでも再契
約に応じる。しかし、クライアントが探求することを避けようとする戦略
と共謀していないかに、私たちは注意する必要がある。

　もしセラピストが、クライアントが当初の自分に望んでいることが何で

98　■　第 II 部　NARM の治療モデル

あったかを忘れてしまったとしても、セラピストはいつでもクライアントと確認することができる。セラピストが混迷していたり自信がなかったりすると、何をしたらよいか分からなくなり、「思い出せ」「解明しろ」「介入しろ」と自分自身にプレッシャーをかけてしまうこともあるだろう。私たちNARMセラピストは気楽に、クライアントにこう言うだろう。「私たちは多くのことをやってきましたね、でも、ここまできてあなたが今何を望んでいるのかがよく分からなくなりました」。あるいは、「あなたが最初に言っていた、自分自身に望むことを思い出してもらえますか?」と、簡単に尋ねればよいのだ。

　セラピストの中には、「話を聞いていない」「気にかけていない」と受け取られることを心配する人もいるかもしれない。しかし、ほとんどのクライアントは、この確認に感謝してくれる。クライアントの多くは、確認してもらえるような同調を受けたことがないことを思い出してほしい。実際、クライアントの多くは、見落とされたり、誤解されたりすることに慣れている。セラピストが内面について尋ねる時間を取ることで、クライアントはより深いレベルの同調とケアを経験することができる。また、クライアントは、単にセッションの始めとは違う場所にいることもあろう。再契約は、クライアントが今いる場所に関心を示すものである。それが自らの意図に好奇心を持つための継続的な機会となり、新しい洞察につながるかもしれない。

　この時点で、ご自身のクライアントを振り返り、そんなに簡単にはいかないのでは、と思われているだろう。確かに、治療契約を明確にすることはごく一部のクライアントには適用できるかもしれないが、もし答えたくないというクライアントがいたらどうだろうか?　そんなとき五つの適応的生存様式の枠組みを使うと、それぞれの生存様式の課題によって、契約プロセスで何が困難となるかが理解できるだろう。

- **つながり**：クライアントの中核ジレンマは、関係性において他人とつながることに安心感が持てないことで、セラピーという親密な場で自分の望むことを伝えようとすると、安全でないと疑心暗鬼になる可能性がある。クライアントは、自分がセラピーのプロセスに何を望んでいるのかについて、回避的であったり、コミュニケーションをとらなかったりすることで反応するかもしれない。

- **同調**：自分のニーズを特定し、表現することに安心できないという中核ジレンマがあるため、セラピーへのニーズを述べるように誘われると、自分が求めてること自体に恥を感じる可能性がある。クライアントは、自分の苦痛の影響を否定したり、最小化したりするかもしれない。また、セラピストが治療プロセスの方向性を決めることを期待するだろう。
- **信頼**：他人を信頼せず、誰かに依存していると感じたくないという中核ジレンマがあるため、セラピストの前に座るという行為自体が非常に困難である場合がある。クライアントは、批判されたり、コントロールされたり、恥をかかされたりすることを恐れて、本音で話したり、脆弱さを共有したがらないかもしれない。治療意図の設定に応じないことがあり、それ自体を弱さと感じることがある。その代わり、治療の過程でいかに自分が優位に立てるかに注力することがある。
- **自律**：他人の意図に支配されたくないというクライアントの中核ジレンマがあるため、クライアントは、セラピストが自分から特定の何かを求めている、と想定してしまうことがある。そのため間違った答えをしてないか心配になったり、本心を隠して答えてしまったりするかもしれない。彼らはしばしば意図と目標とを混同し、自分自身やセラピストに、「自分を治すため」に何かを起こせ、とプレッシャーをかける。
- **愛／セクシュアリティ**：完璧でないこと、「混とんとした」心の感情を誰かと共有することの困難という中核ジレンマのために、セラピーを受けることは自分自身が社会的に納得いく存在やポジションでいられないということを認めることになる。セラピーを受ける意図を明らかにすることは、自分の不完全さを認めることになる。クライアントは洗練された答えを返すかもしれないが、それは彼らの心の欲求を明確にするよりも、隠すことになる。

　私たちは、各クライアントの能力、無秩序の度合い、そして私たちが築いた関係性によって、これらの課題にさまざまな方法で対処していく。例えば、何度もセッションを重ねた後よりも、最初のセッションでの方が契約はより困難である。しかし、契約がどんなに難しくとも、その人があな

たのもとに来るために大変な努力をしたことを思い出してもらいたい。セラピーを受けようと思った動機があるのだ。彼らには自分自身に求めているものがある。私たちはこう言うかもしれない。「あなた自身が何を望んでいるのか、私が質問をするのが嫌だと言いました。しかし、あなたが私のところに来たのには理由があることを理解しています。その理由を明確にしないと、私はあなたの力になれません。難しいと感じるかもしれませんが、この質問は私たち二人がどうしたらいいかを知るために重要なのです」。

　ここで一つ注意していただきたいのは、裁判所命令、雇用主、家族、配偶者などから言われて来たクライアントと取り組む場合、契約のプロセスは異なるものとなる可能性があることだ。柱1は、自発的にセラピーを受けることを選択したクライアントに対してははるかに簡単である。クライアントが強制されて来ている場合、契約プロセスがうまくいかないというわけではないが、そこにいる意図については限界が見えてくるだろう。クライアントは、本当はセラピーを受けたくないけれども、裁判所や雇用、家庭の事情で受けなければならないと言うかもしれない。このような場合、その縛りに言及するのが一番である。例えば、配偶者に言われて来たクライアントと契約する場合、「あなたがここに来たくないということは理解しています。でも、あなたにとっては、この結婚生活をうまくやることが大切なようですね。だから、なぜうまくいっていないのか、あなたと一緒に探っていけたらと思います」。

　もし、義務で来ているクライアントが課せられている要件を満たそうとするのであれば、通常、嫌々ながらも問題に対処する必要がある、と言うだろう。これが契約の始まりとなる。
例えば、

　セラピスト：私たちが一緒に取り組むことで、あなた自身はどうなりたいですか？
　クライアント：ええと、妻が私を来させました。
　セラピスト：なぜ彼女はあなたを来させたのですか？
　クライアント：私に怒りの問題があり、アンガーマネジメントが必要だと妻は言っています。
　セラピスト：あなたはどうですか？　アンガーマネジメントが必要だ

と思いますか？

クライアント：家族を守れるならやります。彼女は子どもを連れて、妹のところ行ってしまいました。

セラピスト：だからここにいるのですか？

クライアント：はい。私はセラピーを信じていませんが、彼女は私が怒りをコントロールしない限り、一緒にいることはできないと言うのです。私の怒りの問題を解決することができますか？

セラピスト：怒りの問題に取り組むことで、どのような成果が得られると思いますか？

クフイアント：私は家族を取り戻したいです。また一緒になりたいのです。

セラピスト：家族を取り戻せるかどうかは保証できませんが、あなたは、そのためには怒りをコントロールできるようになる必要があるとおっしゃっていましたね。

クライアント：はい、妻と子どもたちに怒鳴るのをやめなければなりません。それができれば、彼女は戻ってくるでしょう。

セラピスト：そうですね。セラピーを信じないとおっしゃられましたが、私と一緒に怒りの感情を見ていく気はありますか？　もしそうなら、私は喜んであなたの怒りの問題を探求します。そうすることで、あなたのご家族のお役に立てればと。

クライアント：分かりました。やってみます。彼女たちを取り返すために必要なことは何でもします。

　クライアントが、セラピーを信じておらず、妻に言われてセラピーに来ただけだと報告していたとしても、根底にはそれに向かって努力する意思がある。クライアントは不本意ながらも治療契約に同意し、セラピストは取り組みへの同意とセッションを構成するための糸口を手に入れた。
　治療契約の明確化は、関係性のプロセスであり、クライアントがどんなに従順であっても抵抗的であっても、同意は不可欠である。作業合意を進める前に、クライアントと同じ考えであることを確認する必要がある。これは、クライアントやセラピストを、同調の失敗、偏見、そしてアクティングアウトから守るのに役立つ。もし、クライアントが前進するために明確な同意をしていない場合は、探求やプロセスに移行しない。私たちは、

102　■　第Ⅱ部　NARM の治療モデル

クライアントが賛同する作業合意に到達するまで、クライアントの意図を明確にし続ける。その焦点は、最初から協力的なパートナーシップを築くことにあるのだ。

クライアントと取り組みを続けていて、何をやっているのか分からない、あるいは同意が得られていないのであれば、結局のところ倫理的問題となろう。私たちの倫理的責任は、クライアントに最良の標準的ケア、自主性、選択、リスクについての十分な理解を提供することであり、適切な代替の手段などの検討することなとも、すべて私たちが倫理的要件を満たしていることを伝えるものと言える。もし、クライアントが本当に望んでいることが分からないまま、あるいは同意を得られないまま治療を進めたとしたら、たとえ善意であっても有害な関係性の力動へと向かうかもしれない。

セラピーのプロセスは契約から始まるが、それはセラピーの間ずっと続くプロセスであることを忘れないでほしい。NARMを初めて学ぶとき、多くのセラピストは、すぐにでも作業合意が結べるはずだと期待し、自分自身やクライアントにプレッシャーをかけてしまうこともある。しかし、多くの場合、契約のプロセスには時間と忍耐が必要である。セラピストは、その重要性を放棄しないことが大切だ。NARMを習ったばかりのセラピストは、「何度質問しても答えてくれない」と簡単に諦めてしまうことがある。私たちは、質問そのものが、クライアントが新しい方法で自分自身とつながるための招待状であることを伝えておきたい。セラピストが心を開き、プレッシャーのない場所から質問している限り、契約プロセスはより大きな自己への気づきへの継続的な誘いなのである。

最後に、多くの新しいNARMセラピストが、契約するまでNARM療法は始まらないと考え、契約を目標志向に変えてしまうことに注意喚起したい。そんな時、私たちは契約それ自体が強力な介入であることを思い出してもらう。それは、クライアントが自分自身とのつながりを深めていくことをサポートするものだからである。人は、自分自身に対する意図を展開させて、進化していく。柱1は、私たちがクライアントに提供する自己発見のプロセスである。単に症状の苦痛を軽減するだけでなく、自分自身に回帰するよう誘うものなのだ。このプロセスでは、クライアントが心の望みに再びつながる、またとない癒しの機会を得ることができる。

柱1の治療プロセス

では、柱1の適用をどのように開始すればよいか？

1. クライアントが何を望んでいるのか（意図）を尋ねる。
   セラピスト：あなたは、この時間で何を得られたらよいと思います
   か？
   クライアント：私は社交の場でもっと快適に過ごしたいのです。
2. 相手の意図について情報収集する。
   セラピスト：すべての社交の場ですか？　それとも、より快適に感
   じられる状況がいくつかありますか？
   クライアント：ほとんどすべてですが、特に大人数の集まりが苦手
   です。
3. クライアントの意図を振り返り、それを探求に変え、作業合意への
   同意を得る。
   セラピスト：私はあなたが社会的な状況、特に大きな集団の中でよ
   り快適に感じるために、何が妨げになっているのかを探求してみ
   たいと思います。私たちが一緒に探求することに問題はありませ
   んか？
   クライアント：ありません。

　クライアントが目標指向の契約にあなたが賛同してくれることを望んだ
場合、あなたは窮地に追い込まれるかもしれないことを忘れないでもらい
たい。クライアントが何かを望み、それを実行することができないと言う
ときは、複数の側面があることを認識できる。もし私たちが、クライアン
トが述べた目標を達成するために行動計画を立てることに賛同してしまっ
たら、この述べた目標に抵抗するクライアントの別の側面を無視すること
になる。私たちは、彼らが「やりたい」と言うことを実行するために何が
妨害しているかを含め、力動のあらゆる側面を一緒に探っていきたいのだ。
そのような探求が、掲げた目標に直結するとは保証できないが、苦痛を与
えている非常に複雑な内的葛藤をより深く理解するためのサポートとガイ
ダンスを提供することはできる。例えば、次のようにである。

クライアント：この求人の応募書類を完成させるために、自分を追い込む必要があるんです。

セラピスト：あなたのことを私は追い込むことはできませんが、私にできるのは求人応募を完了させるために、何が邪魔になっているのかを探ることです。

クライアント：何が邪魔をしているか、それは私の怠け心です。

セラピスト：怠け心ではなく、そこにあるパターンについて、もっと探求をしてもよいでしょうか？

クライアント：それが、これらの応募書類を完成させることにつながるのなら、私はなんでもやります。

セラピスト：あなたがこれらの応募書類を完了することを保証することはできませんが、仮にこれらの書類を完了できたとしたら、あなたにとってどのようなことが起こると想像しますか？

クライアント：まず、新しい仕事が見つかるかもしれません。上司が私をクビにするのをただ待っているのではなく、自分自身のために実際に何かをしているような気がして、もっと希望が持てると思います。

セラピスト：では、応募書類を書くことで、自分のために何かしているという感覚が得られるのですね？

クライアント：そうですね、このつまらない仕事で腐らずに、何か生産的で前向きなことを自分にしているという感じです。

セラピスト：分かりました。自分にとって生産的で前向きなことをするのに何が邪魔になっているのか、探ってみるのはよいですね、特に求人応募書類の作成に関して。願わくは、私たちの探求が、あなたにとって何が必要なのかを知るための助けになればと思います。ここから始めてもよいでしょうか？

クライアント：はい、良いです。

　セラピストが、ここで何をしていないかに注目してみよう。彼らは、このクライアントが求職活動を完了するための戦略的な計画を立てるなどの目標指向のことはしていない。セラピストはどちらの立場をとることもなく、アジェンダを設定することもしない。セラピストはまた、「怠け心」のような単純な説明にも乗らない。セラピストは、クライアントが自分の

第3章　柱1：治療契約の明確化　■　105

症状や内面の世界とどのように関わっているかをよりよく理解することに努める。セラピストは、クライアントが仕事の応募を完了したいと言っている一方で、そうしていないというジレンマを認識している。もしセラピストが、応募書類を完成させるというクライアントの目標を達成するために、その障害となるものを理解せずに一緒に取り組むことに同意したら、罠に足を踏み入れてしまうことになろう。このような罠とは、クライアントとセラピストの間の治療的再演（therapeutic enactments）であり、一般的に治療プロセスの中で、行き詰まりや力関係の闘争へとつながる。[2] このような再演を避けるために、セラピストは、プレゼンスを保ち、ジレンマの両側面に関心や好奇心を持ち、クライアントの症状や苦痛を維持している根本的な力動を探り始める。クライアントが自分の内なる葛藤にもっと立ち会うことができるようになると、より大きな心理生物学的能力を築き始め、その結果、自らをより信頼して力の感覚と共に決断をすることができるようになる。

　この臨床例では、セラピストが症状の軽減や行動の変化だけでなく、それ以上のことを探求していることに注目してもらいたい。最初にセラピストは、「求人の応募を完了させるために何が邪魔になっているのかを探る」ことに同意を得ている。これは良い出発点だが、一般的に私たちは、行動の変化だけでなく、内的な状態についてクライアントに質問する。例えばセラピストは次に、「あなたがこれらの応募書類を完成させることができたら、どんなことが起こると思いますか？」と尋ねる。セラピストが、この行動の変化が何をもたらすか尋ねるときは、クライアントが本当に望んでいることを見つめるように誘っている。クライアントは自分の意図する望みを答える。「もっと希望に満ちて、実際に何か生産的で肯定的なことをしているような気がすることを……」。この内的状態こそ、行動変容の根底にありそれを支えるものである。

　NARM のセラピストは、内的な状態を意図してこのような導入をすることもあるが、覚えておきたいのは、クライアントが行動の変化や症状の軽減を望んでいるときも、それが内的に何をもたらすかを尋ねていくことである。「たとえ現実的でないとしても、不安を減らすことができるとしたら、何が最適な結果でしょうか？」あるいは、「もし、人間関係において反応的になるのをやめることができたとしたら、人生にどのような影響がありますか？」。私たちは、クライアントが、自信、思いやり、自分へ

の愛、主張する能力など人間として求める内的な状態を、単なる実行のための行動戦略と区別する手助けをする。

柱1の言語例

治療契約を明確にするための NARM の言語例

- NARM における治療契約を明確化するための言語例：
  - 今日はあなた自身のために、セラピーで何をしたいですか？
  - 私とのこのセッションで、あなたは何に取り組みたいですか？
  - このセラピーで何を最も得たいですか？
  - 私たちが一緒に取り組む上で、最適な結果は何でしょうか？　現実的である必要はありません。

- クライアントが意図を述べるのが難しくても、改善したい症状を簡単に特定できることがある。クライアントが「私は不安（または何らかの症状）を抱えていて、それを取り除きたいのです」と言っているのに対して、あなたはこう提案することができるだろう：
  - あなたの不安が何であるかを探ってみたいと思います。
  - 今日、あなたの不安を取り除くことができると保証はできませんが、あなたの不安が軽減するために、何が邪魔になっているのかを一緒に探っていくことができたらうれしいです。

- （あなたやクライアントにとって）物事が不明瞭になったときの再契約
  - このセッションから得たいものは何か、もう一度教えてください。
  - あなたはさきほど、不安（または他の症状）を探求したいと言いました。今、あなたは怒り（あるいは新しい話題）について話していますね。
  - あなたはさきほど、自己批判について、自分が穏やかでいることを難しくするものを探求したいと言いました。そして今は悲嘆について話していますね。あなたはどちらを先に探りたいですか？

第3章　柱1：治療契約の明確化　■　107

柱1の治療的近道

- クライアントが取り組むことの意図を設定する——**クライアントが本当に自分自身に望んでいることは何か？**
- クライアントの意図は現実的である必要はない。実際クライアントの最適な結果やここからの望みは何なのか、考えてもらえればよい。
- 私たちは、クライアントの責任を肩代わりしないように気をつける。私たちの目標ではなく、クライアントの意図が治療の変化を促すのだということを忘れないこと。
- より深い探求に進む前に、クライアントの意図に沿った同意を得ることが重要である。
- 契約は、NARMセラピーの協力的な雰囲気を作るのに役立つ。
- 柱1の協力的な性質の中心は、クライアントを治療プロセスにおける対等なパートナーとして扱うことである。
- クライアント自身が自分の内なる世界の専門家であることを強調しておく。
- セラピストは、クライアントが自分の内面をどのように組織化しているのか、常にオープンで好奇心を持ち続ける。
- セラピストは契約を目標指向ではなく、探求指向のプロセスとする。
- セラピストは自分自身やクライアントに「契約を取る」ことを強要しない。
- 契約が成立してから治療が始まるのではなく、契約のプロセスそのものが癒しの重要な要素である。
- セッション中、特にセッションの終了時に、最初の契約を振り返ることが有効である。
- セラピストとクライアントは、必要なときにいつでも再契約することができる。

柱1の演習

　クライアント、あるいは同僚と以下のステップをやってみてください。

1. オープンな質問をして、その意図に気づいてもらいます。

108　■　第II部　NARMの治療モデル

例えば、「私たちが一緒にセッションすることで、今日の自分に何を望みますか？」。

2. 相手の意図について情報収集します。

　　例えば「もっと自信を持ちたい」だとします。「もっと自信を持ちたい、とおっしゃいましたが、それがどのようなものなのか、具体的に教えてもらえますか？」のような質問をすることができます。

3. クライアントの意図を繰り返して、それを探求に変え、作業合意に賛同してもらえるかを確認します。

　　例えば、「あなたはさまざまな場面でもっと自信を持ちたいと思っているようですが、もっと自信を持つために何が邪魔しているのか、興味を持って探ってみたいと思いますがいかがですか？」。

（他の三つの柱を学ぶまでは）とりあえずここで止めておこう。クライアントにとって、意図を明確にすることはどうであったか聞いてみることをお勧めする。またあなたが、彼らの意図を明確にすることでどのように感じたかにも注目してもらいたい。もちろん、新しいスキルを学ぶときは、ぎこちなく感じたり、ばかばかしく感じたり、作為的に感じたりするかもしれないが、今ここにとどまり好奇心を持って、新しい学びにオープンであることを忘れないでほしい。これがあなたの仕事にスムーズに統合されるには時間がかかるだろう。しかし私たちは、多くのセラピストを教育してきた経験から、このスキルがあなたのやり方に織り込まれるようになれば、努力せずともセッションがより明確なものとなり、全体的にセラピーのプロセスがより秩序を帯びることを知っている。

第3章　柱1：治療契約の明確化　■　109

第4章

柱2：探求的な質問をする

私には特別な才能があるわけではない。ただ情熱的な好奇心があるだけだ。
アルバート・アインシュタイン、カール・シーリグへの手紙より、
1952年3月11日

　NARMのアプローチは、好奇心によって躍動する。積極的な探求のプロセスは、クライアントが自分自身とのつながりを深めていくのに役立つ。その際、「柱2：探求的な質問」を用いて、個人の内なる世界がどのように組織化されているか、セラピストとクライアントの双方がより深く理解していく。ほとんどのクライアントは、自分の内なる世界から逃げるように人生を過ごしてきたため、断絶、無秩序、そして最終的には苦悩という継続的なパターンの中にいる。本章では、探求的な質問をどのように支持的に用いるかを紹介し、クライアントが断絶した部分を結びつけることができたとき、それが大きな組織化となり、苦しみからの解放の機会となるのをみていく。

　真の好奇心を持って他の人間に出会う力は、セラピストとクライアントの間の深い間主観を起こし、関係性における癒しの中心となる。ほとんどのセラピストは、好奇心や探求心を治療に生かすことにすでに熟達していると言えよう。しかし、多くのセラピストが自身の適応的生存戦略によって世界と出会っているため、好奇心や探求心に対して内的な課題を抱えている。

　「好奇心は猫をも殺す〈過剰な好奇心は身を滅ぼす〉」という英語の表現は、

110　■　第Ⅱ部　NARMの治療モデル

そんな探求心に警告している。多くの子どもたちは、家族、社会、宗教、教育を通じて、好奇心を持つことを、知ることと置き換えるよう早くから教え込まれている。成人の教育・訓練プログラムの多くも同様である。アルバート・アインシュタインは、好奇心を高く称賛し、一方で好奇心が既存の教育システムで生き残れるか懸念を表した。「重要なのは、疑問を抱くことを止めないことだ。好奇心にはその存在意義がある。永遠の謎、生命の謎、現実の驚異の謎を考えるとき、人は畏敬の念を抱かずにはいられない……。聖なる好奇心を失ってはならない」[1]残念なことに、多くの人は不確実性、新奇性、ちがいに対して恐怖を抱く習慣がついてしまっている。人々は、未知なるものへの恐怖に対処する方法として、知識と思われるものに固執する。

　確かに心理療法を行う上で知識は重要だが、心理療法という対人関係の仕事の生命線は好奇心である。しかし、現代アメリカの心理療法の傾向は明らかである。症状の軽減を重視した治療が推し進められ、深みを重視する分野にも影響を及ぼしている。感情的、ソマティック、その他の関係性を重視したアプローチは、マニュアル化されたアプローチに取って代わられた。これは、好奇心や治療関係といったものが、他の多くの治療アプローチと比べて役割を果たさないということではない。むしろ私たちは、標準化されたプロトコルへの過度の依存は、好奇心が促進する深みを重視する志向や対人間のつながりからセラピストを遠ざける、機械的な治療プロセスを生み出すと考えている。

　アインシュタインが言及した、活力、スピリチュアリティ、愛といった人間の超越的な体験は、測定が困難である。それらは現代の心理学や科学的な理論にもうまく当てはまらない。現在、できるだけ複雑さを軽減しようとする傾向があるが、私たちは好奇心を、複雑さのニュアンスをサポートするための道筋として捉えている。複雑さは、人間の経験のあらゆる側面を享受することを可能にしてくれる。それは、私たちが何かを理解することから解放し、私たちが直に、生き生きとした体験をすることをサポートしてくれる。

　柱2である探求的な質問は、発見のための治療手段である。これはNARMの関係性モデル（第8章で取り上げる）に基づく、深い対人関係のプロセスである。セラピストがクライアントの内的世界に好奇心を持ち、クライアントが人生経験をどのように組織化し、関係づけているかに関

心を持つようサポートしていく。また、セラピストがクライアントと会っているときに、自分自身の内的なプロセスに好奇心を持つことも支持する。このように、クライアントとセラピスト双方の内的な体験に焦点を当てることで、間主観のプロセスが生まれる。これは、悲しいかな、多くの人が幼少期に養育者から受けてこなかったものである。多くのクライアントは、これまで生きてきて、彼らの内面に関心を示し、同時に自らの内面にもつながることができる誰かがいたことがない。それこそが関係性において重大な同調の失敗を生じさせてきた。好奇心は共感と関係性の中での同調をサポートし、その結果、自己と他者とのより深いつながりの感覚をもたすのである。

　複雑性トラウマを癒すために、なぜ好奇心が重要なのだろうか？　先述したように、現代心理学では、子どもが安心できる環境で育つことの重要性が強調されている。安心できるアタッチメントの重要な要素は、養育者が子どもの内的世界に興味を持つことである。多くの新米パパママは、生まれたばかりの子どもに初めて接したとき、深い畏怖と畏敬の念を抱き、この子はどんな存在なのか、健康な人生を送るためにはどんな助けが必要なのか、深い好奇心を抱く。安定したアタッチメントは、養育者が子どものユニークさを認識し、好奇心、オープンス、関心を持って子どもに接することで生まれる、真の共感によって築かれる。

　しかし、多くの子どもたちはそのような環境で育つことができず、養育者は子どもの行動や成績、目標、結果にばかり目を向けてしまうため、子どもは基本的に「見てもらえていない」と感じてしまう。大人が子どもの行動を正すことだけに集中することは、一種の客体化である。このような共感の欠如は、子どもにとって、行動の奥にある自分の姿に誰も関心を持っていない、という感覚を与える。

　このような拒絶を感じた子どもには、二つの重大な結果が起こる。第一には、同調の失敗を経験したことによる無希望、絶望感、苦痛である。そして第二は、このような同調の失敗の経験を、個人のものとして捉えて内在化することである。環境の失敗を、子どもは自身の失敗として経験する。痛ましくも、子どもは自分がされたような方法で自分を扱うことを学んでしまう。もし、子どものオープンスや好奇心が最小化され、応援されず、または攻撃された場合、彼らは自分自身にそうすることを学ぶ。

　養育者が慢性的に同調に失敗したつながり方をすると、子どもは大人の

期待に適応することを習得し、後の人生では複雑な対人関係を管理しよう
と取引的な関係を築くようになる。長じて大人になってからの関係は、一
方が相手から何かを得ようとするという意味で、しばしば取引のようにな
る。あたかもチェスのゲームのように、人間関係は一連の戦略を繰り広げ
ているようなものに感じられるだろう。ゆえに子ども時代も大人になって
からも、他の人に心を開き、好奇心や興味をもって接することはほとんど
ない。今は、集合的にも共感を欠いた時代を生きていると言えるだろう。
人間が自分自身や他人、そして人生そのものへの好奇心や共感的な関わり
を失っていくのを見るのは、心が痛む。

リフレクティブエクササイズ

5分間、ただ好奇心を持つことに時間を使ってみてください。

- 好奇心の赴くままに行動することを自分に許可してください。それが、
  自分の環境にある何かに興味を持つこと、外の環境にあるものを探求す
  ること（外に出るなど）、内面に集中して自分の身体感覚、感情、イメー
  ジ、思考に興味を持つことなど、何でも構いません。
- オープンで好奇心を持つことが、あなたにとってどれほど簡単か、ある
  いは難しいか、気づいてください。
- また、このエクササイズ全体がどのように感じられるかにも気づいてく
  ださい。

多くのクライアントが人間関係において理解されていないと強く感じる、
と報告してくれる。そして私たちの最善の意図にもかかわらず、クライア
ントはセラピストからも理解されていないと感じることもある。治療関係
に好奇心、オープンさ、興味を持ち込むことで、クライアントが自分自身
の内的世界にも好奇心、オープンさ、興味を見出すことをサポートするこ
とになる。それこそが、クライアントが求めている変化をもたらすような、
調整力や組織化へと向かう能力を身につけるところとなる。

探求ベースの介入というと、ロジャースのアプローチや動機づけ面接

第4章　柱2：探求的な質問をする　■　113

を思い浮かべるかもしれない。他の治療法でも探求的な質問を用いるが、NARMでの問いは、関係性、体現化、およびエイジェンシィを重視したものである。これから説明するが、私たちが行う質問は、クライアントがセラピーを受ける意図を明らかにするための協働のプロセス（柱1）から生まれるという意味で、既に関係性の中にある。そしてクライアントの経験を解釈したり、クライアントが経験していることを伝えたり、クライアントのプロセスについて特定したりするようなことを控えるため、質問自体、セラピストとクライアントの間の力関係をリセットするのに役立つ。そうしてクライアントをオープンな探求に参加するよう誘う。これは、私たちの探求が個人の経験のあらゆるレベルを含むという意味で体現化されたプロセスであり、内的なシフトを身体のレベルで感じられるようになる（第6章で詳述する「柱4：心理生物学的シフトの言及」）。

　エイジェンシィは、NARMにおける探求の中心的な側面である。柱2は、自分自身との新しい関係を受け入れ活性させるという意味で、エイジェンシィを重視したプロセスである。探求的な質問は、クライアントが自分の内面を理解し、整理し、変容させるのを助けるための重要なステップとなる。私たちは、クライアントが自分自身の苦悩にどのような役割を担っているのかに興味を持つ。なぜなら未解決の発達性トラウマを持つ成人は、困難を外在化する傾向があり、自分の中で起こっていることを見逃してしまうのだ。この傾向は、内的な無秩序が大きいクライアントではっきりと見られる。しかし私たちの多くも、苦悩を経験したときに外在化することがある。もちろん苦痛を生み出しているのは常に外的状況だが、次章で述べるように、「あるもの」（外的現実）と「あるものに対して何をするか」（エイジェンシィと自己の組織化）を区別する。

　クライアントは手放し難い、深く根づいた適応的な生存戦略を通して自分自身と世界とを経験していることを、私たちは認識している。そしてこの生存戦略こそが、現在、苦悩を引き起こしている。クライアントが自分の内的世界と関わる際、古い生存パターンに基づかない他の方法をとることをサポートしたい。クライアントに好奇心をもって接し、同時にすべてを理解しようとせず、アドバイスを与えず、彼らに取って代わらず、その内的葛藤のどちらかの味方をすることを控えれば、クライアントが自分自身のエイジェンシィの感覚につながることができる。探求のような治療的介入を用いれば、相手のエイジェンシィを高め、体現化された大人の意識

を強化することができる。

　この探求のプロセスは、脱アイデンティティへとつながる。第2章で紹介したように、脱アイデンティティとは、人が自分の意識にマインドフルネスでいて、自分の考えの反応に深刻に巻き込まれず、自分が感じていることが真実だと決めつけず、また自分として定義してきたことに縛られず、最終的には適応的生存様式を解消するプロセスだ。アイデンティティの歪みと生理学的な調整不全の古いパターンが静まり始めると、人々は生存様式のフィルターを通して自分自身を見ることが少なくなる。これにより、クライアントは子どもの意識から大人の意識へとシフトすることができる。探求によって、今ここにある本来性とつながるサポートとガイダンスを、クライアントは受けることができる。

柱2の実践

　私たちは、クライアントが自分の内なる世界の専門家になるよう、段階的にサポートする。私たちの仕事は、クライアントが自分の内面をどのように組織化しているかを知ることである。私たちの専門性は、クライアントが自分自身の内なる体験とよりよくつながることができるように、より〈内面の〉情報に基づいた質問をすることから生まれる。質問は、クライアントが悩んでいること、そしてセラピーを受けるに至った力動において、クライアントがどのような役割を担っているかを探るために使われる。私たちは、クライアントが自分自身のために何を望んでいるのか、それをどのように邪魔をしているのかに好奇心を持つ。

　NARMの探求プロセスは、クライアントに起こっていることとつながる手段をセラピストが提供する。子どもの内面に対する好奇心や関心が、養育者が子どもと一緒になって相互協働的な発見をすることを促進するように、NARMはクライアントと一緒に探求のための最適な条件を提供する。その最適な条件とは、同調、トラッキング、ミラーリング、共鳴といった関係性のスキルの使用も含まれる。探求的な質問をすることは、単に私たちが質問することにとどまらない。セラピストの存在や、クライアントとの関わり方も含めて、クライアントが新しい方法で自分自身を発見できるように支えるのだ。

　探求的な質問は、クライアントがセラピーに参加する意図（柱1）に基

第4章　柱2：探求的な質問をする　■　115

づいて行われる。私たちは質問をすることで、クライアントが何を望んでいるのか、また、これらの力動や症状が改善しないのはなぜなのかを考えるようにしている。NARMは目標指向のプロセスではなく、真の探求に依拠した探求指向のプロセスであることを忘れないでもらいたい。多くのセラピストが、探求に留まることを苦手とする。セラピストは、「どこかに行かなければ」という不安や、「迷ってしまって、他に何を聞けばいいのか分からない」と吐露する。こんな時私たちは、「どこかに行こうとしているときだけ迷子になる」と伝える。

　私たちは、特定の答えを得るために質問しているのではない。これは直感に反すると思われるかもしれないが、質問そのものが癒しの介入なのである。「探求のための探求」（Inquiry for the sake of inquiry）とは、クライアントの自己探求のプロセスをサポートするために質問をすることであり、自己を内省する能力を高めることを意味する。この観点からすると、すべてが「答え」となる。質問をしたときに、クライアントが黙って何も言わなければ、それも答えである。クライアントが身体的、感情的な反応を示したら、それも答えである。クライアントが私たちに向かって叫べば、それも答えとなる。セラピストである私たちの側では、質問は質問に対する受け止め方、答え方など、クライアントが自分の内なる体験をどのように整理しているのかについて、より知るのに役立つ。

　質問をするときは、簡単な言葉を使うのが一番である。あまりに複雑な質問や、あまりに多くの言葉を使うと、クライアントが質問とその答えについて理性を使ってしまうかもしれない。そうなると身体的、感情的な感覚と今この瞬間からクライアントを切り離すことになってしまう。例えば次の質問について考えてみよう。「なぜ、劣等感についてそういう考えを持っているのだと思いますか？　そしてその考えが、上司に対しての反応をどのように引き起こしていますか？」。この質問は、とても重要なことを聞いているが、NARMの質問の仕方との違いに注目してみよう。「上司との関係で抱く思考や反応を振り返ってみると、何に気づきますか？」。あるいはもっとシンプルに、「これらの反応に気づくとどんな感じですか？」といったようになる。ここで意図するのは、細部に陥らないことである。セラピストにとって、クライアントの話に集中するのは簡単で、内容に取り込まれ、クライアントの行動選択に焦点を当ててしまう。最初の例では、セラピストはクライアントに自分の経験について**考える**よう求め

ている。NARMの例では、セラピストはクライアントに自分の経験とつながることを促した。このエイジェンシィを重視した質問は、現在の経験を組織化し、クライアントの物語や行動を形成している心理生物学的パターンに焦点を当てる。シンプルで、直接的で、明確な質問は、クライアントにより好奇心とエイジェンシィをもって現在の体験に取り組むことを可能にさせる。

　私たちの質問に対するクライアントの答えは、私たちの治療的作業仮説を形成し、情報を提供し、さらにそれが私たちの治療介入を形成し、情報を提供する。私たちがクライアントに質問することで、私たちはクライアントが最も望んでいることを阻む内的葛藤について暫定的な理解をしていく。これは、契約のプロセス（柱1）から、クライアントの中核ジレンマについて考察することによって始まっている。例えば、クライアントが孤独や孤立を感じていて、自分の人生にもっと親密さを持ちたいと考えている場合、私たちは、つながりに関して深い両価性があるという仮説を立てることができる。クライアントは、つながり（より親密な関係）を切実に望んでいる一方で、それを避けたい（孤独や孤立）と思っているかもしれない。この仮説は、以下のような方向性を持つ。クライアントの意図は、セッションを組織化するのに役立つ。このクライアントの場合、「つながり」というテーマに関連することに注意を向け、この中核的なテーマに直接関係しないことには注意を向けない、という方向性になる。

　セラピストが作業仮説を立て、このクライアントの「つながり」にまつわる中核ジレンマに関して質問をする例を紹介しよう。「つまり、あなたは内面に葛藤があることを知っているのですね。自分の人生で関係にいようと必死になっているあなたの一部分と、自分の人生で関係にいるのを避けた方が安全だと感じているあなたの別の部分です。この両者の存在を認めながら、今、自分の中で何が起こっているのかに気づくのはどんな感じですか？」。

　クライアントのつながりへの苦悩に関して、セラピストが中核ジレンマについて振り返ることを促した別の例を紹介しよう。

　クライアント：私は他人と関係を持ちたい、友人や、もしかしたら恋愛対象にもなりたいです。でも、私はよそ者のような気がします。どんな状況でもいつも部外者なんです。

第4章　柱2：探求的な質問をする　■　117

セラピスト：社交的な状況で部外者であることに、何か利点がありますか？

クライアント：ありません！　苦痛なだけです！　でも、考えてみます。

セラピスト：ゆっくり時間を取ってください。

クライアント：関係に終わりが来るのは分かるんですが、これはとても辛いことです。私は一人でいるのが好きだし、一人で何かをするのが好きなんです。その方が安全だと思うんです。だから、関係にいないことが、その苦しみから私を守ってくれるのだと思います。

セラピスト：つまり、あなたはいつも部外者、異邦人のように感じていて、それでも一人でいることを好むのですね。

クライアント：そうですね。私はつながりたいのに、つながりたくないのです。不思議な感じです。

　クライアント自身が、自分の中核ジレンマに言及している。つながりたいのに、つながりたくない、これはクライアントにとって不可解な呪縛として経験され、つながりの生存様式のテーマである。このクライアントはつながりを切望しており、しかし、つながりを脅威にも感じている。

　この中核ジレンマに対処する方法として、セラピストは、このクライアントが自分自身を部外者として経験することの「利点」についての好奇心を示した。セラピストは、このジレンマの中で、例えば、つながりを求めて積極的になるようなソーシャルスキルをクライアントと一緒に考えるのではなく、別の方向へと進んだ。セラピストは、人間関係から切り離された状態でいることの生存の知恵について質問した。クライアントは、人間関係から断絶する生存戦略として、一人で物事を進めることを好み、社会的な状況から外れることを挙げることができた。他者との関係性を求める一方で、関係喪失の可能性から自分を守るための策を講じている。

　このような断絶の戦略は、このクライアントの人生の早期、幼少期の環境におけるアタッチメントやつながりの喪失の痛みを回避する方法として出現したという仮説が成り立つ。人はこうした生存戦略を大人になってからも続け、中核ジレンマを通して無意識に自分の人生と関わっている。人間関係から離れるという生存戦略や、一人でいることを好むのは、人とのつながりにまつわる早期トラウマに対処しようとする子どもにとっては理にかなっていた。しかし、これらの戦略は、大人のクライアントが最も望

んでいるもの、つまり人間関係の中でのつながりを邪魔するものであり、クライアントにセラピーを受けさせるほどの精神的苦痛を与えている。

> **セラピスト**：あなたの一部はつながりたいのに、あなたの一部がつながりたくないということに今、気づいてみるといかがですか？
>
> **クライアント**：そうですね。苦しかったですね。そして、いつもこんな感じなので、もどかしいです。
>
> **セラピスト**：分かります。そして、この瞬間つながりを求める気持ちと、一人でいたいという気持ちの両方に、今どのように一緒にいますか？
>
> **クライアント**：えっと、今、あなたの言葉を聞くと、それほど葛藤しているようには感じません。
>
> **セラピスト**：そんなに葛藤しているようには感じないのですね？　今この瞬間、何が違いますか？
>
> **クライアント**：そうですね、そもそもすべての人間関係が劇的で、つらい結末を迎えるわけではないことは知っています。私は友人のトニーと一緒にいて本当に楽しいですし、もし深刻な展開になり始めたら、私は距離を保つことができます。そしてたとえそうなっても、私たちはつながっていられると思います。今この瞬間、万が一関係が終わったとしても、それに対処できると今この瞬間は感じています。
>
> **セラピスト**：では、つながりたいときにつながり、また、離れたいときには離れられるということに気づくのはどうでしょうか？　常に両方と葛藤している必要はないということですかね？
>
> **クライアント**：そうですね。とても地に足のついた感じがします。新しい可能性が開けるような気がします。今まで見えていなかったことが、今はできるような気がします。

このクライアントは、自分の中核ジレンマ（つながりを求める気持ちと恐れる気持ち）の両方と共にいることができたので、古い適応戦略から移行し、自己や他者とのつながりをより大きく経験する可能性へと向かうことができた。

作業仮説は、セラピーで遭遇するさまざまな選択ポイントに対処する際に役立つだろう。複雑性トラウマを抱えるクライアントは、多くの物語、連想、戦略、症状を持って現れることが多く、セッションが無秩序で断片

第4章　柱2：探求的な質問をする　■　119

的に感じられることがある。契約と探求のプロセスから浮かび上がる中核ジレンマを特定することで、治療プロセスに構造を持たせることができる。さきほどの臨床例では、セラピストはクライアントの人間関係まつわる意図に焦点を当て続け、その結果、つながりに関する中核ジレンマが浮かび上がった。そして、クライアントが抱える内的葛藤に焦点を当てて質問した。

　今後の章では、クライアントの心理生物学的能力、適応的生存戦略としての恥の役割、未解決のニーズや感情、セラピストの自己探求能力など、作業仮説に影響を与える他の要素について説明していく。作業仮説はセラピストによる無意識の偏見や逆転移によって歪められうる解釈によってではなく、クライアントの内面への好奇心とオープンさによって組み立てられるものであることを忘れてはならない。セラピストはクライアントの経験を単純化せず、セラピストとクライアントが複雑さ、ニュアンス、深まりと共にいて、作業仮説を立てなくてはならない。

　重要なことは、私たちは作業仮説を絶対的な真実とするわけではないということである。私たちは、謙虚さとオープンさをもって学んでいく。私たちが導き出す結論は暫定的なものであり、間違いや学びを厭わず、私たちの関わり方や介入方法を調整していく。このプロセスは、安定したアタッチメントに不可欠な要素である。幼少期においては、養育者が子どもの経験を率直に尋ねることが、同調、共感、最適な発達をサポートするために不可欠である。NARMの作業仮説は、間主観をサポートするプロセスである。

　探求的な質問は、作業仮説から生まれ、間主観を育むために行われる。私たちは探求的な質問を用いて複雑なパターンを解体し、クライアントが自分の内的経験をどのように組織化し、自分自身や世界と関わっているのかについて、より大きな気づきを得ることができるようにする。また、これらの質問は、クライアントが自分の人生経験、特に苦痛に際してセラピーを受けるきっかけとなっている経験とどのように関わっているのかをよりよく理解するのに役立つ。

　私たちは、探求的な質問をするために、**経験の解体**と**ドリルダウン**という二つの主要な介入方法を用いる。

　経験の解体とは、セラピストがクライアントの困難を象徴している一つの特定の経験に集中するよう促すことを指す。これによりセラピストは、

クライアントの苦悩の原動力となっているより大きなパターンにリアルタイムで直接働きかけることができる。セラピストは、クライアントの現在の身体的、感情的、認知的な経験の力動について質問することで、このパターンを解体し始める。私たちはしばしばクライアントの意図を明確にした上で（柱1）、経験の解体を行う。

　例えば、あるクライアントが不安を感じていて、意図を「生活の中で不安を感じなくなりたい」と設定したとする。セラピストは、「あなたが不安を感じないようにするために、何が邪魔をしているのかを探求できたらうれしいです」と作業同意を得た。セラピストは、クライアントが不安を感じていた具体的な体験について尋ねるだろう。通常、クライアントにとって、自分に影響を及ぼしている経験のリストから、一例を選ぶのは非常に簡単なことである。この場合、クライアントは職場での経験を話してくれた。「昨日、職場に行ったら上司が私を見ていて、私がまた失敗するのを待っていたんです。私はその日のうちに報告書を提出しなければならなかったのですが、上司がその出来に満足しないと分かっていたんです」。具体的な状況そのものに焦点を当てるのではなく、クライアントの不安を駆り立てるより大きなプロセスの象徴の根本的なパターンを私たちは見ていく。セラピストはこの場合、「上司が自分を見ていて、また失敗するのを待っている」という信念と、クライアントがどのように関わっているかを探るかもしれない。

　　セラピスト：「上司があなたを見ていて、あなたが失敗するのを待っている」という信念に関して、あなたはどうなりますか？

　　クライアント：とても不安な気持ちになります。そして、きっと満足いく報告書が書けない、と。

　　セラピスト：では、上司はあなたが失敗するのを待っていると想像すると、あなたは不安になるのですね？

　　クライアント：そうです！　彼女は私がどんなに仕事ができないかを思って、座っているんです。

　　セラピスト：彼女がそこに座っているのを想像して、彼女が何を考えているか分かると思い込んでいるとき、あなたは内面で何に気づきますか？

　　クライアント：心の中でイライラしています。ただ帰りたくなります。

第4章　柱2：探求的な質問をする　■　121

セラピスト：つまり、あなたは心の中で不安とイラ立ちを感じていて、そしてその場を離れたいと思っているのですね。不安を感じている以外に、何か自覚している感情はありますか？

クライアント：そうですね、私は彼女が嫌いです！　怒りを感じます。

　経験の解体という探求に基づく介入は、しばしば無意識的、自動的となりうる非常に複雑な**精神力動**を、ゆっくりと解明する機会となる。そして精神力動的な要素は、適応的生存パターンという重要な手がかりを与えてくれる。この例では、クライアントの不安や投影の下に怒りがあることが大きな手がかりとなっている（第7章で感情完了モデルにおける取組みについて説明する）。ここで不安について一般論を話すなどして、クライアントと抽象的または理論的なレベルにとどまると、知性化を強化することになり、その結果また断絶を生み出す。このような複雑な力動に、精緻で洗練されたあり方でいることで、クライアントは体感として自分の内的な景観とつながることができる。

　逆に、このような感情を持たなかったときの体験から始めることもできる。思いつくことが難しいときもあるが、ほとんどのクライアントは、たとえそれが例外的と感じたとしても反対の経験を共有してくれる。

セラピスト：最近、不安を感じなかった経験を教えてもらえますか？

クライアント：上司が商談のため不在で、私と仲の良い同僚だけが残された時です。オフィスはとても静かでした。私は、久しぶりに呼吸が楽になり、リラックスした気分になったことに気づきました。

セラピスト：上司がいなかったことで、呼吸が楽になり、リラックスした気分になったのは、どういうことだったのでしょうか？

クライアント：上司がいないことで、私がどんなに仕事ができないかを考えなくてもよかったんです。

セラピスト：上司が座っていて、私の仕事がいかに至らないかを考えているところを想像すると、あなたには何が起こりますか？

クライアント：身体が緊張します。ざわざわして不安になります。

セラピスト：身体が緊張して、ざわざわし、不安を感じていることに気づくとき、何かそこに感情はありますか？

クライアント：どうしたらいいのか分からない、ですかね。でもイラ

イラを感じているかも。

セラピスト：では、彼女が座っていて、あなたの仕事が至らないと考えているのを想像すると、よく分からないけど、イライラを感じているのかもしれないのですね？

クライアント：そうですね、はい。私は間違いなくイライラしてます。

　セラピストが、クライアントが不安を感じなくなったこの経験をとのように解体しているかに注目してみよう。これは、特定の力動への信念、感情、感覚の複雑なパターンを分解するために、私たちがどのように取り組んでいるかを示している。セラピストは質問を使って、クライアントが不安と名づけ、このセッションを通して一緒に探求することに同意した、大きな苦痛のパターンについて尋ねている（「あなたが不安を感じなくなるのを邪魔しているものは何かを探求できたらうれしいのですが」）。

　この解体の介入を用いることで、特定の体験がクライアントの生活を阻害し、セラピーを受けさせるようなより大きな無意識の苦痛のパターンを理解することができよう。どちらのシナリオでも、クライアントが自分の投影や未解決の怒り（「私は怒っている」「私は間違いなくイライラしている！」）につながる。繰り返される不安と投影の傾向の関係を探るために、さらなる探求が必要であり、未解決の怒りを統合するのに役立つだろう。

リフレクティブエクササイズ

　次のことを振り返ってみてください：

- あなたの人生において、困難なテーマをみてみましょう。例えば、サポートされていない、無視されている、または簡単にトリガーされると感じることが多い領域かもしれません。

- テーマを決めたら、そのテーマが現れた具体的な体験を選んでください。例えば、サポートされていないと感じることが多い場合、最近、友人数人とパーティーの計画を立てていたのに、結局、すべての仕事を任されてしまった、と感じたなど。

- この具体的な例を振り返りながら、自分の思考、感情、身体感覚に何が

第4章　柱2：探求的な質問をする　■　123

起きているのかに気づくことができるかどうか、探ってみます。

- 特に、今この瞬間に、この体験にどう関わっているかに注目してください。
- 自分に批判的になっていませんか？
- 恥じていませんか？
- もっと違う対処ができればよかったと思っていませんか？
- 自分を思いやり、理解する気持ちがありませんか？

この具体的な体験と全体を貫くテーマに、今この瞬間に自分がどのように関係しているのかに気づいてください。

　ドリルダウンとは、探求的な質問をする際に用いるもう一つの主な介入方法で、クライアントが共有している事柄の詳細を尋ねることで、あらゆるレベルの経験についてより多くの情報を収集するプロセスである。この最も簡単な例は、クライアントが「それ」「あれ」など、または特定の婉曲表現を使うときである。クライアントが「それは最悪だ」と言ったとする。そうすると私たちは尋ねる。「『最悪だ』の『それ』は何ですか？」。別の例では、クライアントが「それを乗り越えるのは難しい」といったら、私たちは「あなたが乗り越えられない、それは、何ですか？」。また、あるクライアントは、結婚生活での葛藤について話す際に、「前に進まなくてはならない」という婉曲表現を使っているとする。こういう時は、「『前に進む』というと、何を指しているのですか？」と訊ねる。
　例えば、あるクライアントが落ち込んで絶望的な気分になっており、再び喜びを感じたいという意図を持っているとしよう。

　クライアント：長い間暗雲が立ち込めていたので、ほとんど光が見えません。
　セラピスト：「暗雲が立ち込めて」、「光がほとんど見えない」というのは、具体的にはどういうことですか？
　クライアント：そうですね。ただただ、それは殺伐とした感じがします。
　セラピスト：殺伐とした感じがする「それ」とは何ですか？
　クライアント：それは、私の人生だと思います。

セラピスト：あなたの人生は殺伐としていると感じているのですね？

クライアント：はい、殺風景です。

セラピスト：この殺伐とした感じを表現するのに使うような言葉は他にありますか？

クライアント：悲しいです。本当に悲しい気分です。

　セラピストは、クライアントが表現していることを理解していると決めつけていないことに注目してもらいたい。セラピストは、オープンで好奇心を持ってクライアントに接し、より深く理解するために質問をし続けている。時にコミュニケーションは、明らかにするよりも隠すことの方が多い、そうではなくクライアントの内的体験をより明らかにし、洗練させ、的確にするプロセスをサポートしていきたいのだ。

リフレクティブエクササイズ

　次のことを振り返ってみてください：

- パートナー、友人、セラピストなどに、最近何か不満に思っていることや、愚痴をこぼしたこと。例えば、仕事、人間関係、政治や社会問題など。
- あなたが不満に思っていることは、いったい何なのか、振り返ってみてください。
- その不満を表現するために使っている言葉に注目してください。
- あなたの不満の原因を特定することを試みてください。
- あなたの不満の原因をより明確にできるようになったら、その力動について他の情報を集めることができるでしょうか。
- これまで何度も考えてきたことでも、好奇心を持って探ってみてください。

　好奇心と自己探求を実践することで、今、あなたにとってどんな新しい情報が出てくるか、気づいてみてください。

第4章　柱2：探求的な質問をする　■　125

探求のプロセスは、個人の成育歴ではなく現在の体験に焦点を当てる。NARM は現象学的モデルであるため、直接的な体験や意識のあり方への探求をしていく。しかし、クライアントの歴史から、その人がどのように生きてきたかを理解し、文脈とするのに役立つ情報を得たい場合もある。

　落ち込んで絶望的な気分になったクライアントに話を戻すと、この感情がいつから続いているのか、この症状の直接的または間接的な誘因があったのか、例えば、最近亡くした人や喪失などについてもっと知りたいと思うかもしれない。この情報は、クライアントの現在の体験の背景となる貴重な情報を提供してくれる。探求するうちに、クライアントが自分自身に対して抱いている連想が、現在の症状の一因になっているかもしれないことを知ることができる。

　一般的に、クライアントと現在に取り組めば、発達にまつわる事柄が浮かび上がってくる。例えば、「幼少期の家庭は虐待的だった」というように、明確に現れることもあれば、「権威ある人物のそばにいるといつも不安になる」というように暗黙に現れることもある。課題のひとつは、どの程度の情報量が十分で、クライアントが適応戦略に迷い込まなくいられるか、ということである。

　クライアントが使うであろう戦略の一つは、エイジェンシィを回避しようと自分の歴史に焦点を当てることである。例えば、現在、人間関係における怒りの問題に取り組んでいるクライアントが、幼少期の虐待について語り始め、「自分は、激怒している大人たちがいる家庭で育ったから、怒りをコントロールできない」と言うかもしれない。しかし、クライアントの他の兄弟二人は現在、怒りの問題を抱えていないため、クライアントが現在の怒りを歴史と関連づけることは決定打にはならない。クライアントの語りは常に重要であるが、私たちは、ストーリーを変化のための場とは見なさない。私たちは、癒しと成長のための手段として、クライアントの経験と現在の関係を見る。

　NARM を実際に体験したクライアントは、過去ではなく現在の体験の詳細に焦点を当てることで、解放されたと語る。あるクライアントは、「慣れ親しんだ物語に焦点を当てないことで、新しいことが起こるためのスペースを作ることができました。そして過去の物語は、新しい体験につながるのを邪魔しなくなりました。以前は世界と出会うことを怖いと感じていましたが、今は『ビギナーズマインド』のように自由を感じていま

す」。

　現在と未来を方向づけるために過去を使うことは、よくある。未解決の複雑性トラウマの場合、過去との関わり方は、現在と未来との関わり方に影響を与える。ナラティブの中では、未解決の恥やプライドに基づくアイデンティティの文脈に強く現れる。今この瞬間に、現象学的な方向づけからの探求を行うことで、適応的生存戦略の下にあるものを探ることができる。

　NARM の探求は、行動修正が目的ではない。行動に焦点を当てて取り組む際の課題のひとつに、たとえ同じに見える行動でも、内面では異なる場所から引き起こされているということがある。例えばアメリカでは、親元から 3,000 マイル〈約 4,800 キロ〉の距離を取ろうと考えている人に出会うことがよくある。このような行動は、子どもの意識からでも、大人の意識からでも起こることがある。子どもの意識では、生存様式のアイデンティティや戦略から行動が引き起こされ、大人の意識では、自分の真のニーズや感情、エイジェンシィや自己活性とのつながりから行動が生まれる。

　子どもの意識からの戦略に巻き込まれないようにするために私たちが用いる質問は、行動の原動力となっているものに焦点を当てるものだ。例えば、家族から離れるために田舎に引っ越すべきかどうかをはっきりさせたいという意図を持っているクライアントがいた場合、私たちは行動ではなく、意図に問いかけていく。家族から 3,000 マイル離れた場所に住んでいる自分を想像して、そこでどんなことを感じますか？　そうすることで、あなたはどんな結果を得たいと思いますか？　このような質問によって、行動とクライアントの関係を明らかにすることができる。行動に直接働きかけるのではなく、理解や思いやりのある関係のもと、好奇心やプレゼンスをもって自分自身と再びつながるようにサポートすることで、クライアントは自分にとってより最適な人生を送るための選択をする能力を高めることができる。

　最後に強調したいのは、プロセスの一環としてさまざまな種類の質問を使うとはいえ、NARM には「正しい」質問というものはないということである。むしろ私たちは、「正しい質問をしなければならない」というプレッシャーから解放されたいと思っている。その代わり、「探求のための探求（Inquiry for the sake of inquiry）」の精神を大切にしている。この探求

第 4 章　柱 2：探求的な質問をする　■　127

の精神は、間主観をサポートするものであり、それは人生を客体化されて経験することの反対である。**間主観**とは、自分の内なるヒューマニティを認識することであり、そこから他の人の内なる人間性に関わることができる。インドで広く使われている「ナマステ」という挨拶の精神のように、お互いの中にある神聖なものを認識し合うことを表現している。

間主観の基本的な構成要素は、「探求」である。探求は、好奇心、オープンさ、興味によって引き起こされる。このような自分との関わり方は、自らを貶める自己否定、自己嫌悪のような関わりへの解決策となる。好奇心とは、学びたい、成長したいという欲求である。探求のプロセスは、同調を向上させ、自己や他者とのより深いつながりをもたらす。間主観やつながりの深化をサポートするためにも、自由に好奇心に従って実践し、そして「うまくやろう」と心配せずにいてもらいたい。

柱2の治療プロセス

「柱2」を適用するには、何から始めればよいか？

- **経験の解体**
  セラピスト：孤立感をなくし、よりつながりを感じられるようになるために、それを妨げているものを一緒に探っていけたらうれしいです。どうですか？
  ［これは柱1の治療契約の明確化であり、次の段階の探求のための舞台となる］
  クライアント：いいと思います。
  セラピスト：それでは、すでにいくつかの例を挙げてくださっていますが、孤立や断絶を感じたときの一例を挙げてもらうことで、その力動をよりよく理解できることがあります。例えば、もっとつながりを感じたいのに、できなかったことがありますか？
  クライアント：はい、ちょうと先週、職場で同僚が目の前で泣き始めたとき、泣いている彼女に手を差し伸べ、なぐさめ、一緒に悲嘆を分かち合いたいと思いました。しかし、その代わりに、私は自分自身が距離を置いているのを感じました……私は閉ざし、つながりを失ったままでいました。

128　■　第II部　NARMの治療モデル

セラピスト：手を差し伸べたいと思いながらも、距離を置いたということですね？

クライアント：その通りです。

セラピスト：今、そのことをどう思いますか？

クライアント：最悪です。

　この時点で、クライアントにとって「最悪」なのは一体何なのかを理解するために、ドリルダウンに移行する。

- **ドリルダウン**

　セラピスト：あなたは「最悪だ」と言いました。「何が」最悪ですか？

　クライアント：つながりたいのに、ひとりで孤立していることです。

　セラピスト：つながりたいという願望がありながら、孤独で孤立していることが最悪なのですね？

　クライアント：そうです！　また、このことに気づいていなかったことが最悪です。こうして指摘されるまではいつも自動的に起こっていました。

　セラピスト：「自動的」というのは、具体的にはどういう意味ですか？

　クライアント：これらの感情、このパターンに気づかない、ということです。

　セラピスト：では、感情を持つだけでなく、それに気づかないことも最悪なのですね。

　クライアント：私は完全に気づかず、完全に盲目になっていました。

　セラピスト：では、何がきっかけでセラピーにいらしてくれましたか？

　クライアント：つながりへの欲求です。つながり方を学びたいんです。

　セラピスト：では、ある時点で、自分でそれに気づいていたのですね？

　クライアント：ええ、でも、ただ絶望感からです、この言葉が正しいかどうかは別として。

　セラピスト：さきほど、とても苦しいとおっしゃっていましたね。

第4章　柱2：探求的な質問をする　■　129

クライアント：そうです。

セラピスト：その痛みは、つながりを求める気持ちと関係があったのでしょうか？

クライアント：はい、もちろんです。

セラピスト：それで、あなたは絶望感からセラピーに来たと仰いましたが、「つながる方法を学びたい」という願望があるとも言いましたね？

クライアント：今考えてみると、そんなに自動的なものではなかったと思います。私がつながりたいという願望を持っていることは、かなりはっきりしています。孤立感にうんざりしているんです。

セラピスト：今、あなたがこのつながりたいという願望と、孤独で孤立しているという感情に盲目的にならなくなったことに気づいて、どうですか？

クライアント：実は、ちょっと良い感じなんです。このことに気づくだけで、孤独感が和らぎ、少し安心しています。

　クライアントの言うことを本当に理解することに、私たちは集中する。そして、相手が表現していることを理解できたとは想定しない。そうではなく、好奇心や自己探求の深まりを促していく。この例では、孤立と断絶というテーマが存在する経験を分解し、ドリルダウンすることによって、クライアントがこの経験をどう組織化し、関連づけているかを理解することで、より深い層まで掘り下げ、クライアントの新しい可能性をサポートしている。この例では、クライアントが自分を恥じ、自己否定、自己嫌悪によって自分自身と関わってきたところから、好奇心や自己回顧を深めて、最終的には自己受容とセルフコンパッションへと向かい始めている。

柱2の言語例

探求的な質問をする際のNARMの言語例

- そう言ったとき、内面ではどんなことに気づきますか？
- そして、その状況について話すとき、あなたは今、どんな経験をしていますか？

130　■　第Ⅱ部　NARMの治療モデル

- 今、あなたが内面で体験していることにとどまると、それはどのような感じですか？
- この感覚について、他に何か言えることはありますか？
- この体験を振り返ると、どんなことが起こりますか？
- このことを話すと、どんなことが起こりますか？
- この言葉を口にしたとき、あなたは何を思い浮かべるでしょうか？
- それを感じることを自分に許可するのは、どんな感じですか？
- それを受け止めるとき、あなたはどんな感じですか？
- このジレンマの一面をお話しいただきましたが、他の面もあるでしょうか？
- 怒りと愛の両方を感じているとのことですが、この両方の感情を抱くのはどんな感じですか？
- この両方の感情と一緒にいるのは、どうですか？
- どんな感情がそこにありますか？
- その感情は何についてですか？
- あなたは今、全体としてどんなことを経験していますか？

経験の解体の際の NARM の言語例

- より詳しく見ていくために、このような反応があったときの具体的な出来事を思い浮かべられますか？
- 最近、これが起きた例を教えてください。
- 今、私といて、その我慢できない感情は出てきていますか？
- 自分の気持ちをはっきりさせるのが苦手とおっしゃいましたが、今、とてもはっきりした気持ちを私に伝えてくれましたね、それに気づくのはどんな感じですか？
- もし、自分の子どもに、あなたの「お母さん・お父さん」のように接している人がいたら、どう思いますか？
- 大人の視点から、この防衛の衝動をどう捉えますか？
- その経験は自分自身や世界について、どのような意味を持ったと思いますか？

第 4 章　柱 2：探求的な質問をする　■　131

ドリルダウンの際の NARM の言語例

- 「それ」と言ったときの、「それ」は何を指しているのでしょうか？
- 具体的にどういう意味ですか？
- どういう意味か、教えてもらえますか？
- あなたは今、考えについて述べてくれましたが、私は「あなたがこのことについて感じていることは何ですか？」と尋ねました。
- その悲しみ（あるいは何らかの感情や経験）が何なのか、分かりますか？
- その感情に付随する言葉はありますか？
- そして、この状況について、あなたにとって最も恐れていることは何ですか？
- 恥ずかしさを感じていると言っていますが、恥があなたに与えているメッセージは何でしょうか？
- 脆弱さについて、まだ他に何かありますか？
- ここではあなたが一番恐れていることは何ですか？
- 衝突に直面したとき、シャットダウンしてどこかに行ってしまうことは、どのように役立ったのでしょうか？

柱 2 の治療的近道

- 私たちの探求は、治療契約（柱 1）基づいたセッションの道筋をたどっていく。
- NARM の探求は、クライアントの内面についての深い好奇心によって行われる。
- 作業仮説は、クライアントがどのように内的経験を組織化しているのかを真に理解しようとする意図を反映している。
- 質問は、主に今この瞬間に起きていること、「今、ここ」に焦点を当てる。
- 特定の内容ではなくプロセスを重視する。
- クライアントが抱えている物語でなく、自分自身との関わり方に焦点を当てる。
- 治療関係において、一瞬一瞬、何が表面化しているかに焦点を当てる。

132 ■ 第 II 部 NARM の治療モデル

- 多くの言葉や複雑な思考は、クライアントを現在の体験から引き離す可能性があるため、シンプルで簡潔な言葉を使うよう心がける。
- すべての情報は貴重であり、好奇心を持って接する。

柱 2 の演習

クライアントと、あるいは同僚と一緒に、以下のステップを踏んでください（この最初の練習では、5 分という制限時間を設定することをお勧めします）。

1. クライアントや友人に、現在の生活でもっと明確化したい、あるいは悩んでいるテーマを選んでもらいます。
   セラピスト：あなたの現在の生活ので、悩んでいることを選んでください。

2. セラピストとして、ただ好奇心を持ち、質問していきます。
   クライアントが「仕事」と答えた場合、ここで質問する例をいくつか挙げてみましょう：
   - 仕事について、どのようなことで悩んでいますか？
   - いつから仕事のことで悩んでいるのですか？
   - 上司に悩まされているとのことですが、具体的にはどんなことでしょうか？
   - 上司からの批判にどう対処していますか？

3. ハートフルで、そして好奇心を体現化しながら、クライアントや友人に向き会うことができるかどうか、自分の内的な状態に気づいてみてください。

たとえ、あなたが既に関係の中で探求することに長けていたとしても、ただ目の前の人との基本的な問いに探求的であるのは新しいことかもしれません。多くの人が、物事を理解しようとクライアントと一緒に一生懸命になっていたことに気づき始めます。分析し、役に立ち、サポートすることに努めていたことに気づき、そして、ただオープンに、好奇心や興味

第 4 章　柱 2：探求的な質問をする　■　133

をもって存在し続けることの違いを感じることでしょう。クライアントに
オープンな探求の姿勢で出会うことは、より効果的なNARMセラピスト
になるために不可欠な実践です。

第5章

柱3：エイジェンシィの強化

> 本当の発見の航海とは新しい風景を求めるのみではなく、新しい視点を
> 持つことでもある。
>
> マルセル・プルースト『囚われの女』より

　人間の心理生物学的プロセスの構成原理を本にすることの困難さは、私
たちの書く内容の多くが、感じたこと、体現化された経験の中で生きてい
るものであるということにある。セルフエイジェンシィ（本書では**エイ
ジェンシィ**と呼ぶ）ほど、実体験によってより生き生きと定義されるもの
はないため、文章による説明では明らかにできない概念かもしれない。そ
の生き生きとした姿を捉えようと、本章では、クライアントのエイジェン
シィについて体験を引用した箇所を設けた（「エイジェンシィ、その生き
た体験」を参照）。この章では、エイジェンシィを、複雑性トラウマを癒
すためのツールとしていかに適用し始めるかについて詳しく説明していく。

　個人のエイジェンシィに取り組むための枠組みを説明する前に、まず**構
造化**について紹介する必要がある。自己の組織化に関連する概念として構
造化があるが、子どもは幼少期の経験を内在化する「内的ワーキングモ
デル」を形成し、そして自己を築いていく。「精神分析的現象学において、
人格の発達とは個人的な経験の構造化を指す」[1]。以前の心理学モデルで
は、この構造化プロセスは心の相互作用によるものとして理論化されてい
たが、現在では、神経発達を促す特定の経験依存的な神経回路であるとし
て理解され始めている。アタッチメントとACEs研究のレンズを通して見

ると、関係性や環境からのサポートを経験した子どもは、整合性やコヒアレンスを帯び安定した自己の感覚を育むことができ、一方、関係性や環境においての失敗を経験した子どもは、コヒアレンスを欠き支離滅裂で、不安定な自己の感覚を抱く可能性が高くなる。

　子どもが安定した自己意識を持たないまま大人になると、中核である心理生物学的能力は無秩序となり、自己の組織化を害したり健康や幸福の欠損につながる（これについては第9章で詳しく説明する）。心理生物学的能力で不可欠でありながら損なわれるもののひとつは、エイジェンシィである。幼少期にアタッチメントや環境の失敗を経験した人は、自分を責め、自らを攻撃し、嫌悪することを身につけている。彼らは、恥に基づくアイデンティティを形成し、環境の失敗を内在化し、その結果、自己感覚の内的作業モデルは、恥によって組織化されるようになる。大人になると自己の組織化において、否定的な自己概念に苦しみ、子どもの意識と強く結びつく。したがって、未解決の複雑性トラウマを持つ人は、自分を聴き、知り、調整することが難しい傾向にある。また、深い絶望感や無力感を感じることになる。人間関係、社会的状況、仕事の場面で困難を感じるなど、人生経験に対してより反応的になる。

　エイジェンシィの体現化した感覚を持たない人にとって、大人の世界は恐ろしく残酷に感じられるかもしれない。クライアントは、圧倒されているように感じ、変化に対する希望がほとんどないと報告する。無秩序と断片化のパターンに対処するためにエイジェンシィを用いた介入をすることは、自尊心と自己効力感を強化することになる。エイジェンシィは、クライアントと（大人の意識との）つながりを促進し、（子どもの意識である）断絶の戦略を減少させるために使用される。クライアントは、より大きな受容、やさしさ、思いやりをもって自分自身と関わる機会を得る。エイジェンシィを強化することで、クライアントは、自己に耳を傾けたり、自己を調整する心理生物学的能力を高め、より組織され一貫性を帯びた自己構造を持つようになる。

　NARMの治療プロセスは、エイジェンシィを理解し、識別し、強化することに基づいている。柱3は、個人が経験している感情または関係性での困難に際して、自分の部分を理解するのを助ける。エイジェンシィとは、これまで現実だと思い込んでいたことが、無意識のアイデンティティ化や、早期の逆境的体験を管理するために開発された戦略によって形作られてい

ることを知ることである。エイジェンシィを強化することは、クライアントが、自分自身や他者との現在の関わり方において、より大きな気づきと明晰さを持つようにサポートすることである。エイジェンシィは、自己概念の形成と自尊心の重要な特徴であり、自分の人生の舵取りをしているという感覚と関連する。より大きなエイジェンシィを感じているクライアントは、「自分は自分の人生を生きている」と表現する。

エイジェンシィは「行動する」という意味のラテン語に由来し、しばしば外的な行動を表すために使用される。しかし私たちはエイジェンシィの治癒力は、内的な動きにあると見ている。エイジェンシィは、その人の意図、つまりその人の行動の原動力となるもの、そしてそれがその人と周りの人にどのような影響を与えるかに関わる。エイジェンシィとは、人を単に自分の人生に翻弄される人や、受動的参加者としてではなく、自分の身体的、感情的、行動的、関係性における経験に影響を与える複雑な存在であるとすることである。アルバート・バンデューラのエイジェンシィの定義は示唆に富んでいる。「人は自己を組織し、動きを起こし、内省をし、そして調整する存在であり、環境での出来事や内面によって単に形作られ導かれる反応型の生物ではない」[2]。

NARMは、トラウマ体験そのものに焦点を当てるのではなく、トラウマによって個人が行った適応に焦点を当てる。適応とは、子どもが環境の失敗の経験をどのように内在化し、その恥に基づくアイデンティティや戦略を、適応的な生存様式として大人になってからもどのように用いているかを反映したものである。

エイジェンシィは、幼少期の体験が成人になって現れている症状にどのように関連しているかを理解させてくれる。エイジェンシィは、子どもの意識と大人の意識の間の橋渡しをする役割を果たす。つまり早期の歴史と現在の経験、過去の傷と現在の症状の間を関連づける。クライアントがこれらの無意識の適応パターンと、それがどのように症状化したかをより深く認識し始めると、クライアント自身や世界との新たな関わりをサポートできる。クライアントが大人の意識から過去の経験を関連づけると、現在の症状を引き起こすのは過去に自分に起こったことではなく、適応的生存パターンが成人してからの生活にどのように持ち越されているかの問題だと分かる。その過程で、さらなるエイジェンシィの高まりを経験し、そして体現化しはじめる。

第5章　柱3：エイジェンシィの強化　■　137

エイジェンシィは治療技術としてだけでなく、メンタルヘルスの機能として捉えられる。マーガレット・マーラーは、分離－個体化の画期的研究において、子どもが養育者から分離した自己の感覚を身につける過程を「心理的誕生」という言葉で表現している[3]。生存のために頼っていた養育者から独立した自分の自律性、つまり真の自己の感覚を感じられないと、大人になってエイジェンシィの感覚が乏しくなるという。

　先述したように、エイジェンシィが限られたクライアントは、恥を通して自分の内面と関わる。彼らは自分の内的状態と直接関係することが非常に困難で、自分自身を調整することが難しい。常に自分の感情的な反応に翻弄されているように感じるかもしれない。このような観点から見ると、エイジェンシィが弱いほど、不安定さ、調整不全、無秩序さを経験することになる。また、他者から常に翻弄されているように感じることもあろう。エイジェンシィが低下したクライアントは、他人を非難する傾向が強く、自分が経験する人間関係や感情的な困難における自分の役割に気づかないことがある。そうなると恥や非難が人生経験に対する主な関わり方になりかねない。

　エイジェンシィとは、自分自身や他者を非難することの反対である。非難することで人は身動きがとれなくなり無力感に苛まれるが、エイジェンシィは現実の、あるいは認識されている外的な困難に対応するための自身の能力に、アクセスすることを助ける。事実、エイジェンシィは、行動を起こす可能性を生み出す源と見なすことができよう。

　その良い例が、多くの人が自分の行動に対して責任を持つことの難し

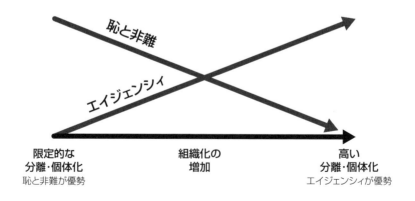

さである。不完全な人間である私たちは、誰もが間違いや判断ミスを犯す。エイジェンシィに乏しい人は、否認や正当化のような防衛機制を用いて、自分の行動に対する説明責任を果たさないかもしれない。しかし、エイジェンシィのある人は、自分の行動に責任を持つだけでなく、その行動がもたらす影響にも責任を持つことができる。エイジェンシィは、個人が誠実に他者と関わることを可能にする。

　自分の人生で演じている役割を認識することは、簡単なことではない。多くの人は、自分の苦しみを説明するために、無力感を強めるような説明をする。単純な説明やレッテル貼り、還元的思考に陥ること。これらはしばしば、自分は成育歴の犠牲者なのであるという感覚を強める。例えば、成人のクライアントが「アルコール依存症になったのは、アルコール問題を抱えた両親に育てられたからだ」と言うことがある。しかし、アルコール依存症の両親のもとで育った人すべてがアルコール依存症になるわけではない。自分の困難は外からの影響によるものであり、自分自身の現実を構成する上での自らの役割を認識していないことが非常に多い。このように自分の人生の複雑さを単純化すると、苦しみや無力感を強めてしまうことが多い。

　エイジェンシィは、私たちは自分の人生の演じ手であるという視点を導入してくれる。この視点は、大人が自分の苦しみをよりよく理解するのに役立つ。特にトラウマの分野に携わる者にとっては、起こったことについて誰かを非難するなどは決してしてしたくないからだ。それは、エイジェンシィということではない。実際、私たちは、「責任」などの非難へとつながる言葉よりも、「エイジェンシィ」という言葉を使う。エイジェンシィは内的な能力であり、決して自己や他人を責めることではない。NARMでは、エイジェンシィは非難や恥の反対語であることを強調している。感情的・関係的な困難を経験したときに、自分の役割を認めるようになると、他者の犠牲になっていると感じたり、過去のパターンから抜け出せないことが減ってくる。このプロセスによって癒しと前進の可能性が高まることで、人生に力が与えられる。

　エイジェンシィが発達していないと、パートナーさえ変われば、友人さえ変われば、上司さえ変われば、社会さえ変われば大丈夫だと、自分の外に目を向けてしまう。自分の感情の反応に関わる当事者意識がないと、人は無力感、無希望、絶望感に陥る。もちろん、個人や職場の人間関係、そ

第5章　柱3：エイジェンシィの強化　■　139

して社会には、現実的な課題がある。私たちは、外的な困難の影響を過小視しているわけではない。残念なことに心理学は、確固としたトラウマインフォームドの視点を持たず、異常な状況やトラウマ的な状況に反応した個人を非難し、病理化することを行ってきた。しかし、クライアントと個別に関わる場合、私たちの焦点は、クライアントがこれらの外的な問題とどのように関わっているかを見ることである。私たちは、「そこに何かあれば、それと自分がどうかかわっているか」であると常々言っている。

リフレクティブエクササイズ

　ぜひ、次の問いかけについて、少し時間をかけて考えてみてください：

• パートナー、恋人、友人など、親しい関係の間の問題を、相手のせいだと考えることは、自分をどのように「守って」いますか？

　この問いにつき考えるとき、思考、感情、身体など、内面で経験することに気づくようにしてください。

　エイジェンシィについて学ぶ多くの人は、エイジェンシィが「行動を起こすこと」と関係があると誤解している場合がある。NARM では、状態と行動を区別する。エイジェンシィは内的状態を表すものであり行動を表すものではない、しかし、エイジェンシィが行動を開始し、形成することはよく起こる。例えば、あなたが友人から利用されていると感じ、それを認識して改善するために何か行動することを望んでいたとする。ある日、あなたはただ待っているだけでなく、友人に話すことにした。友人に話してみるという行動は、私たちが言うところのエイジェンシィではない。話してみるのは行動である。エイジェンシィとは、自分のニーズや感情を認識し尊重するような方法で、自分自身と関わることである。この状況では、自分は利用されていると感じていることに気づき、それは自分には合わないと判断しているということである。つまりエイジェンシィが行動を後押しする。自分自身のニーズや感情を尊重すると、そのニーズをサポートす

140 　■　第 II 部　NARM の治療モデル

るために行動が生まれ、もしくは行動しない可能性が生まれる。

　また、エイジェンシィはエンパワーメントと間違われることがある。両者は関連する概念であるが、私たちはエイジェンシィを行動そのものではなく行動する能力として捉えている。エンパワーメントは、個人が自分のエイジェンシィを行動に移すことができるときに起こる。エンパワーメントは外的な経験や他者との関係であり、エイジェンシィは内的な経験や自分自身との関係である。

　現実には、私たちは皆、人生経験をそれぞれの方法で組織化する複雑な人間なのだ。人間は、単純な条件づけによる反応よりも、はるかに複雑な存在である。行動心理学の古典的条件づけモデルは、個人が刺激に遭遇し、反応することを仮定している。私たちが古典的条件づけモデルに追加しているのは、人間が内的経験と外的経験をどのように媒介するかという点である。NARMエイジェンシィモデルでは、「組織化された自己」を介して、個人が人生経験をどのように組織化し、関連づけるかという力動的なプロセスが常に存在することを示している（下図参照）。人は刺激に遭遇し、内的経験を組織化し、それに反応する。治療上、私たちは、個人が人生経験での見方や関わり方によって、常に自分の内的世界を作り、形作っているという理解をする。

　繰り返しになるが、エイジェンシィを重視することは、クライアントの外的現実に対処することを犠牲にしているわけではない。実際、エイジェンシィに焦点を当てることで、クライアントはより外的課題に対処できる。私たちはエイジェンシィを使って、個人が自分の内的経験をどのように組織化しているのか、そして外的な困難と闘っているときにどのような内的

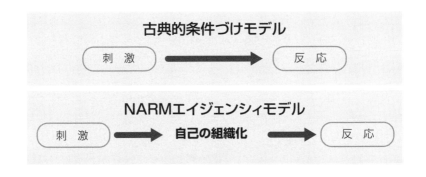

な障害に遭遇しているのかを知ることができる。

　例えば、職場で上司に目をつけられターゲットにされていることを主訴にしたクライアントがいた。彼は、自分の考えを正当化するような具体的な例をたくさん話してくれた。私たちは一緒に、上司やこの状況に対処する方法を考えるのではなく、ターゲットにされていると感じた経験と彼がどのように関わっているかを探ることから始めた。このクライアントがすぐに思いついたのは、このパターンが人生においていかに身近であったか、ということであった。このパターンと自分の反応を理解する新たな視点を得ることで、より拡大した探求の扉を開くことになった。自己認識が深まるにつれて、仕事の状況で自分がどう反応するか、さまざまな選択肢を考えることができるようになった。翌週のセッションで、彼は自信に満ち溢れ、上司にうまく自己主張するようになったことを誇らしげに話してくれた。

　「どうすればエイジェンシィを用いてクライアントに力を与え、自分ではどうしようもできないことで自分を責めないでいられる方向にもっていけるでしょうか？」という質問をよくされる。社会には、人の自律性や自己決定に影響を与えるリアルな事象は数え切れないほどある。私たちは、そのような状況に置かれたり、奮闘したりする人々を決して責めるようなことはしたくはない。個人の自由と自己決定能力を奪うさまざまな外的課題は確かに存在するが、個人は自らのエイジェンシィの感覚と内的につながり続けることができる。NARMは治療モデルとして、外的な状況に対して人がどのように行動するかに焦点を当てるのではなく、人が自分自身と外的な状況にどのように関わるかに焦点を当てるものであることを忘れないでもらいたい。

　私たちがこれまで観察してきたのは、個人が自分自身のエイジェンシィをより強く意識し始めると、関わるさまざまな人間関係や組織、システムの中で、より効果的に働くことができるようになるということである。自分の内的体験との結びつきが強ければ強いほど、より多くの情報を得た上で効果的な行動をとることができる。自分のエイジェンシィとつながっていると、アクティングインやアクティングアウトはあまり見られなくなる。その代わりに、たとえ世界が苦しく、辛く、有害に感じられるような出来事があっても、自分の内的体験に立ち会い、それに取り組めるという体現化された感覚があるのだ。

　ヴィクトール・フランクルは、『夜と霧』の中で、自分がナチスの強制

収容所にいたとき、希望、愛と勇気といったものにいかにつながり続けることができたかを記している。[4] ネルソン・マンデラも、27年間投獄され絶え間ない隔離、強制労働、拷問に直面したが、自分の尊厳と精神につながる方法を見出した。[5] オプラ・ウィンフリーは、親からのネグレクトや育児放棄、身体的・性的暴力、人種的・経済的苦痛などを経験した。彼女の幼少期に起きた逆境の大きさは計り知れない。子どもの頃、彼女は自分の外的現実に影響を与える術を持たなかった。しかし大人になった彼女は、早期のトラウマのパターンを内面に見ることを学んだことが、自分の成功の基盤になっていると言っている。[6]

　外的な自由が奪われたとしても、フランクル、マンデラ、ウィンフリーは、内的な自由は奪うことはできないことを教えてくれている。誰もがこの三人のようなレジリエンスと不屈の精神を持つことができるわけではないが、これらの例は、外的な困難に直面しても、誰もがエイジェンシィを高めていけることを教えてくれる。家庭内暴力、投獄、差別、その他の抑圧のような辛い現実を含む外的な課題に直面したとき、人々が自分の内的な経験をどのように組織しているかを知ることができれば、自分の人生におけるエイジェンシィを高めることができるようになる。

リフレクティブエクササイズ

　ぜひ少しの時間、振り返ってみてください：

- 友人、パートナー、クライアント、またはその他の人との間にある、困難やフラストレーションを感じた最近の経験を思ってみてください。
- この困難でフラストレーションのある関係における自分の役割を振り返ることができますか？
- もし、あなたがこの関係での困難について自分の役割に責任を持つとしたら、あなたの行動が相手に与える影響について考えてみてください。

　これらについて考える時、あなたの内面、つまり思考、感情、身体には何が起こっていますか？

第5章　柱3：エイジェンシィの強化　■　143

クライアントによっては、はじめはエイジェンシィによる介入に難色を示すことがあるだろう。まだ子どもの意識を強く持つクライアントにとって、世界の中で、より大人としての自分の感覚を体験することは、困難なことだと感じるかもしれない。しかし、エイジェンシィの感覚の高まりは、大人のクライアントの複雑性トラウマを解決する上で重要な要素である。クライアントが自分自身から大きく切り離されているときでも、私たちはエイジェンシィとつながりの感覚を高め続ける可能性をあきらめてはならない。

　発達性トラウマを経験した大人にとって重要な修正体験は、子どもの頃はエイジェンシィがなかったが、大人になってからエイジェンシィが高まり続けることを実感し、体現化できるようになったときである。現在の人生経験における自分の役割を自覚することは、直面する継続的な課題に対処するのに役立つ。エイジェンシィの高まりは、好奇心やオープンさをもって自分自身や世界と関わる新たな機会を与え、自己受容を高める可能性に満ちている。

　エイジェンシィは、自己参照（self-referencing）と自己内省（self-reflection）を伴い、自己調整を強化する。これによりあらゆる関係性の力動の中で、自分を単なる成育歴の犠牲者と見なすのではなく、エイジェンシィを持つことができる。自己参照とは、新しい方法で自分の内面を見つめて耳を傾けることを学ぶことであり、自己内省を強化するものである。自己内省の能力は、自分の内的な感情や反応に立ち会い、それを調整する能力の拡大をもたらす。自己調整が高まると、人はより大きな苦痛への耐性を経験できる。混乱し、不確実で、挑戦的で、苦痛を伴う状況でも、反応的にならず、防御を抑えていられる。エイジェンシィを支持するための介入は、クライアントの自己の感覚を構造化し、安定させる上で重要な役割を果たす。

　自己活性（self-activation）は、エイジェンシィと密接に関連する言葉である。自己活性という概念は、真の自己の本来的な側面を自覚し、表現することを意味する。自己活性の能力が高まると、自分の感情や欲求をより微細に識別できるようになり、その感情や欲求を自己のサポートのためにどのように表現すればよいか意識できる。そして、環境上の困難に直面しても自己をサポートするために生命エネルギーがより流動的かつ強力に動き、個体化のプロセスとよりつながりのある形で表現できる。私たちは、これらの能力を強化するのに、エイジェンシィの高まりが中心的な役割を

144 　■ 　第 II 部　NARM の治療モデル

果たすと信じている。

　クライアントのエイジェンシィの感覚が高まり、自己の感覚が安定すると、古い生存様式のパターンに縛られている根本的なニーズ、感情、状態に取り組むための、より強力な基盤が得られる。クライアントは、子どもの目を通して世界を見ることから解放され、体現化された大人の意識へと変容していく。このような自己活性のプロセスは、脱アイデンティティと内的自由への可能性を高める。

　内的自由とは、やりたいことがすべてできる、手に入れたいものがすべて手に入るということではない。そうではなくて、他人の反応に左右されることなく、自分の内面が納得できるようになるということである。また、他人の反応を気にして自分を制限することでもない。自己と他者との関係において、より本来性が高いという感覚を持つことである。基本的に、エイジェンシィや自己活性を高めることは、常に自己や他者とのつながる能力を高める方向に動く。

生きた体験としてのエイジェンシィ

　NARM の治療プロセスにおけるエイジェンシィについて、クライアントから実際に活きた体験として、以下のような感想が寄せられている。

- エイジェンシィは、私が自分の人生をどのように形作り、組織化するかということに、私を結びつけてくれる。
- エイジェンシィを身につけていくことで、私は犠牲者ではなく、自分の人生の共同創造者であると感じることができるようになった。
- エイジェンシィを感じることで、自分には助けがあり無力でないことを経験できる。
- エイジェンシィとは、型にはまらなくてよい、つまり選択肢があるということ。
- エイジェンシィとは、今までとは違う選択ができるという意識。
- エイジェンシィは、後部座席ではなく運転席に座っているような感じである。
- エイジェンシィとは、他人や状況、環境をコントロールすることはできないが、自分の人生をどのようにナビゲートするかは自分で決

第 5 章　柱 3 ：エイジェンシィの強化　■　145

めることができるという意識である。

- エイジェンシィは、他者との関係において、自分自身についての精妙な理解を反映する。
- エイジェンシィは、埋もれていた自分の中の真実とつながる場所である。
- エイジェンシィは、私が自分の中で最も本来的なものとつながったり、断ち切ったりする方法を語ってくれる。
- エイジェンシィとは、自分のために行動を起こす能力があるところと、そうでないところの両方をはっきりと見分けることである。
- 私がエイジェンシィを持って状況に対処するとき、その後に続く決断は、古い自動的な反応ではなく、その瞬間にふさわしいものとなる。
- エイジェンシィは、内的能力の拡張のような感覚である。
- 私はエイジェンシィを自己のエンパワーメントの一形態として経験する。
- エイジェンシィは、内面と外側との思いやりあるつながりをサポートする。
- エイジェンシィとは、つまり、自分の家に帰るようなものだ。

柱3の実践

　　［治癒は］患者の話し方や行動が、純粋な感情や願いや意図を表現できなかったり避けたりする方法に、一貫した治療上の注意を向けることによって達成できる。言い換えれば、……患者がその経験を回避している、最も直近で日常化しているやり方に一貫した注意を払うことによって、個人のエイジェンシィに関する経験を拡大するのだ。

　　　　デイビッド・シャピロ、『人格の力学：精神病理学における自己調整』

　次に示すのは、NARMにおけるエイジェンシィの使い方を網羅したものではないが、クライアントとの取り組みにおいて、柱3をどのように適用し始めるかの指針にしてほしい。
　その手始めとして、治療関係そのものに目を向けてみよう。本書で概説しているように、発達性トラウマは、養育者との関係において何らかの失

146　■　第II部　NARMの治療モデル

敗を経験した子どもに起こる。無力な子どもと、ある程度能力がある大人との力の差は非常に大きい。幼少期のトラウマが解消されないまま大人になると、セラピストや他の援助職との関係を含め、人生のさまざまな場面で繰り広げられるパワーダイナミクスに、非常に敏感になる。たとえ善意であっても、セラピストはしばしば、理論的枠組み、組織の方針、支払い（例：健康保険）、専門家としての期待など、多くの複雑な要因に基づく治療課題を持ってクライアントに接する。子どもの頃に客体化され、無力を感じたクライアントが、客観的しかも権威のある立場から治療するセラピストやシステムに出会うと、早期の関係性トラウマの力動が容易に再演されることになる。

　セラピストは、苦しみや絶望により助けを求めるクライアントに、このような力の不均衡を強化することなくどのように関わればよいのだろうか？　クライアントは、インテークや初回で、自分のエイジェンシィの感覚や能力に見合わない治療計画や治療課題をこなさなければならないと感じ、落胆を覚えることがある。治療関係において関係性トラウマを再演しないための重要な要素は、セラピストがクライアントのエイジェンシィの感覚を一貫してサポートすることである。柱1から始まる、クライアントがセラピーに何を求めているかを明確にし、その意図に沿ってクライアントと協働するこのプロセスは、NARMのすべての介入の基礎となる側面である。

　セラピストとしてクライアントのエイジェンシィを認めないとき、私たちはクライアントを幼児化している可能性がある。幼児化とは、セラピストが大人のクライアントを、エイジェンシィのない子どものように扱うことである。セラピストがクライアントの大人の意識に同調するのではなく、クライアントの子どもの意識に同調することで、それは起こる。また、セラピスト自身がエイジェンシィに課題を感じ、子どもの意識で仕事をしているために起こることもある。セラピストがクライアントの責任を肩代わりしてしまい、クライアントの内的葛藤の一部分の味方をしたり、アドバイスをしたりすることなど、挙げればきりがないが、クライアントを幼児化し、そのエイジェンシィとつながる機会を奪ってしまうことはよく起こる。エイジェンシィをサポートすることで、クライアントは自分の症状や課題に新しい視点から関わり始めることができる。古い適応的な生存パターンから抜け出すには、子ども時代にはエイジェンシィがなかったが、

第5章　柱3：エイジェンシィの強化　■　147

大人になってからは変化の意図を支える能力と資源があることを発見することである。これらのパターンを変えるためにセラピーを始めることを選択したことだけでも、エイジェンシィがあるということになる。

　エイジェンシィ指向では、古いアイデンティティのパターンや関連する生存戦略に、「亀裂」がないかを探していく。クライアントが人生の苦悩を解決するためにセラピーを受けるとき、私たちはその苦悩の部分だけに注目するのではない。私たちは、クライアントが慣れ親しんだパターンではない何かを経験するときにも、耳を傾け、好奇心を抱く。これらの経験を**亀裂**と呼んでいる。私たちは、クライアントが機能の改善、より多くのつながり、より多くの活力を感じている部分に焦点を当て、それを分解していきたいと考える。クライアントが進歩や成長について話しているとき、私たちは、その機能向上のために必要なさまざまな要素を探りたい。クライアントの変化は、慣れ親しんだパターンに亀裂が入り、真の自己がより多く出現していることを表している。クライアントのエイジェンシィは、この創発的なプロセスをサポートするために、何が変化しているのかをより意識することで強化される。

　例えば、あるクライアントが、「ノーと言うのが簡単になった、境界を設けることができるようになった」と報告したとする。ただそれを聞き、重要な変化として受け入れるだけでなく、変化のプロセスをより深く認識するためのサポートに時間をかけたい。柱2である経験の解体とドリルダウンの介入として、この変化の中にある要素を探っていく。関係の中での境界の設定で、この人がどのように自分の経験を違った形で組織しているのかを理解したいのだ。ノーと言ったり、他人と境界を設けたりすることを含め、より表現豊かになるために何が変化したかを探りたい。探求、解体、古いパターンへの亀裂を掘り下げるプロセスから、クライアントは、自分の探求が癒しと成長を支えているのを感じ取り始めることができる。

　柱1は、クライアントの意図を明確にし、セラピストが追う道筋〈後述のスレッディング〉を提供し、臨床セッションを進めるのに役立つ。また、セッションの道筋を持っておくことで、クライアントのエイジェンシィを強化することができる。**スレッディング**〈筋道を追うこと〉は、心身のすべてのシステムにおいて一貫性を高めることをサポートしながら、クライアントの内的無秩序に対処するためにデザインされた治療的介入である。アタッチメントの分野では、幼少期に不安定で無秩序なアタッチメントを

148　■　第II部　NARMの治療モデル

経験した人が、大人になってからも無秩序、無方向性、断片化を感じながら過ごしている様子は、「支離滅裂な物語（incoherent narrative）」という概念で表現されている。スレッディングは自己の組織化を促進するためにも、クライアントが、以前は自分の経験の断絶した断片として経験していた異なる信念、感情、感覚、行動といったものの点と点を結ぶのを助けることによって、内的無秩序を解消する働きをする。

　基本的な例としては、母親との関係を話していたクライアントが怒りを覚え始め、「混乱して、今話していたことを思い出せなくなった」と言うような場合がある。このような場合、セラピストは次のように言うだろう。「ゆっくりいきましょうか？　まず、お母さんを尋ねたときの話をしていて、それから怒りに気づき、そして混乱して何を話していたのか思い出せないと仰いましたね」。このクライアントは、自分の怒りとそれに伴う混乱との関連性に気づくようにサポートされると、混乱や他の戦略で自分の怒りを回避していることをより意識し始めるのだ。

　スレッディングは、クライアントがストーリーを話し始めてから、また別のストーリーに変わったり、話していて真っ白になったときに使うことができる。成人のクライアントが幼少期のトラウマの経験を話し始めると、しばしば話は未完で、断片的で、非論理的なことが多い。このような語りの無秩序は、セラピーでは頻繁に起こり、クライアントの内面にある無秩序のレベルを反映している。スレッディングを使い、エイジェンシィを強化することは、クライアントが自分の経験の断絶された断片を、より統合した自己感覚に結びつけることを助け、安全なアタッチメントを獲得するプロセスの一部となる。[7]

　治療プロセスにおいて、潜在的にエイジェンシィを用いる方法として、介入の言語がある。私たちがエイジェンシィを高める可能性を心に置き、クライアントが自分自身のために使えるように、クライアントのエイジェンシィを反映し、リフレーミングし、あるいは直面化する言葉を遣って機会を探す。

　例えば、クライアントがパートナーに腹を立て、「もっと変わってもらう必要がある」と言ったとする。エイジェンシィを織り交ぜると、この場合、「あなたが相手に必要と思っていることは何ですか？」と問うだろう。この「思っている」は、自己と必要なことの間にスペースをもたらす。それは、クライアント自身がこの大人の関係にどういるのか、という自己探

求の可能性を生み出すのに役立つ。もちろん当のパートナーがここにいない場合、目の前にいる人と、その人がパートナーとどう関わっているかにしか取り組めないという現実もある。

　NARM言語を使用したもう一つの例は、「私はこの状況で助けがなく無力です」と言うクライアントに向けてである。「あなたはこの状況で助けがなく、無力と感じているようですね」と私たちは返す。この「あなたは～と感じているようですね」は、クライアントが感情の状態や知覚を特定し、感情、信念、知覚を現実から区別するのに役立つ。変化をもたらすことができない状況にあるのは事実かもしれないが、しかし、「あなたは～と感じているようですね」は、外的な状況から内的な経験に焦点を移し、外的な状況との関わり方を変える手助けをすることができるかもしれない。

　例えば、「自分は愛されない人間だ、だから相手が見つからない」という思い込みに強くとらわれているクライアントがいるとする。私たちは、「あなたは、自分は愛されないという考えを持っていて、だからパートナーを見つけられないのかもしれません」と言うかもしれない。「あなたは～という考えを持っていて……」を強調することで、私たちは、彼らが事実ではないかもしれないことを事実として受け止めていることを伝える。自分は愛されない人間だ、だから相手が見つからないのだ、というのは自分自身の認識や考えであり、それは現実を反映していない可能性があることを示唆する。事実、デートをするときにとてもこだわりがあると言い、それが恋愛の妨げになっていることを認めてもいる。つまり、少なくとも現実の一部では、こだわりが強いことが相手を見つけるのに邪魔になっているのだ。

　これらの例に見られるように、私たちは基本的な現実検討の一環としてエイジェンシィの言葉を用いている。これは契約プロセス（柱1）でよく起こる。クライアントは、自分がセラピーに何を求めているのか分からないと言うだろう。クライアントが自発的にセラピーを受けに来るとき、そこには理由があるというのが、暗黙の了解である。だから、たとえクライアントが「自分が何を望んでいるのか分からない」と言ったとしても、私たちはそれをやんわりと否定することにしている。たとえクライアントが「自分が何を望んでいるのか分からない」と言ったとしても、彼らはメンタルヘルスの専門家を探し出して、前に座っているのだ。よって私たちはその現実にやさしく問いかける。契約に対して、クライアントが「分か

150　■　第 II 部　NARM の治療モデル

りません、セラピーの他に選択肢がなかったのです」と言うかもしれない。エイジェンシィでない言葉でこのように表現していることに注目しよう。また、「他に選択肢がなかった」は事実ではない。セラピールームで座っていることですら、他に多くの選択肢があったことは明らかである。私たちは次のように言うだろう。「あなたは選択肢がなかったと言っていますが、キャンセルしてバーに行き憂さを晴らすことを考えたと言いましたね。その代わりに、あなたはセラピストである私と一緒にここに座っていますね」。私たちがここで行っているのは、エイジェンシィを強調し、彼らが自らのエイジェンシィを否定していることを明らかにすることである。他に選択肢がなかったという彼らの視点は、現実に即していないため、私たちはそれに同調したくはない。不正確な信念と同調すると、子どもの意識が強化され、大人の意識の向上をエイジェンシィとつながってサポートする可能性が失われることになる。

　ここで、エイジェンシィにまつわるもう一つの例を紹介しよう。クライアントの中には、自分自身に対して何かを望んでいると言いながら、その意思表示と矛盾する行動をとる人がいる。あるクライアントは、自分自身をより良く感じたい、他人と比較してネガティブになるのをやめたいという理由でセラピーを受けに来た。クライアントは、SNSのアカウントを執拗にチェックし、友人たちがどんなに楽しい時間を過ごしているかを見て落ち込んでいることを話してくれた。私たちは、「SNSを見ているときというのは、それはあなたが言った、他人と自分を比較したくないということとと一致していますか？」と聞いて振り返ってもらうだろう。そして私たちはこうつけ加えるだろう。「SNSの使い方は、自分自身をより良く感じるのに役立っていますか？」。

　もうひとつのエイジェンシィ志向の介入は、名詞を動詞に変えることである。例えば、私たちは恥を名詞や感情としてとらえない、そうではなく恥を動詞として、プロセスとして捉える。これは、早期トラウマの継続している適応策であり、非常に特徴的なプロセスである。よってその人が「恥の発作」（名詞）に遭うのではなく、その人が自分自身を恥じる（動詞）のだと私たちは考える。もしクライアントが、「母に腹を立て始めると、いつも恥を感じる」と言ったとしよう。私たちは、「母親に対して怒りを感じ始めると、あなたは自分を恥じているように聞こえる」と応対するだろう。「私は恥を感じる」を「あなたは自分を恥じている」に変えること

第5章　柱3：エイジェンシィの強化　■　151

で、エイジェンシィを織り込むことできる。

　私たちは、「恥は突然現れるものではない」と考える。そして、恥が生存のための機能を果たしていることを認識している。恥のようなプロセスが、通常今に即さないものの、防衛機能を果たしているということについて、クライアントが考えるのを助ける。個人がどのように自分を恥じるかを理解することで、特に特定のテーマや状況において、自己を攻撃する役割を担っていることが明らかになる。このクライアントの例では、母親に対する怒りを感じたときに自分を恥じる。エイジェンシィを介入として使うことは、最初はクライアントにとって受け入れがたいかもしれないが、継続的な苦しみにつながる自己破壊のプロセスを認識する可能性を呼び起こし始めることになる。

リフレクティブエクササイズ

　左右の文章を読むことで、名詞から動詞に変化する感覚を実感してみてください。左の文章を読みながら、テーマに関連するあなたの人生のシナリオを考えてみてください（例：「私はパートナーに弱さを見せた後、私は恥を感じる」）、そして右の文章を（例：「パートナーに弱さを見せた後、自分を恥じる」）。その後にいったん停止して、思考、感情、身体、全体的な感覚において、内的に何を体験したかに気づいてください。

- 私は恥を感じる　　　　　⇨　私は自分を恥じている
- 私はプレッシャーを感じる　⇨　私は自分にプレッシャーをかけている
- 私はストレスを感じる　　　⇨　私は自分にストレスをかけている
- 私は燃え尽きを感じる　　　⇨　私は自分を燃え尽きさせている
- 私はバカだ　　　　　　　　⇨　私は「バカだ」と自分に言っている

　このように動詞として使うことで、クライアントが今経験している困難に対する自分の役割を見ることができる。名詞は無力感を強めるが（「恥を感じる」）、動詞は私たちが自分自身にしていることのプロセスを強調する（「自分を恥じている」）。これは、「物事はただ起こるものだ」としてい

152　■　第Ⅱ部　NARM の治療モデル

るか、「私は自分自身に何かをしている」のかの違いである。

　例えば、燃え尽き症候群は、多くの人にとって非常に一般的な課題である。多くの人は、燃え尽き症候群を自分の身に起こる外的な出来事ととらえている。燃え尽き症候群の原因は、労働時間が長すぎる、雇用主からの要求が多すぎる、適切に評価されていないと感じるなど、仕事によるものだと考えているかもしれない。NARMでは、クライアントが**自分自身をどのように燃え尽きさせているのか**を理解する手助けをする。外的なプレッシャーがあったとしても、私たちはそれとどのように関わっているかが問題なのである。私たちの多くは、自分の身体や感情に耳を傾けることをやめてしまっている。不必要に自分を追い詰めているのかもしれない。または物事を完璧にこなさなければならないと思っているかもしれない。雇用主からの非現実的な期待に対して、現実的な制限を設けていないかもしれない。このように考えると、外的な要求を責めるのではなく、その要求に対して自分がどう関わっているかに注意を払うことが大切である。例えば、自分の身体や感情に耳を傾け、自分を追い込むのをやめ、すべてを完璧にしようとするのをやめるなどである。

　柱3の介入はすべて、クライアントが自分自身と関わる方法について、自己認識の向上を促すようにできている。セラピストは、「今何を感じていますか？」などの質問を用いて、クライアントと一緒に感情を表現することに焦点を当てがちである。しかし、エイジェンシィは、「あなたの気持ちに気づいてみるのはいかがですか？」といった質問を用いて、内的な経験を構築することを促進する。セラピストが「悲しみを感じてみてください」と言うときは、クライアントを自分の感情の直接的な体験に誘うことになる。セラピストが「悲しみがあることに気づくのはどんな感じですか？」と言うのは、クライアントが自分の内的体験にどのように関わり、整理しているかを振り返るように誘っている。これらの区別は治療上非常に微細であり、NARMで感情完了の質問を使いたい場合もある（第7章を参照）。その前に私たちは、クライアントの感情を起こしている自分自身との関係のあり方に焦点を置く。

　クライアントが自分の人生経験をどのように組織化しているかに、もっとアクセスできるようになると、感情的な反応を大人の意識のサポートのために使う能力が高まる。感情に取り組むのが早すぎると、圧倒され、無秩序になり、子どもの意識を強化することになる。私たちは、エイジェン

第5章　柱3：エイジェンシィの強化　■　153

シィが、より大きな実行機能をサポートする前頭前野の能力の実現、つまり私たちが心理生物学的能力の増加と呼んでいるものに関係しているという仮説を立てている。この中には、体現化された大人の意識から、さらに大きな感情を保持し処理する能力も含まれている。

柱3の治療プロセス

「柱3」の適用はどのように始めればよいのか？

ここでは、デスティニーという若い女性の例を紹介する。この記録は、彼女とNARMセラピストとの対話を捉えたものである（分かりやすくするため、また匿名性を確保するために若干編集している）。デスティニーは最近、激しく対立をしたルームメイトのいるアパートから引っ越した。引っ越して以来、彼女は強迫観念、過敏症、ルームメイトに出くわすかもしれないという不安から、以前住んでいた地域を避けるなどの強い反応に悩まされてきた。このセッションを受けに来たデスティニーは、「トラウマを受けた」と言い、自分が人生を前に進めようとしているときに出てくる反応を探ろうとしていた。

次の簡潔な臨床例では、クライアントのエイジェンシィを高めるために、「柱3」をどのように活用するかを示している。対話に続く括弧の中に文脈的な要素を追加している。この対話は、セッションの中盤で、元ルームメイトに関連したデスティニーの感情を探っているときのものである。

セラピスト：彼女があなたに言ったこと（常軌を逸しているからセラピーが必要だ）で、一番腹が立つのは何でしょう？

クライアント：自分が人生において無能で、本当に軽んじられているような気がしたんです。

セラピスト：彼女はあなたにそのように感じさせようとしているのかもしれません。あなたをけなしているかのようです。ここでは、今回のように誰かにけなされたときのあなたの反応に興味があるんです。

［ここでは、外的課題に対する彼女の反応について尋ねることで、エイジェンシィに焦点を当てている。エイジェンシィの探求は、ク

ライアントが問題とどう関わっているかに焦点を当てる。私たちは、クライアントが直面する問題を最小化するわけではない。エイジェンシィで焦点を当てるのは、外的な変化が困難であったり不可能であったりしても、クライアントが自分の内的な経験、つまり感情や反応、症状などの動因ともっとつながることができるようにすることにある]

クライアント：私はなんだか子どもの頃に戻って、自分が存在しないかのごとく隠れているようです。

セラピスト：ルームメイトがあなたを軽んじると、あなたは子ども時代に戻るんですね。そして、さきほどおっしゃった「エンパワーメントの炎」ですが、これはどうなるのでしょうか？

クライアント：冷たい大量の水が注がれました。そして恥ずかしくなってきました。炎は地の底に消えました。羞恥心がすべてを支配していきます。

セラピスト：さきほど、心理教育は役に立つとおっしゃいました。役に立ちそうなことをお伝えしてもよろしいでしょうか？

クライアント：もちろんです！

セラピスト：恥はしばしば、怒りを自分自身に向ける方法であり、自分自身に何かについて悪く感じさせ、辱めるものです。そして、誰かにけなされたとき、あなたの反応は、自分をできるだけ目立たなくするという幼少期の戦略に戻ることなのでは、と思っています。

クライアント：そうみたいですね。

セラピスト：それは子どもとして完全に理にかなっています。だって他に何ができたでしょうか？

[子どもの頃に身につける適応的な生存戦略を強調している。「他に何ができたでしょうか」というコメントは、他に選択肢のなかった子どもへの共感である。同時に、大人になってからは、彼女が意識しているよりも多くの選択肢があることを暗黙のうちに示している。その中には彼女が言った、虚脱するというより怒りを感じるという選択肢も含まれている]

第5章　柱3：エイジェンシィの強化　■　155

クライアント：それには、本当に感謝します。

セラピスト：何に感謝していますか？

[彼女が何を喜んでいるのかを正確に知っているとは思っていないことに注意してもらいたい。つまり、私の心理教育で何が彼女にとって役立っているのかを正確に知りたいので、尋ねている]

クライアント：違う視点から物事を理解できている気がして感謝しています。何かが解き放たれているのです。何かがエネルギー的に内側でシフトしているのです。[周囲を見渡して] 視界がよりクリアになっているようです。

セラピスト：クリアになり始め、内側で何かが変化しているとき、今あなたのプロセスで何が起きているのかに気づいてみましょう。あなたの内なる体験とどう関わっているのでしょうか？

[内的体験とどのように関わっているかを尋ねるとき、私はここでは視界がクリアになったことに反映されている「身体感覚への気づきの拡大（体現化）」に意識を向けるように誘っている。自分の体験のポジティブなシフトを支えているものに気づくことで、クライアントのエイジェンシィが高まる]

クライアント：より大きなつながりを感じています。

セラピスト：何とのつながりですか？

クライアント：自分とのつながり……そして、あなたとのつながり。

セラピスト：そして、今、そのつながりを支えているものは何でしょうか？

[体現化とつながりの感覚との関係を振り返るこの介入は、エイジェンシィの高まりをサポートするようにできている]

クライアント：「他に何ができたでしょうか？」と言われたときだと思うんですけど、私はすぐに、「子どもの頃は自分を消して見えなくする必要があったけれど、今はそうする必要はないんだ」と思いました。

156 ■ 第Ⅱ部　NARM の治療モデル

私が何をすべきか、何を信じるべきかを教えてくれているわけではないのですが、不思議なことに、私が別の方法でこのことに関われる可能性が示されたのです、本当に感謝しています。

　この最後のセリフで、デスティニーが自分の内的体験と自分との関係を持つことをサポートされていると感じていることに注目してもらいたい。クライアントが自律性と自己決定力を高め、自分の体験の中にある何かと関わり始めると、より可能性や能力を感じることができるようになる。これは、クライアントが子どもの意識から大人の意識にシフトしていることと見ることもできる。NARMでは、「エイジェンシィは、子どもの意識と大人の意識をつなぐ架け橋」としている。
　対話に戻ると、セラピストはクライアントが軽視されていると感じると自分を「見えなく」するという古い生存戦略と、どのように関わってきたかに注目し続けている。

　セラピスト：彼女に軽視されたことを思い出してください、「あなたは
　　おかしい」「施設に入るべきだ」「心理学をやる資格はない」などと
　　言われると、どうなりますか？
　クライアント：今、私は彼女を少しでも近づけるよう、選択をしてい
　　ます。
　セラピスト：どうしてですか？
　クライアント：十分な安心感があるからです。

　[彼女がエイジェンシィの感覚を高めているとき、古い生存戦略に
　頼る必要がないことに注目してもらいたい。彼女はこの状況に立ち
　向かうのに、より内なる安心を感じている]

　セラピスト：そして、彼女を少し近づけることを選択したあなたにとっ
　　て、それはどんな感じですか？
　クライアント：私は彼女に「私は傷ついた」と言いたいです。

　[彼女は自分のために主張し、攻撃性を健全な方向に用いている]

第5章　柱3：エイジェンシィの強化　■　157

セラピスト：そう言ってみると、どうなりますか？

クライアント：強さを感じます……胸が開くような感じがするんです。

セラピスト：もし、彼女がそれを感じず、見もせず、あなたをけなし
　続けたとしたらどうしますか？

［このエイジェンシィ志向の質問は、彼女が大人の意識にあるなら、
彼女の反応は他者からの反応に依存しないと仮定しているものだ。
NARMのエイジェンシィ志向の一環として、クライアントはしばし
ば、自分自身を真に体験する際に、環境からの反応からますます独
立したものとして自分自身を体験し始めることになる。これがエイ
ジェンシィの経験である］

クライアント：彼女の批判を受け止める必要などないと感じます。

セラピスト：では、彼女があなたに言うことを引き受けない今は、何
　を感じますか？

クライアント：リラックスしているのを実感しています。呼吸がさら
　に整いました。落ち着いている感じがします。そして、彼女が言っ
　ていたことを、いかに私が個人的に受け取っていたかがよく分かり
　ます。

［本人がこの体験をどう個人的に捉えたかを知ることができたのは、
エイジェンシィが高まったからである］

セラピスト：現実には、あなたをけなしたいと思うような人がいるの
　かもしれません。しかし繰り返しますが、問題はそれをあなたがど
　うするかということです。

［ここでも、彼女がこれらの体験とどう関わっているのか、彼女が
活きた体験における主体であることを強調している］

クライアント：受け取るか、受けとらないかの選択をしているような
　気がします。

セラピスト：その選択肢がきるというのは、どうでしょう？

158　■　第 II 部　NARM の治療モデル

クライアント：また「エンパワーメントの炎」を感じることができました！［笑い］

　デスティニーがこの関係の葛藤に関わっている方法をより意識し、自分で選択できるようになると、内的体験が変化した。対話にあるように、これは心理生物学的な過程である。セラピーを受けるきっかけとなった過去の適応的な生存戦略に振り回されることがなくなり、彼女は今、より調整され、より落ち着き、より大きな内的安心を感じている。これは、NARM のプロセスであるエイジェンシィを高めるサポートを通じて、クライアントが自分の人生においてより大きな能力を持つという体験をし始めた例である。

柱 3 の言語例

エイジェンシィを強化する際の NARM の言語例

- それとどのように関わっていますか？
- その情報とあなたの内側はどう関係していますか？
- そんな経験をしたとき、自分にどう言い聞かせているのでしょうか？
- 自分に必要だと思うものは何ですか？
- 自分にプレッシャーをかけているのはどんな感じですか？
- ——を感じ始めると、あなたは本当に自分を恥じているのですね。
- ——のような自分に優しい気持ちを持つと、自分自身を批判するようになるのですね。
- 怒りを感じ始めると、罪悪感が湧いてくるようですね。
- 友人の話をすると、顎を堅くして、息を止めていますね。
- 涙が流れるままにしても大丈夫ですか？
- それを受け入れてみるとどうですか？
- 自分の母親や父親が怒鳴る姿を想像すると、あなたはすぐにシャットダウンしますが、自分の母親や父親があなたの子どもに怒鳴るのを想像すると、怒りがこみ上げてきて、守ってあげたいと思うようになります。この二つのシナリオは、あなたにとって何が違うのでしょうか？

第 5 章　柱 3：エイジェンシィの強化　■　159

柱3の治療的近道

- エイジェンシィとは、内的・外的な力動における自分の役割を認識し、それを自分のものとすることである。
- クライアントが自分の経験とどのように関わっているかを振り返ることをサポートするあらゆる介入は、エイジェンシィを支持することである。
- クライアントが意図やエイジェンシィの能力を認識できない、あるいは積極的に遠ざけている場合でも、私たちはエイジェンシィを高める可能性を信じている。
- エイジェンシィが高まる可能性をサポートするような言葉を使う。
- エイジェンシィは、クライアントの意図（柱1）から生まれる。
- 自分自身に望んでいることが、人生の歩み方とどのように矛盾しているのかを探っていく。
- エイジェンシィの介入はいわば、自己内省のための招きから直面化の間のスペクトラムに位置づけられる。
- エイジェンシィは、非難や恥をもたすことの**反対である**。
- 子どもの頃はエイジェンシィがなかったが、大人になってエイジェンシィを体験できるようになったことをクライアントが認識することで、癒しが生まれる。
- エイジェンシィは、真の自己からの断絶（子どもの意識）と真の自己に再びつながる（体現化された大人の意識）、この2つの役割について探求することをサポートする。
- エイジェンシィは、クライアントを子どもの意識から体現化された大人の意識へと橋渡し役する。

柱3の演習

クライアントと、あるいははじめのうちは同僚と、以下のステップを踏んでみてください：

1. 人生の中で、混乱、行き詰まり、絶望、恥ずかしさなどを感じている分野について一緒に考えてみます。

160 ■ 第Ⅱ部 NARM の治療モデル

例：クライアントが言う、「親として失敗している気がします」など。

2. エイジェンシィの観点から、クライアントの感じていることと一致しないストーリーを特定する手助けをしてください。

例：「あなたは親として失敗しているという信念を持っていますが、先週、子どもが学校でつらいことがあった日の後、子どもをサポートした感動的な瞬間の話を共有してくれました。あなたは、子どもをサポートするためにとった方法を誇りに思うと言っていました」など。

3. クライアントにこの振り返りはどうか聞いてみてください。

例：「親として失敗したという思い込みがあっても、以前は全く違うことを私に話してくれたことに気づくと、いかがですか？」など。

第6章

柱4：心理生物学的なシフトへの言及

　　　　生き生きしているのを感じたいという私たちの切望を満たすのは、つな
がりという経験である。〈訳者訳〉

　　　　　　　　　　　　　ローレンス・ヘラーとアリーン・ラピエール、
　　　　　　　　　　　　『発達性トラウマ：その癒やしのプロセス』

　「柱4：心理生物学的なシフトへの言及」では、内的状態の再組織化に
焦点を当てる。NARMは、神経生物学的な情報に基づく身体志向のモデ
ルとして、脳や身体システムの構造的・機能的な変化である「神経の統
合を促進」する。[1] 認知や行動の変化は人生において確かに重要であるが、
NARMは、認知や行動の問題を引き起こす調整不全や無秩序という、根
本的な心理生物学的パターンに注目する。再組織化は、それまでの適応的
生存パターンが、よりリソース、回復力、自己活性がある状態に移行し始
めることで起こる。本章では、クライアントのさらなる組織化、健康、幸
福の向上につながる心理生物学的なシフトを特定、言及、そして支持する
方法を紹介していく。

　セラピーや個人的成長において、真の変化をもたらすことは困難だ。多
くのクライアントが、以前のセラピーでの効果は一時的な改善はあっても、
長期的な変化にはならなかったと語る。なぜそうなるのかを理解するため
には、治療の進捗を妨げている早期トラウマから残存する、根本的な心理
生物学的パターンや内的葛藤を深く観察する必要がある。そこから、クラ
イアントの真の変化と成長をサポートする方法を理解できるだろう。

前述したように、変化の可能性は、クライアントが自分の中核ジレンマとどのように関わっているかを知ることにある。私たちは、クライアントが本当に成長したい、変わりたいと思っていることを認識し、また変わらないことに固執していることも理解する。いわば無意識のうちに、行き詰まることに忠誠を誓っているのだ。これは生産的でないように聞こえるかもしれない。しかし成長、成功、充実は、自身を形成する根本的な、いわば恥に基づくアイデンティティを脅かすものなのだ。このことは、セラピーで体験していることを本当に自分のものとして成長に役立てることが、なぜ難しいのかを理解するのに役立つ。セラピストが簡単には変わらないこうした生存パターンに遭遇すること、これが伝統的に**抵抗**と呼ばれてきたものである。クライアントはしばしば、真の変化に「抵抗」するために、自己妨害の精巧な戦略を用いる。

　クライアントの心理生物学的なシフトへの言及は、古いトラウマに基づくパターンから抜け出せない傾向に拮抗する、リソースベースの介入である。神経科学的観点から、アイデンティティとは、特定の脳と身体の反応に関連する条件づけられた神経回路と見なすことができる。養育者や環境に反応して、子どもの脳や神経系に、神経回路は配線される。アタッチメントや環境の失敗への適応から生じる恥に基づくアイデンティティとそれに続く神経回路の配線は、成人期にも引き継がれ、いわゆる子どもの意識を形成する。子どもの意識でいることは、内的リソースが少なく、低い心理生物学的能力という経験となる。一方、体現化された大人の意識では、より豊富な内的リソースと高い心理生物学的能力を経験することになる。私たちは、クライアントの内的世界がより組織化され、うまく機能し、コヒアランスを帯びたものになるために、リソースを使用しサポートしていく。

リフレクティブエクササイズ

　是非、お時間をとってやってみてください：

- 自分自身と向き合い、今この瞬間に感じていることに気づいてみてください。
- あなたの人生の中で、たとえ一瞬でも、満ち足りている、豊かさを経験

したときを思い出してください。
- この体験のさまざまなイメージ、思考、感情、感覚を振り返ってみましょう。
- 今この体験の中で、認知的、感情的、身体的な心理生物学的な変化を経験しているかどうかに注目してみてください。
- このエクササイズを始める前に感じていたことと比べて、今はどんなことに気づいていますか？

　体現化された大人の意識の一つに、かつては自分のアイデンティティだった強烈な恥、自己否定、自己嫌悪を、新しい経験である自己受容、セルフコンパッション、ハートフルネスへと向かわせる能力がある。自己受容やセルフコンパッションへのシフトは、クライアントが自己への気づきを高めることで生まれる。自己への気づきとは、自己参照と自己探求の能力の向上及びより健やかなエイジェンシィの感覚に支えられ、感情の完了プロセス（第7章を参照）のいわば燃料となるもので、しばしば脱アイデンティティやハートフルネスへとつながる。

　心理生物学的なシフトは、生存様式という一枚岩の「亀裂」として見なすことができる。より大きなつながり、調整、組織化への動きが見られたら、それはクライアントに言及すべき重要なリソースとなる。クライアントは、古いパターンと同一化しているため、内的なシフトが起こっても、気づいたり、感じたりすることは容易ではない。実際、多くのクライアントはその横を通り過ぎようとする。私たちの仕事は、このようなシフトが起こっているのを観察したときに、それをすくい上げることである。これらのシフトはリアルタイムで起こっており、クライアントがマインドフルネス、好奇心、受容を通して自分と向き合う機会を与えてくれる。クライアントが自分自身との新しい関わり方を体験することで、古いアイデンティティや戦略からますます自由になり、無力感や絶望感が変化し、オープンさや自信へと変化していく。

　柱4でのリソーシングは、クライアントが持っている、あるいはセラピーで開発しつつある内的能力に言及することである。私たちは、これらのシフトに言及し、強調するが、クライアントを誘導するわけではない。もちろん、私たちはクライアントが人生にポジティブな変化を経験するこ

164　■　第Ⅱ部　NARMの治療モデル

とに関心を持ち、それを望むが、同時に変化を阻む障害も理解し、大事にする。そして、クライアントが抱える中核ジレンマを認識し、尊重する。実際、私たちが「柱4」を活用する主な方法の一つは、つながりと断絶の両方を追跡することであり、この章で後述する「二重意識」の一形態である。私たちは、つながりを促進するのではなく、つながりと断絶の状態と、クライアントとの関係に着目する。クライアントの内的なジレンマでどちらかの味方をすると、セラピストはしばしば行き詰まりを感じる。しかし、つながりへの学習された障害や恐怖が克服されるにつれて、クライアント本来の自然な状態であるつながりを、さらに経験するようになることを私たちは知っている。

　柱4は、クライアントが自分自身と関わる新しい方法を、あらゆる経験レベルで観察し、そしてサポートされ、言及されるプロセスであり、身体感覚のシフトが定着することも含む。心理生物学的なシフトに言及されるとき、クライアントは必ずしもそれを「ポジティブ」なものとして経験するとは限らない。例えば、心理生物学的な大きな変化が、混乱や見当識の欠如、あるいはめまいのような状態をもたらすことはよくあるが、これは脳と身体の神経回路の根本的な再編成の兆候である。例えるなら、芋虫が蝶に変身するようなものである。芋虫が蝶に変身するときの体験は、混乱し、見当がつかず、めまいがするようなものだと想像される。しかし、蝶へと変容することで、次のステップに進むことができるのだ。

　そのようなとき、私たちはクライアントの可能性に立ち会いたい。その瞬間は苦痛を感じるかもしれないが、反面、より大きな広がりと成長の感覚をもたらすかもしれない。より「ポジティブ」な変化の瞬間と同様に、このような不穏な瞬間の有意義な変化もサポートしていく。そして、感情、フィーリングのすべてのタペストリーの中に身を置く瞬間、自分という「身体」（some「body」）、自分が誰であるかという主観性が生まれる体現化の瞬間となる。

　クライアントが再びつながる際に、大きな困難を経験することはよく起こる。体現化と組織化が進むと内的な苦痛が、つらい感情、否定的な信念、その他の心理生物学的な症状として現れる傾向がある。ここでは、二重意識が重要なスキルとなる。ほとんどのクライアントにとっては簡単なことではないが、私たちはクライアントが組織化に向かうのと同時に、断絶の戦略にも気づきながら、現在にとどまることができるようサポートしてい

第6章　柱4：心理生物学的なシフトへの言及　■　165

く。クライアントは、体現化された大人の意識から、経験する苦痛な感情、信念、症状を統制する方法を学ぶためのサポートを必要としている。

多くのクライアントが、より大きな体現化と再組織化と共にいる能力を身につけると、初めて自分の一部とつながったかのような「これだ！」という瞬間を経験する。クライアントがこのような体験をしているとき、次のようになる。

- 世界を新たな視点で見る
- 肩の荷がおりた様子
- 落ち着き、安らぎ、静けさを感じる
- 活力が湧く
- 調整されてバランスを帯びる
- 新たな感情を経験する
- 新たな洞察を得る
- 新しいナラティブと展望を持つ
- 深まった自己受容とセルフコンパッションで自分とつながる
- 身体の緊張が減る
- 内側に更なるスペースを感じる
- 社会的つながりによりオープンになり、興味を持つようになる
- さらに大人になったと「成長」を感じる

しかしこのような変化は必ずしも容易に、快適に起こるとは限らない。クライアントに再組織化が起こっているとき下記のようなことが見られることもある。

- 混乱を経験する
- 不安定さ、無秩序、無方向さを感じる
- 支えや地面を失った感じがする
- めまいや吐き気がする
- 話していることに関して曖昧になる
- どこに向かっているのが分からなくなる
- 何をすべきか、確信が持てなくなる
- セラピストに指示、ガイド、答えを求める

166 ■ 第Ⅱ部　NARM の治療モデル

この治療段階での神経画像研究はまだないが、再組織化は新しい神経結合が形成され、新しい神経回路ができることによって誘発されるというのが私たちの仮説である。子どもがアタッチメントや環境の失敗を経験すると、恐怖、無力感、絶望感といった文脈の中で、脳内に神経のネットワークが配線される。深く埋め込まれたパターンが変化し始め、神経回路が再配線されると、この再組織化プロセスに対して個人はさまざまな反応を示すだろう。

　再組織化は、複雑性トラウマの治癒そのものである。よって、クライアントが不安や混乱を感じることがあっても、このような内的な変化から逃げないようにサポートしていく。苦悩しているときだけでなく、拡張した状態を経験しているときにも自分自身とつながりを保つプロセスは、クライアントが増幅する生命のエネルギーに耐えられる、より大きな能力を構築し始める方法である。あるクライアントはこう表現した。「セッション以来、エネルギーが自由に動き、外に向かって流れていくのを感じています。まるで文字通り、脳が拡張しているようです。このエネルギーが私の自己（ego）を再構築してくれているようなのです。この拡張は、まるで自分自身に帰ってきたような感覚です」。

　生命の力をより多く体験しているクライアントは、自分の本来性を深めている人である。心理生物学的な能力の向上は、心的外傷後の成長（post-traumatic growth）と脱アイデンティティ（disidentification）という大きなプロセスの一部である。心的外傷後の成長には、生命エネルギーが断絶の戦略に動員されなくなることが含まれる。生命のエネルギーがますます使えるようになった今、人生をよりフルにかつ真に生きることが、脱アイデンティティのプロセスによって促進される。これは、子どもの意識から、体現化された大人の意識に移行する経験である。

　心的外傷後の成長と脱アイデンティティは、自己への気づきとマインドフルを高め、自分の考えや反応を意識しすぎなくなり、好奇心、オープンさ、プレゼンス、思いやりにあふれた生活を送るようになる。個人は、自己の組織化や自尊心といったものを他者に依存しなくなり、ますます自由に自分の自律性や創造性を発揮し、健全なつながりや真の親密さを得ていく。自己とつながりながら他者とつながることにもはや矛盾はなく、相互に支え合うものとなる。

第 6 章　柱 4：心理生物学的なシフトへの言及　■　167

自分とも他者ともつながりが深まることは、生命の力との深い結びつきの上に成り立つ。意図はエイジェンシィへ、そして真の自己活性につながる。長年にわたり、心理学者たちは、**統合、自己達成、自己実現、個体化**など、さまざまな用語を用いてこのプロセスを説明しようとしてきた。ユング派の精神分析家であるジェームズ・ホリスは、このプロセスを次のように表現している。「（それは、）親や部族が意図したものでも、とりわけ容易く威圧され、または肥大化された自我でもなく、まさに神が意図したとおりの私たちに近づいていく生涯プロジェクトである。他者の神秘を尊重しながらも、個人が、一人ひとりが自身の神秘に立ち合い、人生の旅において、自分が何者であるかについてより完全に責任を持つことを意味する」。[2]

リフレクティブエクササイズ

ぜひ、少しの時間でもいいので、振り返ってみてください。

- あなたの人生において、以前はとても過敏で自意識過剰だと感じていた領域（例：自分の知性、容姿など）が、今はそれほどではなくなっていること。
- この敏感さを緩和したり、上手にコントロールするために、何か役に立ったことはありますか？
- あなたの内面が力強くシフトするのを支えたすべての側面を、好奇心をもって振り返ってみましょう。

　質問を振り返ると、思考、感情、身体、そして全体的な感覚において、内的で何が起きているかに気づいてください。

柱4の実践

　セッションを通して、クライアントの心理生物学的なシフトへの言及方

法は複数ある。しかし、それをただ観察するという姿勢こそが、私たちのスタート地点である。これらは、小さな変化に見えたり感じたりすることもあるが、癒しと成長に向けた重大なシフトである。

　古いパターンやアイデンティティを打開するシフトは、認知、行動、感情、生理、関係、そしてスピリチュアルなものまで、あらゆるレベルで起こる。例えば、あるクライアントは、特に母親との関係において、自分に自信を持ち、意見を言うことを邪魔しているものを探求したいと考えていた。そのクライアントは、自分の意見を言うことに行き詰まりを感じていることが、人生に重大な影響を与えるパターンであると報告してくれた。クライアントは、母親から屈辱を受けたと感じた最近の出来事について話し始めた。彼は自分の意見を言いたいのに、やりとりの中で「凍りついた」ように感じた。クライアントがこの経験を話すとき、彼が羞恥心、自己批判、自己攻撃を通して自分と関わっていることにセラピストは気づいた。例えばクライアントは自分のことを、「私はとても弱くて情けない。だって、33歳の男なのに、いまだに母の前でうずくまっているんです！一生変われないかもしれない」と言った。セラピストは、彼の呼吸が浅くなり肩や顎を固め、身体が収縮していっているのに気づいた。クライアントは、母親と話すときに自分がいかに小さく見えるかについて、悲しみや敗北を感じている、と言った。セラピストはこのクライアントとの関係で、どこか切り離され、遠くなる感じを経験した。

　そして彼は、このやりとりの夜、動揺のあまり母親にメールを送ってしまったとつけ加えた。彼は最初「母にメールを送らなければならないほど、私は弱いんです」と言って自分を責めた。セラピストが送った意図を尋ねると、クライアントは「ただ自分を表現する必要があったんです。一度くらいは**自分の気持ちを伝え**なければと思ったのです！」と答えた。セラピストは、この行動がクライアントにとって新しいものであることを認識し、まず認知的なレベルで、このコミュニケーションは彼が望んでいたような直接のものではなかったが、口にするのが非常に困難だったことを伝えられたのだと、一緒に振り返った。クライアントは、当初認めるのが難しかったものの、セラピストがこの行動をおなじみのパターンと比較するうちに、クライアントも自分へ何か違ったことができたのだと認めることができた。そして母親にメールしたことを臆病だったと恥じたことに気づけて感謝した。「はじめは気づけませんでした。私はただ自分が弱いと思っ

第6章　柱4：心理生物学的なシフトへの言及　■　169

ていました。しかし、私は過去にできなかったことができたのです」。

そのときセラピストは、感情の変化に気づいた。以前はクライアントの感情は悲しみや敗北感に満ちていたが、今は何か違うものをセラピストは感じ取った。よって感情の変化について尋ねると、クライアントは今、「少しの誇りと自信」を経験していると教えてくれた。セラピストは、クライアントが誇りと自信を口にしたとき、彼の呼吸が深くなり、肩と顎がリラックスしているように見えたと伝えた。するとクライアントも「全体的に少し軽くなったような気がします」と言った。クライアントがよりつながりの状態にいることに気づいたので、セラピストはこう言った。「あなたが何を経験しているのかは分かりませんが、あなたは今、よりこの部屋にいて、より私とつながっているようですね？」。クライアントは頷いた。そして、こうつけ加えた。「ただメールを打っただけなのに、これはとても大きなことだと感じています。重荷が降りたような気分です。本当に、こんなことは今までありませんでした。33年間、母と気持ちを分かち合うことができなかったのです。とても大人になった気分がします」。

クライアントの経験について、注目しければならないことはたくさんある。人間が自分自身のために変化しようとするとき、実に多くのことが起こる。セラピストが現在にととまり、オープンで好奇心を持ち、現れてくるさまざまな要素をより許容できるようになるには、練習が必要である。

私たちは、クライアントの語ることが変化をもたらすかもしれないと、没頭してしまうことがある。しかし、物語が変化をもたらすのではなく、その根底にある内的状態が変化をもたらすのだ。多くのクライアントにとって興味深いのは、おおもとの内的状態が変化すると、物語が変化し始めるということだ。古い物語が変化し、クライアントの記憶との関係も変わってくる。私たちはクライアントの語りに没頭することは避けたいが、物語における変化には注意を払いたい。

例えば、先のクライアントは、いつも自分のことを弱い、情けないと言っていた。彼は子どもの頃、反抗したりしなかったが、自分は「頑固で言うことを聞かない子」だったと言った。しかし、セラピーを続けるうちに、彼は、自分が強烈な恥と暴力の脅威にさらされた雰囲気の中で育ったことに気づき始めた。すると彼の物語は変化し始めた。彼は、自分が弱いとか、情けないとか、頑固だとか、反抗的などではなく、子どもとして環境の脅威から自分を守るための必要な方法だったのだと理解し始めた。彼

は、家族だけでなく、自分自身をも新しい方法で見るようになった。

　個人の経験のあらゆるレベルで、観察すべき多くのことがあるが、心理生物学的なシフトをサポートするには、つながりと断絶の状態を追跡することが必要である。私たちは、積極的につながりを作ろうとするわけではない。しかし、統合と組織化の重要な瞬間につながりの状態を観察したら、それを強化したい。私たちが身体に気づきを向けてもらうのは、このときである。けれども私たちはつながりを重視し、断絶を軽視するわけではない。私たちは、息を吸うときと吐くときのように、両者が一緒になっていることを理解している。私たちは、クライアントが、つながりと断絶の両方の状態に立ち会えるような二重意識を開発するのをサポートする。

　私たちのクライアントの多くが、無意識のうちに断絶の状態から抜け出せないでいることを忘れてはならない。適応的生存パターンに強く頼っており、それが重要な生存のための役割を果たしてきたからである。つながりや心理生物学的能力の高まりへの私たちの言及を、クライアントがどのように最小化し、否定し、注意をそらし、あるいは完全に拒絶するかについて、準備しておく必要がある。このようなことが起こる基本的な例をいくつか挙げてみよう。あるクライアントが、幼い頃に父親を亡くした悲嘆を感じ始めたとき、気が散り、離れていくのに気づいた。あるクライアントは、自分の身体がリラックスしているのを感じ始めたら、すぐに、オフィスの外で駐車場を探すのがいかに面倒であったかを話し始めた。他にも、自分自身に対して優しい気持ちを抱いていたのに、突然自分を批判し始めることもある。これらはつながりの瞬間が、断絶の戦略へと移行したものである。このようなシフトは、全ての経験のレベルにおいて起こりうることを覚えておいてもらいたい。柱4は、このような心理生物学的なシフトを瞬間ごとに追跡し、適切な場合にはクライアントに伝えていく。

　クライアントがこうした断絶のパターンに依存し、私たちの介入に抵抗したり拒絶したりすることは、セラピストにとってかなりフラストレーションとなる。**行き詰まり**という言葉は、私たちがコンサルテーションを提供するセラピストの多くが口にする。セラピストはしばしばクライアントに行き詰まりを感じ、クライアントもまた行き詰まりを感じることがある。つながりと断然の関係を理解することは、私たち自身の反応にうまく対処するのに役立つ。次に治療過程で現れるこれらのパターンにどのように対処したらよいか、枠組みを提供していこう。

第6章　柱4：心理生物学的なシフトへの言及　■　171

セラピストが行き詰まりを感じたとき、変化をもたらすために何か身近なやり方を用いようとするだろう。そして多くの場合、クライアントをつながりの状態に誘導しようとする。前述したように、私たちは柱4を使って、つながりを引き起こすといったようなことはしない。NARMはリソース指向のモデルであり、治療プロセスの中で自然と現れるつながりの状態をサポートしていく。クライアントにとって重要なリソースは、つながりと断絶の間のシフトに存在し続ける能力を高めることである。柱4は、苦痛や断絶の状態に耐える能力の向上を含め、クライアントの自己と、他者とのつながりをサポートするシフトに気づきを促す。

　クライアントが断絶したとき、それを知らせることは重要な介入である。私たちは、判断や解釈をせず、ただ観察する。例えば、さきほどのクライアントに、「あなたは、お母さんに伝えることで、ちょっとした誇らしさと自信を感じていました。でも、お母さんから返信が来ないと、あなたはまた、自分のことを弱いとか情けないと言いましたね。自分の経験の両方と、一緒にいるのはどうでしょうか？」。これは、つながりにまつわる「ポジティブ」な状態と断絶の「ネガティブ」な状態の両方について言及した例であり、クライアントに複雑さと共にいる可能性と、古い断絶の戦略との新しい関わり方について示唆するものである。

　私たちは、クライアントの経験を解釈することを避け、代わりに観察と描写を用いることに努める。私たちが見たことに意味づけするのではなく、見たものをただ伝え、クライアントが自分なりの意味を持つことをサポートする。例えば、さきほどの質問に対して、クライアントが泣き出したとしよう。そのとき、「あなたは悲しいのですね」や「その悲しみ、よく分かりますよ」と言うのではなく、「あなたが泣いているのが見えます」「あなたの涙に気づいています」と言い換える。私たちが観察していることを、解釈せずに描写する意図は、クライアント自身のエイジェンシィ、自己への気づき、自己決定能力をサポートするためである。クライアントについてよく知っているようで、私たちは他人の内面を本当に知ることはできない。私たちは観察し、言及し、質問することはできるが、クライアントについて推測して、意味づけをしないようにしたい。クライアントは、私たちの枠組みやアジェンダに従うのではなく、自身に必要な方法で自分の経験を統合するようになる。

　解釈は避けたいが、心理生物学的なシフトをサポートする一環として、

172　■　第Ⅱ部　NARMの治療モデル

心理教育は非常に有用なツールとなり得る。心理教育では、クライアントの体験に直接関係する心理原則に関する情報を共有することで、理解や検証を促進することができる。多くのクライアントは、トラウマや、脳や身体がトラウマ的な体験にどのように反応するのかについて、より深く学ぶことを歓迎し、実際に楽しんでいる。これは、自分の経験を正常なものとするのに役立つ。実際にクライアントは、何が起こっているのか理解する前はただ「おかしい」と感じていたが、今はすべてが理解できたと話す。それ自体が組織化であり、癒しでもある。

　心理教育を効果的にする上で、重要なポイントは三つある。

1. **関係性のもとで行う**：これは、クライアントとの関係を維持することであり、教えようとしたり、説得したり、クライアントの経験を操作したりしないことを意味する。その意図は、再組織化をよりサポートすることにある。私たちの心理教育的なコメントが、クライアントの創発的なプロセスを後押しするために最適に役立てるかを考慮していく。

2. **できるだけ体現化する**：これは、理論や知性に傾倒しすぎないことを意味する。クライアントによっては、統合のプロセスから遠ざかるような知的な議論になりがちな場合がある。クライアントが情報を受け取り、それに対する自分の感情や身体の反応を感じて統合できるよう、私たちの心理教育的なコメントは簡潔で的確、かつ直結したものでありたい。

3. **心理教育がどのように着地したかを確認する**：これは最初の「関係性のもとで行う」にもつながる。私たちの心理教育的なコメントが、クライアントにどのように受け取られているのかを知りたい。この心理教育が、クライアントにどのような影響を与え、また、情報を今後どのように自分のために使うことができるのか（エイジェンシィの強化）、統合の可能性（心理生物学的なシフト）についても、常に注意を払いたい。

　これらの三つを念頭に置いて行うことで、心理教育は、つながりと組織化を高める方向へのサポートとなる。複雑性トラウマのメカニズムや、そのパターンが自分の人生にどのような影響を与えるかについて学ぶと、し

ばしば自分の困難を新しい視点で見るようになる。私たちはNARMが、個人、カップル、家族、グループに対してどのように教育的に使用されているか、多くの例を聞いてきた。そしてセラピストや教師たちと協力し、自立支援施設、臨床、教育、組織でNARMの心理教育を導入してきた。そして本書によってNARMの原則がより身近なものとなり、心理教育的に活用されるための一助となることを願っている。

　柱4のもう一つの側面は、**セラピストの自己開示**と呼ばれるものである。セラピストがクライアント〈の言動〉に感動したとき、それを伝えることは、非常に有意義なつながりの瞬間となることがある。多くの場合、セラピーの初期と比較して、クライアントの自分自身に対する関わり方がいかに変化したかに、セラピストは感動する。例えばとても厳しく自己批判的だったのが、より優しさ、受容、思いやりをもって自分自身と関わるようになったときなどだ。セラピストは、クライアントの内面的な変化に立ち会うことがどのように感じられるかを、「あなたが自分自身に優しくなるのを見て感動しました」「あなたが自分自身により思いやりを持つようになったのを見てうれしいです」といったように簡単に共有することができる。もちろん、セラピストがクライアントのセッションを利用して、自分の人生のことに集中したり、個人的なニーズを満たしたりすることは適切ではない。しかし、その影響に十分注意を払いながら感情が共有されるとき、つながりや親密さが深まる。

　柱4の重要な要素は、クライアントが心理生物学的なシフトに立ち会うための、十分なスペースと時間を提供することである。NARMにおける統合については第8章で詳しく説明するが、第4の柱をNARMのシャヴァーサナ段階と呼ぶこともある（「シャヴァーサナ」はヨガ修行における統合段階を意味する）。意味のある内的シフトによってクライアントもセラピストも焦りがちになることがある。実際、一つの体験に落ち着かず、素早く動くことが戦略であることもあろう。このようなときには「次に進む前に、少し時間をかけてもいいでしょうか」と、言ってみる。

　クライアントはよく、すぐに別の話に飛びつきたがる。そんなとき、セラピストはもう少し指示的になる必要があるかもしれない。例えば、クライアントが肩の緊張がほぐれていくのを感じ始めると、すぐに夫との問題を持ち出したとする。セラピストは、「ご主人に対する不満についてもっとお聞きしたいのですが、あなたは肩の緊張がほぐれていくのを感じたよ

うなので、次に進む前にもう少し、その状態を感じてもらってもいいですか？」と言ってみる。

　クライアントがすぐに断絶する傾向がある場合、セラピストはさらに指示的になり、つながりと断絶のパターンそのものに挑む必要があるかもしれない。「あなたはすぐに話題を変えてしまったようですが、緊張が解ける感覚としばらく一緒にいて、どのようなものであるかに気づいてみるのはいかがでしょうか？」。このような瞬間は見逃されやすいので、クライアントは私たちのサポートを必要としている。繰り返しになるが、クライアントが断絶の戦略に移ることは構わないし、無理につながりの状態に誘導するのは好ましくない。しかしつながりの状態が現れるのを観察しながら、ペースを落とすことを促すのは、有効な方法である。

　私たちは「すべての新しい洞察は、次の洞察の妨げになる」と教えている。拡張やつながりの瞬間の後には、一般的に収縮や断絶の波が押し寄せることを、私たちは知っている。慣れ親しんだ生存戦略を失うという脅威は、世界において自分をどのような存在と認識しているかの基盤であるアイデンティティを揺るがす。アイデンティティを失ったら、いったい自分は何者なのだろうか？　クライアントが、内なる静寂や落ち着きの瞬間に、こうした古い人格パターンから自分を自由にすることを垣間見るとき、しばしば恐怖が生じる。このとき、断絶という戦略が現れる。

　例えばあるクライアントは、「内的にもっと楽でいたい」と思いながらも、日常生活におけるあらゆる責任を重荷に感じていた。彼は緊張とイラつきを感じ、不安、不眠、高血圧に悩まされていた。セッション中、クライアントは大きな感覚の変化を経験し、そこで楽な感じを覚えたと述べていた。彼は、まるで重荷が取り除かれたように感じたと報告した。そして数秒間静かに座っていたが、この状態は過ぎ去り、また将来のことやいろいろな物事の面倒を見るために何かをしなければと考えるようになった、と話した。そして、このような思考が再び身体に緊張と動揺を生み出している、と。セラピストは、「あなたがすぐにやるべきことを考えたことに気づきましたが、それが緊張と動揺を生んでいるようですね。もう少しだけ楽な気持ちと一緒にいられますか？」と促した。クライアントは何度か試してみたが、そのたびに緊張と動揺を感じていた。そこで、セラピストはこう伝えた。「つまり、あなたが最も望んでいた『楽さ』を経験すると、すぐ緊張と動揺を感じましたね。これを何度も繰り返しているようです。

第6章　柱4：心理生物学的なシフトへの言及　■　175

もっと詳しく探求してもいいでしょうか？」。私たちは、クライアントが最も望んでいることに近づくにつれ、恐怖が現れて古い戦略に戻ってしまうという仮説を立てる。判断することなくセラピストはここで、つながりと断絶のプロセスの両側の関係に好奇心を呼び込む。

　柱4を使う絶好の機会は、クライアントが（柱1での）本来の意図と一致するような深い変化を経験しているときである。社交不安に悩んでいたあるクライアントは、「リラックスしたかかわり」の状態にいることを意図とした。セッション中、彼女は社交的な状況への怖れ、自分にかけるプレッシャー、人間関係で起こる内的な不快感について探求した。セラピストとの関係においても、彼女は用心深く、警戒していると感じていた。セッションの終わりに近づき、彼女がより大きな社会的つながりを感じることを邪魔しているパターンについて気づきを深めているとき、彼女は自分の身体に起きている大きな変化を感じ始め、椅子に背中を預けた。しばらくの静寂の後、彼女は言った。「私は自分の経験の中で休んでみたいです。自分の体験の中で寛ぐと、より大きなつながりを感じることができます。とてもいい気分です」。セラピストは、彼女が椅子で休んでいるのを静かに観察し、このような身体的なシフトを感じるためのスペースと時間を与えた。しばらくの静寂の後、セラピストはこう振り返った。「これがあなたの言う『リラックスしたかかわり』でしたか？」。

　脱アイデンティティは、生存戦略から、自分が最も望む在り方へとシフトするときに起こる。自分自身の中で最も信頼できるものとつながる瞬間は、変容をもたらす。クライアントは、つながりの状態を把握しようと努力し、それにしがみつこうとするかもしないが、それ自体が断絶の戦略の可能性がある。つながりの状態というのは、今この瞬間にしか起こらない。NARMのセラピストとして、クライアントがつながり、断絶する方法に、今この瞬間に取り組むことで、脱アイデンティティをサポートしていく。これは、このアプローチ自体の現象学的プロセスを反映している。そしてクライアントが経験していることに耳を傾ける。クライアントの内面で何が起こっているのか、常に好奇心を持ち続ける。また組織化、成長、回復、内的自由へと向かう動きの、より深い力動に心を配り続けていく。

> **リフレクティブエクササイズ**
>
> このエクササイズは、パートナーとやりましょう。
>
> - パートナーに、もっと明確にしたい、あるいは悩んでいる特定のテーマを一つ選んでもらうとよいでしょう。例えば、「友達との関係で不安になるのをやめたい」など。
> - あなたの意図は、次のことをシンプルにすることです。
>   1. このテーマがどのように展開されるのか、生活にどのような影響を与えるのか、何が変わればいいと思うのか、について質問します。
>   2. 心理生物学的なシフトがあれば、それに言及します。
> - おそらく、表情が柔らかくなった、目に涙を浮かべた、呼吸が深くなった、安堵や希望の表情をした、アイコンタクトが増えた、当該テーマの新しい捉え方に気づいた、などがあるかもしれません。これらの変化を、解釈することなく、ただ気づいたことを描写するようにしましょう。
> - それに関しての感想を聞いてみましょう。
> - あなたにとって、ただ好奇心を持って、これらの（しばしば微妙な）シフトに言及することは、どうだったかに気づいてください。
> - つながりと断絶の状態の間で、何か変化がありましたか？
> - この小さなエクササイズで、テーマに関連して、パートナーにどんな影響がありましたか？

柱4の治療プロセス

　では、どのようにして柱4の適用を開始するか？　ここでは、NARMセラピストが心理生物学的なシフトをどのように言及しているかを二つの例で紹介していこう。つながりの瞬間が二人のクライアントにはかなりあることが分かるだろう。セラピストがクライアントの心理生物学的能力の向上をサポートするために、どのように「柱4」を使っているかに注目してもらいたい。

最初のクライアントの例は 40 歳女性で、虐待的な結婚生活から抜け出し、シングルマザーとして人生をやり直そうとしている。彼女の願いは自分の人生に自信を持ち、自分と子どもたちのために、より健康で幸せな人生を切り開くことである。彼女は結婚生活から離れると同時に、原理主義的な宗教団体からも離れた。その団体で彼女は、女性とは何か、夫や家族、地域社会にどのように奉仕しなければならないかについて「教え込まれた」と感じていた。次のやりとりは、セッションが終盤に差し掛かった時のものである。

クライアント：自分を小さくしてしまうパターンが、つい最近まで続いていたことに気づき、それを変えるようになりました。
セラピスト：パターンを変えるためにやってきたことは、結婚生活におけるあなたの決断に影響しましたか？
クライアント：はい、そうです。
セラピスト：私が尋ねたとき、あなたの顔が少し明るくなっているように見えたのですが。自分を小さくするパターンを変えることについて、今のお気持ちはいかがでしょうか？

[私が観察したシフトについて質問していることに注目してもらいたい。クライアントのあらゆるレベルの経験を追跡している。この瞬間、私は主に、彼女の顔と目に現れた明るさに気づいた。多くのクライアントは素通りしてしまいがちなので、ペースを落として尋ねた。彼女は、古いパターンを変えたことで、自分と子どもたちのために重要で前向きな人生の決断をしたことを認めた。内的な変化の可能性を確認することで、このクライアントの自己感覚をサポートできるかもしれない。私たちは、この統合の可能性へとつながる機会を見つけたい]

クライアント：やっと言えます。「私は実際にここまで前進してきたんだ。ここまでステップを踏んで。起こるままにただ任せたのではない。自分で選んだことなんだ」って。だから、視点を変えることができたのは、とても大きかったです。
セラピスト：遂げた進歩や、自身のためにしている選択について話す

178　■　第 II 部　NARM の治療モデル

のは、あなたにとってどうですか？

クライアント：実際、本当に励みになります。

セラピスト：「励みになる」感覚を感じると、内面で何に気づきますか？

クライアント：私は自分に「以前は自分を否定するパターンがあった」と言えるようになりました。そして、今はそんなに自分に否定的にならず、「これが私の現状だ」と言えます。他の人なら不安になるかもしれないけれど、私は違います。私はここにいます。そうなれたのは素晴らしいことです。とても大きなことです。

[他者がどう思ったとしても、自分で選択する体験が報告されている。他人の反応にかかわらず、彼女は今にとどまり、自身とつながっていることに大きな自信を感じている。今この瞬間の大きな変化と彼女の関係についてさらに考察していく]

セラピスト：あなたが自分自身のために成し遂げた大きな変化について、私と分かち合っている今、この瞬間に、あなたは何を感じていますか？

クライアント：何を感じているか？　面白いです。面白いですが、誇らしいと言えないんです。でも、誇らしいとは思っています。そう、頭では思っているんです。でも、自分自身に許すのは難しいです。それは本当に悲しいことです。だって、私は誇りに思っている！やり遂げた自分を誇りに思います。本当に辛かったし、一番大変だった。私はそれを乗り切るために徹底的に戦いました、そして私は正しいことをした。だから美しい経験なのに。

セラピスト：もしよろしければ、このまま少しお時間をいただいてもよろしいでしょうか？　何か他のことが出てきてもOKです。ちょっとだけ、その美しい体験や、あなたが打ち込んだすべてのことや、自身や子どもへの献身と一緒にいてもらってもいいですか？　そして、そのすべてと一緒にいることがどのようなことかに気づいてください。

[断絶が起こるかもしれないし起こってもよい、としていることに

第6章　柱4：心理生物学的なシフトへの言及　■　179

注目してもらいたい。最終的に私たちは、つながりと断絶の両方と
いられるようにしたいし、つながりの喪失を防ぐ方法として、人々
は断絶するのだ。よって、断絶の可能性があることを指摘しておき、
たとえそうなっても、私たちはこのプロセスに立ち会う]

クライアント：正直なところ、多くのパターンの変化に気づきました。
「ああ、私はダメなんだ」や「私は失敗した」がすぐ出てきます。今
はリラックスして、「これが私のプロセスで、ここが私のいる場所
だ」と言えるようになったのですが。「他の人の枠にはめる必要はな
い。ここが私のいる場所だ」と。そして、そこに落ち着くことがで
きるようになったと感じています。

[彼女は内的な落ち着きを感じている。私は彼女ができるだけそれ
と一緒にいられるようにサポートしたい]

セラピスト：そうです。そのことを感じながら、感情や身体がどうあ
るかに気づいてください。
クライアント：かなり不快な感じです！　正直なところ。なんだか
……そう！
セラピスト：〈不快さと〉またつながってくれて、うれしいです。ぜひ、
それと一緒にいてみてください。

[セラピストのシンプルな自己開示と、ペースを落とすことで統合
のための時間を確保していることに注目してもらいたい]

クライアント：不快そのものです！
セラピスト：私たちが以前学んだように、あなたが不快だと感じるとき、
つまり自分の強さを感じると別の部分が現れて妨害する、というこ
とです。

[彼女が自分自身の中でより強く、より落ち着いていると感じてい
ることと関連している断絶について、私がどのように注意を促した
かに再度注目してもらいたい。これは、彼女が自分自身のために経

180　■　第Ⅱ部　NARMの治療モデル

験しているすべての新しい文脈の中、彼女を動けなくしている古い
戦略について、気づきを促している]

クライアント：はい、そうですね。
セラピスト：では、ただ、不快な感じと一緒にいると、何が起こるか
　気づいてみるのはどうでしょう？

[統合をサポートするためには、時間とスペースを与えることが重
要である。繰り返すが、クライアントはしばしば他のことに移りた
がるので、今この瞬間の体験と一緒にいるように誘ったり指示した
りすることが必要である。私たちは、クライアントを特定の体験に
引き込もうとするのではなく、クライアントがこの瞬間に体験して
いる現在に留まる機会を、サポートしていく]

クライアント：誇らしい気分です。とにかく自分を誇っています。自
　分の身体が強く感じられて、誇らしい！
セラピスト：あなたが自分に誇りを持つことを許しているのを見て、
　とても感動しました。また、あなたが自分自身にそれを許すとき、
　あなたが明るくなったことに気づきました。

[再び簡単な自己開示をして、観察したことをただ伝える]

クライアント：はい、これは本当に大変なことでした。私はここまで
　来たんです。そして、これから人生を歩んでいく上で、土台にして
　いけると思っています。

　私たちは柱4の介入が、実際に観察したことを説明するもので、解釈
はしていないことを強調したい。セラピストは好奇心を持ち続け、クラ
イアントが自分の体験に意味を持たせることをサポートする。そしてあらゆ
るレベルの経験を追跡し、観察したシフトについてセラピストは言及する。
このやり取りを通して、どのようにつながりと断絶を追跡しているかに
注目してもらいたい。断絶の戦略が生じる可能性があることを予測し、ク
ライアントが深いつながりというリソースを統合することをサポートしな

第6章　柱4：心理生物学的なシフトへの言及　■　181

がら、古い断絶の戦略という文脈の中で言及している。最後にセラピスト
は、クライアントの体験に自分がどのように影響を受けたかを開示しなが
らも、クライアントのプロセスにコメントしたり、応援したりしないよう
留意している。セラピストは、クライアントが深い意味で自分とつながっ
ていくのを見ながら、感動を覚えている。間主観というものを体現化しな
がら、心からの彼女への反応を共有することを選択している。

　二人目のクライアントは 27 歳の男性で、人間関係においてより親密に
つながることを望んでいる。彼は、職場、家族、友人、そして恋愛におい
て、困難を経験してきた。彼の家族は米国に移住し、全員が文化的、世代
間トラウマを経験している。このやり取りは、セッション終盤のものであ
る。

セラピスト：今、どんな感じですか？
クライアント：もっとつながっていられるようになりました。断絶す
　ることが少なくなりました。

> ［ここで、彼はシフトに言及した。私たちは、人間関係の中で彼が
> どのように断絶するかというパターンを探っていた。よって今は、
> つながっているという経験について言及したい］

セラピスト：もっとつながることができるようになり、それほど断絶
　しなくなったことに気づいたのはどうですか？
クライアント：いい感じです。
セラピスト：あなたの身体について観察したことを共有してもいいで
　すか？

> ［私がどのように許可を得ているか、注目してもらいたい。フィー
> ドバックに対してクライアントがオープンであることを確認するこ
> とは、非常に有益だ。つながりをサポートし、信頼を確立するのを
> 助ける］

クライアント：はい、もちろんです。
セラピスト：あなたの顔や目が、私には柔らかく見えます。あなたに

182　■　第 II 部　NARM の治療モデル

とってはどうなのか分かりませんが、私は柔らかさに気づきました。

［私は自分の観察を説明し、彼の内的な体験がどうであるか憶測で
話さないよう注意している］

クライアント：そうですね。泣いた後なので顔がほぐれたかもしれません。

セラピスト：おっしゃる通り、あなたはたくさんの痛みを抱えてきました。また、そのために自分を批判し、責めてきたという話もお聞きしました。しかし、あなたがこの痛みを抱えていることには、本当に重要な機能があったのです。お母さんから教わったと言っていましたが、あなたの文化にはこのようなパターンが深く根づいているのですね。

クライアント：そして、彼女の母がそれを娘に教えたんです。そして、私の父の母が息子に教えたといった具合に。私たちは皆、同じメッセージを受け取ってきたのです。

セラピスト：メッセージ、そうですね。私の考えでは、痛みからあなたを守るのに役立った断絶の戦略を、捨てないことが重要だと思います。なぜなら人から批判されることもありますし、それ以上に脅かされることもあるのではないでしょうか？　そんなとき、自分を守るための戦略が必要なのです。いかがですか？

［これは、つながりと断絶の関係を追跡すると同時に、心理教育の
例でもある。私は、彼が自分を批判し、憎み、家族内でも用いて
きた断絶の戦略をノーマライズしている。ここで、以前も議論した、
有色人種であり米国に住む移民家族である彼には、直面する現実的
な脅威があるという重要な背景に言及している。彼は他人の判断が
気になると言っていたが、そのような認知と本当の脅威を区別す
る方法を学び続けることが、彼のこれからの取り組みになる。現実
の脅威にさらされたとき、彼は自分を守るための戦略を必要とする。
しかし、他の人とつながろうとするとき、これらの戦略は彼の邪魔
になる］

第6章　柱4：心理生物学的なシフトへの言及　■　183

クライアント：すべてに納得です。

セラピスト：しかし、私たちはこのような戦略に支配されたくないのです。特に、私たちがつながりたい、つながれるほど安全だと感じている環境では。

[心理教育をはさむ]

クライアント：要らないですね。

セラピスト：そう、必要なときと必要でないときの調節を学んでいますね。

クライアント：はい。

セラピスト：ご両親はできる限りのことをされていたのでしょうが、その戦略を調節する方法を学ぶためのサポートはなかったかもしれません。

[つながりを保つことの難しさが、セッションの全体的なテーマである。ここには、世代間の重要な考慮事項がある。それが彼にとってどれほど大きなことなのか、その瞬間に感じ取ることができた。そして、つながりが起きた]

クライアント：はい、彼らは明らかに、他人にオープンになることに苦労してきました。人を受け入れることに警戒していたのがよく分かります。でも、私は人とつながりたいし、受け入れたいのです。自分のニーズに対して防衛していた部分があったとは気づきませんでした。自分の戦略が邪魔にならないようにしたいんです。人間関係にオープンでありたいのです。

セラピスト：それは、あなたが自分に切り開いたものですね。

クライアント：確かに自由を感じます。自由にはたくさんの層があるんですね。

　この例では、セラピストは統合をサポートするために、セッション全体からさまざまな断片をつなぎ合わせている。さらに、セラピストは統合を強化するために、心理教育的なコメントを使用している。適応的生存戦略

184 ■ 第Ⅱ部　NARM の治療モデル

に対する敬意と尊重は、クライアントが自分の経験に対して異なる関係を築くための重要な要素となった。つながりを求める自身との関わり方について新たな可能性を与えるだけでなく、彼の仲間との関係にも影響を与えるかもしれない。適応的な生存戦略の世代間伝播を理解し、それが関係性にどのような影響を与えたかを理解することは、真の変容につながる。

柱 4 の言語例

心理生物学的なシフトに言及する際の NARM の言語例

- 内側では、どんなことに気づいているのでしょうか？
- それと一緒にいるために、ほんの少し時間をとっても大丈夫でしょうか？
- それを受け入れるのはどんな感じですか？
- 「いい感じ」をどのように体験しているか、ぜひ気づいてみてください。
- そう言うと、あなたがまた笑顔になっているのに気づきました。
- あなたの姿勢がよくなっているのに気がつきました。
- あなたの目には、涙が浮かんでいますね。
- 今、あなたが笑っていることに気づきました。
- 気がつくと、あなたはゆっくりになって、周りを見ているようですね。
- 目を合わせたり、目をそらしたりしているようですが、自由にそれをやっていいと許可してみるとどのような感じですか？
- 安全を保てるという実感が湧いてきたようですね。
- ——をもっとあなた自身に許可できているような気がします。
- 今、さらに自分とのつながりを感じているようですね。
- 今、この瞬間に、もう少しいられるようになったら、どんな感じなのか、ぜひ気づいてみてください。
- 定着して統合するために必要な時間をとってください。
- まず落ち着き、そして少し収縮するのですね。
- 落ち着くたびに、その後に少しずつ緊張が続くのに気づくのは、とても助けになると思います。そして、その緊張に巻き込まれることなく、いかにしてその緊張が通り過ぎるか、が課題なのです。

第6章　柱4：心理生物学的なシフトへの言及　■　185

- 前回、気楽さを感じたとき、あなたは不安を感じ始めました。今回は何が起こっていますか？
- これをあなたが受け入れているのを見ると、うれしいです。
- あなたが共有してくれたことに感動しています。

柱 4 の治療的近道

- 柱4では、より大きなつながりと組織化に向けた心理生物学的なシフトを特定し、言及し、強化することによってクライアントをリソーシングする。
- 私たちは、古いパターンやアイデンティティから抜け出る身体的、感情的、認知的、行動的、関係的、霊的なシフトを追跡していく。
- 私たちは、つながりと断絶の状態を追跡する能力を含む、二重意識を支持していく。
- 私たちは、断絶の戦略という文脈において、瞬間としてあらわれたつながりに言及する。
- 柱4は、新しい神経回路や生理学的回路へのつながり、**再組織化、統合、変容**のための時間を確保することの重要性を認識しサポートする。
- 私たちは、ソマティックなシフトが起こったことを言及することで、体現化が進む可能性を支持していく。
- 心理生物学的なシフトを観察するとき、私たちは解釈するのではなく、ただ観察し、気づいたことをクライアントに言及する。
- 私たちは、すでに確立された心理生物学的能力と、まだ発展途上にある能力について気づきを促す。
- 心理教育、ノーマライゼーション、適切な自己開示がプロセスの一部となる。
- エイジェンシィや心理生理学的能力が向上し、脱アイデンティティという重要なシフトの後、当初の意図（「契約」）を振り返る。
- 第4の柱は、流れ、つながり、健全さ、活力といった状態に耐えられるようクライアントの能力をサポートし追跡していく。

柱4の演習

　クライアントと、あるいははじめは同僚との間で、以下のステップを踏んでみてください。

1. クライアントに、リソースとなる肯定的な関係や生活状況について話してもらいます。
2. 1. について詳しく説明してもらいます。振り返ることで、内的にどう感じるか、できるだけ詳しく話してもらいましょう。
3. 落ち着く、リラックスする、柔らかくなる、微笑むなど、つながりへの心理生物学的なシフトが観察されたら、それを追跡します。
4. 適宜、観察したことを、解釈を入れずに簡潔にクライアントに伝えます。
5. 振り返ってみてどうか、特に気づいた内的の変化について注意を払うように促します。

第7章

NARM感情完了モデル

　セラピーを終えると、私はより生き生きとしていました。勇気が湧いて
きて。感情の幅が広がることでその舵取りができるようになり、物事に
対して異なる行動をとることができるようになったのです。そして、自
分の能力に集中できるようになりました。診断、課題、そして制限など
ではなく、自分のリソースや能力に注目することが何より役に立ちまし
た。NARMのプロセスは、私の人生のあらゆる分野に影響を及ぼしていま
す。以前は、私の感情のパレットには白、黒、グレーしかありませんでし
たが、今では色に溢れています。そして最も重要なことは、筆を操るのは
私だ、ということです。

NARMのクライアント

　早期のトラウマとは、心の傷のことである。子どもが、サポートや優し
さ、愛情を求めて世界に手を伸ばしたとき、アタッチメントや環境の失敗
という悲劇に直面すると、無力感、無希望、絶望を経験することになる。
痛みやさらなる喪失から身を守るために、子どもたちがとる生存戦略は、
自分の心から断絶することである。そして成長するにつれても、自分の感
情から断絶するという戦略を使い続ける。感情との断絶は、大人になって
からの困難や苦痛を生み出し、人間関係、健康、幸福に長期的な影響を及
ぼす。充実した人生を送ること、それは経験によって感動することで、自
分と他者とをつなぐ感情によるものである。本章では、複雑性トラウマを
解決し癒すための「神経感情関係性モデル」の中心的要素である、感情完

188　■　第Ⅱ部　NARM の治療モデル

了の臨床モデルを中心に解説していく。

リフレクティブエクササイズ

　感情に関するこの章を始めるにあたり、ぜひ、少し時間をとってみてください。

- あなたの人生で、親密なパートナー、友人、親、その他の家族のメンバーなど、他者に心をオープンにしたポジティブな経験。
- 自分の心をオープンにした体験を振り返りながら、それが自分にどのような影響を与えるか、ぜひ気づいてください。
- また、このエクササイズが今後の人生にどのような影響を与えるか、考えてみてください。

　人間の感情世界は複雑である。感情の豊かな内的景観を捉えようとする多くの心理学の理論が存在する。感情は、自己を組織化し、他者や世界とどのように関わるかにおいて中心的な役割を果たすことが証明されている。[1]感情は、神経生物学や、アタッチメント、行動、動機づけ、知覚、注意、学習、記憶を調整する内部システムを形成する役割を担っている。早期トラウマに起因する未解決の感情は、無秩序を引き起こす。ここでは、未解決の感情が子どもの発達にどのような影響を与えるかを理解していく。NARMの感情完了モデルは、未解決の感情を特定し、つながり、統合して、複雑性トラウマの解決や真の自己へ再びつながるといった重要な役割を果たす。

　次の二つの図は、安定型アタッチメントの発達と、発達性トラウマで起こることを対比している（第2章参照）。一次感情が子どもの自己感覚の発達にいかに中心的役割を果たすかについて、説明しよう。

　最初のイメージでは、子どもは栄養補給などの基本的な生存欲求に始まり、中核欲求で世界と出会う。感情は、子どもの基本的な欲求を伝えるための手段である。大人は、赤ちゃんが泣いたりむずかったりを「うるさい」と思うかもしれない。しかし、この行為は、「構ってほしい」という

第7章　NARM感情完了モデル　■　189

欲求を、まだ言葉を持たずに精一杯表現しているのである。多くの場合、赤ちゃんがこのようなコミュニケーションをとるのは、お腹が空いていたり、疲れていたり、着替えや移動が必要だったりするためである。子どものむずがりは、怒りの初期段階である抗議の形である。子どもは苦痛を感じているとき、環境に影響できるよう抗議する。環境に対する子どものメッセージは、「自分の必要としているものに気づき、それに対処してほしい」、ということである。

　比較的安全な環境で育ち、同調した反応がある場合、私たちが「安定型アタッチメント」と呼ぶように、子どもは基本的な欲求を認めてもらえ、それに同調してもらい、そして満たされる。子どもたちが自分の欲求へのサポートを求め、適切に満たされると、感情の反応は完了する。欲求が満たされたことで、感情はその目的を果たし、もはや活性化する必要はない。生後3カ月の子どもがお腹が空いていることに、養育者が気づいて対応すると、泣いたり怒るのをやめる。抗議により、適切な環境反応を得ることに成功したのだ。子どもは、自分の欲求が満たされた後、環境に対してコミュニケーションを取り続ける必要はもはやない。その代わり、子どもは探索や遊びに集中してエネルギーを注ぐことができる。同調のある育児とは、子どもが発達の各段階で経験する課題に合わせて関わることである。それが子どもの最適な発達をサポートする。

　しかし、アタッチメントや環境の失敗を経験すると、子どもは自分の欲求やそれに伴う感情を遮断しなければならない。ベビーベッドに横たわった子どもが、誰かに構ってほしいと泣き叫んでいる様子を想像してもらいたい。満たされない欲求を伝えるために貴重な生命エネルギーを使い続けると、ある時点で子どもは代謝のリスクに直面する。ネグレクトや慢性的

安定型アタッチメント

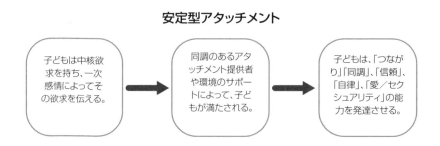

な虐待の場合、子どものニーズが満たされない、少なくともタイムリーかつ適切な形ではないことがほとんどだ。また、虐待や暴力の場合、子どもの感情的コミュニケーションは、有害な報復を招くことがある。親が子どもを単に泣き止ませたかっただけだった、という悲劇が、揺さぶられっ子症候群という形で多発している。アタッチメントや同調に失敗した環境では、感情的な反応を遮断し、断絶することは幼い子どもにとって生存戦略なのである。

心理学者たちは、基本的なニーズが満たされることを期待せずにあきらめることを、**学習性無力感**と呼んでいる。また、**成長不全**は、極端にネグレクトされ、トラウマを抱えた子どもたちが、基本的な発達段階をクリアできず、生きる意欲さえ失ったように見えることを表す言葉として使われている。子どもが環境に影響を与えるためにできることが何もない場合（これがエイジェンシィの崩壊の起源となる）、耐え難い苦痛と絶望を管理する方法として、あきらめ、虚脱し、感情から断絶する（これが感情の抑圧の起源である）。

二つ目の図では、子どもが断絶するために用いる戦略が、能力を発達させることへの害を招くことを示している。このことは、小児期逆境体験（ACEs）に関する研究で明示されている。本章では、この発達過程における感情の役割に焦点を当てていく。感情の表出は、子どもたちが自分の欲求を他者に伝える手段である。環境的な失敗に直面し、中核欲求が満たされないと予想される場合、子どもたちは感情そのものを脅威と関連づけるようになる。そして生存戦略として、真の感情から断絶することを学ぶ。子どもたちは、本物のつながりやコミュニケーションの代わりに、生存の

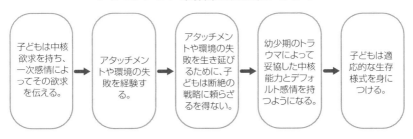

アタッチメント、関係性、発達性トラウマ

第7章　NARM感情完了モデル　■　191

ためのメカニズムとして断絶に頼るようになる。籠に入れられた鳥が飛び出しても探求しようとしなくなるように、子どもたちも欲求や感情を遮断し出すのは生存の理にかなっている。しかし、人間にとって、この生存メカニズムには大きな代償がある。ACEsピラミッドで説明されているように、早期トラウマは、その後の人生で心理的、社会的、生理学的な病と関連してくる。適応的生存様式は、人生を阻害し、継続的な苦悩をもたらし、その人にセラピーなどの治療の必要性をもたらす。

リフレクティブエクササイズ

自分の感情との関係、つまり感情とのつながり方と断絶の仕方について、少し時間をとって考えてみてください。

- **感情とのつながり**：喜び、感謝、愛などの「ポジティブ」な感情と、恐怖、怒り、悲嘆などの「ネガティブ」な感情のいずれであっても、あなたの感情があなたの大人としての生活にどのように貢献し、豊かにしてくれるかについて、考えてみましょう。あなたの社会生活を支える感情の役割について考えるとき、あなたが身体的、感情的に経験することに注目してください。
- **感情からの断絶**：避けたり、押し殺してきた感情について振り返ってみてください。感情からの断絶について考えるとき、あなたは何に気づいていますか？

人間はさまざまな感情を経験するが、私たちは、環境の失敗に直接関連する二つの主要な感情、すなわち**怒り**と**悲嘆**に焦点を当てる。子どもにとって、**怒り**や**悲嘆**は、体験するにはあまりにも脅威的に感じられるため、これらの感情は意識から「ないもの」にされるようになる。怒りや悲嘆という本来の感情は、分裂され（スプリッティング）、抑圧され、否定され、解離され、置き換えられ、症状となり、その他の有害な形で歪曲される。子どもが真の感情とつながるのが安全だと感じられなくなると、生存、成長、幸福のための基本的欲求を環境に伝える手段として、感情を使うこと

ができなくなる。真の感情は、未完了で解決されないものとして、子どもの脳と体に刻み込まれることになる。そして大きな代償を伴うものとなる。

　怒りや悲嘆といった未解決の感情反応を解決することは、発達性トラウマのパターンを癒す上で中心的な役割を担う。他の感情もトラウマを癒すのに重要な役割を果たすが、ここでは主に、NARMが未解決の怒りと悲嘆をどのように扱うかに焦点を当てる。しかし、怒りと悲嘆について述べる前に、発達性トラウマにおいて**恐怖**と**不安**が果たす役割についても認識しておくことが重要である。

恐怖と不安

　NARMでは、恐怖と不安を区別する。**恐怖**は、潜在的な生死の脅威への反応である。恐怖はショックトラウマへと密接に関連しており、即座の反応を必要とする。恐怖の機能は、即座に生命の脅威に反応する神経生理学的システムを起動させることである。森の中で熊が飛び出してきたら、恐怖が引き金となって脅威反応システムが作動し、生存の可能性を最大限に高める。恐怖は、闘争、逃走、凍りつきという基本的な生存反応を司る皮質下脳のプロセスを活性化させる。

　子どもにとって、環境の失敗は恐怖の引き金になる。アタッチメント喪失の脅威は、幼い子どもにとって唯一最大の恐怖である。養育者に100パーセント依存して生きている子どもにとって、関係喪失は最も大きな恐怖と言える。大人になると、生存のために他者に依存することは少なくなる。関係喪失は大きな打撃にはなるが、ほとんどの場合、致命的な脅威ではない。実際大人たちは、親を失っても喪失から生き延びている。大人にとって関係喪失がいかに辛いものであっても、ほとんどの場合、それは恐怖ではなく不安となる。大人にとっても、致命的な脅威となり恐怖反応を引き起こすショックトラウマは数多く存在するが、複雑性トラウマの症状を引き起こす原因の多くは不安であり、未完了の感情反応と関連している。

　不安のプロセスは、内面で起こる脅威に関連しており、それはすぐに命にかかわる脅威ではなく、自己感覚の安全というものへの脅威である。これは、自分の身に起こるかもしれないという、予期された脅威として現れる傾向がある。私たちはこれを**未来の記憶**と呼ぶが、すでに自分の身に起こったことの未来への投影である。未来記憶は「内的作業モデル」と相関

第7章　NARM感情完了モデル　■　193

する。早期における発達が、自分自身をどのように見るか、また自分が他者にどのような期待を抱くかを説明するのに役立つ。[2] 例えば、養育者から拒絶された子どもは、自分は愛される価値のない人間だと思い込み、人間関係で拒絶されることを心配しながら大人になっていくかもしれない。そして大人になってから、自分をとても大切にしてくれて、拒絶などしないパートナーと交際したとしよう。しかし、いかなる拒絶もないという証拠があろうとも、たとえパートナーから何度説得されても、いずれ拒絶されると思い込んで関係喪失の可能性に強い反応を示す。現実の、あるいは想像上の見捨てられは、強烈な感情や行動を引き起こす。

　私たちは**不安**という心理生物学的反応を、未解決で注目する必要のある内的な何かについて教えてくれているという精神分析の用語である**不安信号**のように扱う。[3] 一般に大人にとって未解決なのは、幼少期に十分に満たされなかった基本的な欲求や感情と関係している。さきほどの例で言えば、幼少期には「受け入れてもらいたい」「安全につながっていたい」という欲求が十分に満たされなかったため、悲嘆や怒りといった未解決の感情が生まれた。大人になると、親密な関係で安心してつながろうとして不安を感じるようになる。このような観点から見ると、不安自体が問題なのではなく、不安とは、何か問題があることを伝えるコミュニケーションなのである。私たちは、不安とそれが伝えようとしていることにもっと深く耳を傾けるよう誘う。これは、身体の特定の部分に注意を払う必要があることを知らせてくれる痛みの反応と似ている。

　これから説明するように、不安はたいてい、怒りや悲嘆が発生していることを示すサインである。さきほどの例では、この人が子どもの頃に感じたであろう拒絶の深い痛みが想像できよう。そのとき、子どもが安心して伝えることができなかった強い感情があったのだろう。そして親密な関係になることが、未解決の感情を引き起こす。不安という形でシグナルを発する一次感情に働きかけることで、私たちは、クライアントを苦悩に取り残している未解決の感情パターンを解きほぐし始めることができる。

　不安が未解決の感情としての信号である可能性があるもう一つの例は、生涯にわたっての強い社交不安を抱える場合である。あるクライアントは、新しい友人に出会い、その人を夕食に誘うことを思いついた。しかし彼女は招待しようとするうちに、不安を感じるようになった。未来記憶は強く、「誘ったら断られる」と思い込む。不安はもちろん、現在の迫りくる脅威

194　■　第 II 部　NARM の治療モデル

に基づくものではない。現実には、新しい友人は、おそらくとてもつながりを持ちたがっていて喜んで食事に来るだろう。しかし、クライアントは、現実を歪んだ方法で認識する。例えば、友人は本心では気が進まないのに、やさしいから行きたいと言うだろう、などだ。この歪んだ認識に基づいて、彼女は心臓が高鳴り、手のひらに汗をかいたりといった生理学的な反応が出る。そうして深呼吸をした彼女は、すぐに劇的な反応をする自分を責めて恥じるかもしれない。未来記憶を反映した不安において、人は子どもの意識のフィルターを通して現在を見る。この場合、クライアントは不安のあまり、結局食事に誘うのをやめてしまい、有意義な友情を逃す可能性がある。

　その人の現在の生活において、不安は現実とは無関係であることが多い。仮にこのクライアントが、食事に誘ったときに断られたとしても、それは子どもが全面的に依存している養育者に拒絶されるのとは違う。現実には、大人はさまざまな場面で拒絶されるものだ。それでも大人は、依存が必要で無力な子どもの頃とは大きく異なり、拒絶を管理する能力を持っている。繰り返すが、不安は実際の脅威と関係がないため現実的ではない。よって不安が引き起こされるとき、それは取り組む必要があるアイデンティティの歪み、断絶、自己否定、無秩序などの根本的な未解決パターンを示している。

　私たちは、クライアントをさらに不安の中に引きずり込むことは望んでいないが、未解決の根本的な内的力動は理解したい。クライアントが自分の不安が何を示しているのかを知る手助けをする方法としては、不安に関して好奇心を持つようにすることである。そして「何を恐れているのだろうか？」「不安を引き起こしている根本的なものは何なのか？」を考える。

　不安はしばしば、クライアントが中核ジレンマに近づいていることを示すものである。例えば新しい人間関係で心を開くと、拒絶されたり見捨てられたりするのではないかと不安になる。今この瞬間に経験する不安は、過去の経験に関連する未解決の感情である。クライアントの不安を探ることで、私たちはクライアントが未解決の一次感情とつながるのをサポートする。

　不安は、根底にある欲求と捉えることができる。隠された欲求とは、幼少期のトラウマの解決である。不安から逃げずに、不安に耳を傾けて何を伝えているのかを理解すればするほど、不安は静かになっていく。

第7章　　NARM感情完了モデル　■　195

> ## リフレクティブエクササイズ
>
> 少しの時間でいいので、振り返ってみてください。
>
> - 自分と不安との関係。例えば、人間関係、仕事、人生の決断など、あなたが不安に感じていることを具体的に挙げてみてください。
> - あなたの不安は、どんな深い欲求や感情を示しているのでしょう?
> - それを特定できたら、不安の根底にある、より深い欲求や感情に気づくことができますか?
> - 不安と自分の関係を振り返ると、内面では何に気づきますか?

怒り

　不安が、たいていは満たされていない欲求のシグナルであることを理解すれば、そのもとにあるのは未解決の抗議である。中核欲求が常に満たされていない子どもたちは、怒りや抗議を封印する。交感神経系が関与する怒りの感情は、幼い子どもにとってはあまりにも脅威である。だから、怒りの感情を内側に向ける。年齢が上がるにつれて、抗議や怒りはあきらめや虚脱に取って代わられる。よって大人になって怒りを感じ始めると、そこから断絶し、不安を感じるようになる。多くのクライアントは、不安を認識することはできても、その不安の原動力となっている未解決の抗議とつながることに苦労する。これから説明するように、未解決の抗議である怒りに再びつながり、統合することは、クライアントが自己との関係を根本的に変化させるための重要な要素である。

　アタッチメント喪失や環境の失敗に直面したとき、子どもは抗議する。養育者に対して怒ることは決して第一選択のものでなく、その本来の目的は自分の欲求に応え満たしてもらうために環境に影響することである。したがって怒りの表現である抗議は、「今起こっていることはOKではない」と周囲に伝えるためのものである。このように考えると、欲求が満たされていないという失敗に対して怒りの感情を活性化させることは、子どもの

欲求の表現であり、それを満たそうとする試みである。

　幼い子どもは、ご飯が与えられたり、抱っこされたり、なだめられたりするのが当然だと感じると、誰かがその基本的な欲求に応えてくれるまで叫ぶ。そこには意図があるからだ。養育者がその欲求に同調することができれば、感情的な反応は完了して、抗議は成功したことになる。もし、その欲求が満たされなければ、抗議は失敗し、中核欲求は満たされないままとなる。これは、子どもにとって脅威と感じられる。そうして抗議が強まり、攻撃や怒りに変わる。しかし多くの場合、誰かが自分に関心を向けてくれるという希望を捨て、子どもは自分の中核欲求やそれを表現する感情から断絶することを学ぶ。

　前述したように、養育者に対する抗議や怒りは、幼い子どもにとっては怖いことだ。多くの幼い子どもにとって養育者に対する怒りは、報復を引き起こす可能性があり、現実的な脅威となる。さらに、交感神経の興奮を抑えられない幼い子どもにとって、怒りの感情は非常に強いため、圧倒させられる可能性がある。

　養育者が抗議に応じてくれないと、子どもには耐えられない葛藤が生じる。子どもは、養育者に対する愛情と激しい怒りを同時に抱くことはできない。養育者への怒りは、子どもにとって大きな脅威だ。このジレンマに対処する方法のひとつが「分裂（スプリッティング）」である。第2章で述べたように、子どもの視点に立てば、愛情のない親のもとで愛情のある子どもになるより、愛情のある親のもとでの愛情のない子どもになる方がよいのである。もし子どもが、養育者が自分を愛する能力がないとして経験したら、全く希望がなくなる。

　子どもにとっては、分裂と「悪い自分」を同定することで、希望を持つことができる。養育者に嫌われている自分を取り除くことができれば、自分は愛されるのだと想像できる。あるいは、養育者の期待に応えようと一生懸命になれば、愛されるようになるのだ、と。環境の失敗を自分の失敗として内面化することで、恥に基づくアイデンティティを持ち、自分が保たれて希望が維持される。それはすなわち、アタッチメント関係を守ることになる。世界にはまだ愛があるという可能性が残される。不良品、欠陥品、愛されないと感じることは苦痛だが、もしかしたら自分を直せるかもしれない、そうすれば愛されるかもしれない、という希望が持てる。

　この恥に基づくプロセスは、経験の要素を分裂させ、意識から排除する

ものである。自分を恥じることは、子どもにとって自分を守るための副交感神経による遮断のプロセスである。前述のように、直接体験したり表現したりすることができない抗議や怒りは、しばしば不安につながる。子どものとき、または大人になってから、さまざまなアクティングインやアウトという形をとるようになる。子どもの場合、他者とつながれない、ひきこもり、退行、自傷行為などのアクティングイン、そして、殴る、叫ぶ、嘘をつく、いじめるなどの反抗的・挑戦的行為であるアクティングアウトが見られる。大人の場合は、自己羞恥、自己嫌悪、共依存、摂食異常、薬物使用、自傷行為などによるアクティングイン、非難、支配、操作、虐待、暴力などのアクティングアウトへと変わっていく。

　例えば、慢性的な同調の失敗と虐待を受けて育ったクライアントは、根底にある怒りに対処する方法を学べず、代わりに怒りから断絶することを学んだとしよう。大人になった彼女は、自分自身を常に批判し（アクティングイン）、他者を批判する（アクティングアウト）のに悩んでいた。彼女は、自分の未解決の怒りをどのように投影しているのか、また、アクティングインとアクティングアウトのパターンが未解決の怒りとどのように関連しているのかに気づいていない。セラピストが自分や他者への攻撃の強さに言及すると、彼女は自分が怒りっぽい人間であると、さらに自分を攻撃したり（アクティングイン）、自分を怒らせたとして他者を責めたり（アクティングアウト）するかもしれない。このように、欲求が満たされないことで怒りが活性化し、自分や他者に対して怒りの行動をするというサイクルが続くと、多くの心理生物学的な症状が現れる。根底にある怒りという未解決の感情に働きかけることなしに、症状に対処するのは非常に困難である。

　多くの症状や障害は、分裂し、意識から遮断された怒りのレンズを通して理解することができよう。投影やパラノイアをこのレンズを通して見てみよう。例えば、クローゼットの中を怖がる子どもがいるとしよう。自分の生活で何が起きても怒ることができない子どもは、クローゼットの中に怪物がいると投影するかもしれない。同様に、さまざまな投影、パラノイアや陰謀論などが、大人にも見られる。怒りの扱い方が分からないと、怒りから断絶し、歪みを自分や他者に向けることになる。セラピストは、クライアントから次のようなことをよく聞くことがある。自分の「主治医」がマインドコントロールをしている、儲け主義だ、他に何らかの目的があ

るなど。これらすべては治療への疑念である。そして、治療関係の確立に困難をきたすこともある。

　子どもたちが環境に怒りを直接表現せず、環境の中でニーズを満たすために主張して行動する能力から断絶したとき、無力感、脆弱性、エイジェンシィの欠如を感じることになる。このことは、大人になってからも自分の人生を経験する方法として受け継がれる。クライアントが抵抗したり、敵対しているとき、その下には絶望があることが多い。

　子どもにとって、抗議はまず希望をもたらす。環境の不全に抗議できる子どもは、まだ希望の感覚、つまり外界の何かが変われば自分は大丈夫、という信念とつながっている。しかし抗議をあきらめると絶望感が生まれ、「外界は何も変わらない、自分は大丈夫ではない」という信念につながる。数年後、抑うつ状態のクライアントは、「何の意味があるんですが、それがどうしたんですか？」とか「何も変わらないですから」と言ってくる。これらは絶望の表れである。

　後に述べるように、クライアントが怒りという一次感情と再びつながることを支援することで、希望を再認識することができる。それはエイジェンシィ、自己決定、自己活性をもって、人生と向き合うことに自信を持つ大人の希望である。

リフレクティブエクササイズ

　ご自身の怒りとの関係を振り返ってみてください

- あなたは怒りやすいですか？
- 怒りの感情を抱くのに、多くのことが必要ですか？
- 怒りを感じたがらないでしょうか？
- 怒りを自分に向けるとき、それはどんな方法ですか？
- あなたが怒りを他人に向けるとき、それはどんな方法ですか？
- 怒りと自分の関係を振り返ると内面では、どんなことに気づきますか？

第7章　NARM感情完了モデル　■　199

悲嘆

　幼少期トラウマは子どもを怒らせるだけでなく、子どもの心を傷つける。子どもは、自分が環境に歓迎され、サポートされることを期待してこの世に生まれてくる。子どもの脳は、健全な発達をサポートするように他者と相互作用するよう配線されている。しかし、幼少期の環境が子どもの成長を妨げる場合、深い喪失感が生じる。

　前述のように最初は欲求を伝え、つながりの可能性を開始する方法として抗議が行われる。もし、その抗議に応じてもらえなかったり、支持してもらえなかったりすると、子どもはつながりやサポートが不可能であることを学ぶ。養育者が自分のニーズに同調し、サポートしてくれるという希望を失うと、深い悲嘆を子どもは経験することになる。

　悲嘆は、人間が取り返しのつかない喪失と折り合いをつける方法である。悲嘆のプロセスは、関係性の喪失を処理するものである。それは、人間が喪失を経験しても、なお生活を続けることができるという重要な生存メカニズムである。悲嘆は、私たちが前に進むのを助けてくれる。多くの西洋文化は悲しみを無視する傾向があるため、私たちは悲しみをネガティブな感情、避けるべきものとして捉えている。NARMの観点では、悲嘆とつながるための適切なサポートがあれば、悲嘆は心を開いて人生を肯定するものになる。私たちは、文化や伝統から、悲嘆が私たちの傷ついた心を癒すのに役立つととらえる。

　NARMでは、悲嘆は私たちと心を再びつながる感情とみている。柱1で、私たちは「心からの願い」という言葉を使っている。私たちは、セラピーのプロセスは、「もう一度自分の心とつながる」という大きな無意識の欲求、つまり「自分の心を探すこと」によって促進されると考えている。幼少期にトラウマを抱えた子どもは、生きるために「悲しみ」という核となる感情を断絶し、拒絶し、抑圧しなければならず、それによって自分のハートとの断絶を維持することになる。養育者が子どもの悲嘆と共にいてくれることが必要であるが、大人になってからは自分が悲嘆に暮れることで自分の喪失に立ち会うことができるようになる。このように、悲嘆は自分の心との再びつながることを可能にする。クライアントが失ったものを本当に悲しむことができたとき、深く心が開かれ、活力が生まれてくる。

　クライアントが怒りを完了して統合することが重要であるのと同時に、

200　■　第Ⅱ部　NARMの治療モデル

基本的な欲求が満たされなかったという根本的な悲嘆も感じる必要がある。子どもにとって、基本的な欲求が満たされないことは悲しい。さらに養育者と望んでいた関係、必要としていた関係を持てなかったことにも、深い悲嘆がある。この現実を受け入れることは、子どもの意識から大人の意識への移行の一部となる。大人には、深い喪失を悲しむ能力があり、感情の経験を生かして人生を豊かにすることができる。

　私たちが直面する臨床的な課題は、多くのクライアントが悲嘆から逃げることに慣れており、悲しむと底なしの絶望の淵に落ちてしまうのでは、と恐れることである。また、クライアントは、もし自分が泣き始めると泣き止むことができないのでは、と怖れている。私たちは、抑うつと悲嘆とを区別する。抑うつは、行き詰まり、絶望、無希望によるエネルギー的に虚脱した状態である。悲嘆は、成長、変容、再生のための新しい可能性でエネルギー的に活きている状態であるとみなす。悲嘆とは、喪失の完了であり、喪失と折り合いをつけるための方法である。悲嘆によって、人々は喪失に関連する痛みと再びつながり、それを処理し、人生を前進させることができるのだ。

　人は、喪失の体験を避けると心を閉ざすようになる。自分の心と断絶し、喪失感を感じることを避けて人生を過ごすと、痛みはとめどなく襲ってくる。確かに、悲嘆と再びつながることは苦しく痛みを伴うこともあるが、この核となる感情を否定することの終わりのない苦痛に比べれば、大きなことではない。

　このことは、2015 年に公開されたピクサーの映画『インサイド・ヘッド』で見事に描かれていた。映画では神経科学的な感情の理解を用いて、喪失に向き合わないと子どもに何が起こるかが描かれている[4]。主人公のライリーは引っ越しを受け入れることができず、悲嘆を避けるためにできることは何でもし、自分が絶望と抑うつに向かっていくのを体験する。しかしライリーが最終的に自分の悲嘆とつながり、喪失を受け入れると、全てが動き出す。この物語は癒しと関係性におけるつながりにおいて、悲嘆が重要であることを示している。

　個人が自分からの逃避をやめると、悲嘆は生命エネルギーに再びつながり、それを表現する役割を果たす。悲嘆に立ち会う能力が高まると、個人は優しさ、感謝、思いやり、愛など、他の感情を体験する能力も高まる。

リフレクティブエクササイズ

ぜひ、ご自身の悲嘆との関わりを振り返ってみてください。

・あなたは、重大な喪失の悲嘆を感じることを自分に許していますか？
・悲嘆を感じるのは、難しいですか？
・悲嘆と抑うつをどう区別していますか？
・あなたは、自分自身に完全に悲嘆を許した時を覚えていますか？
・悲嘆との関係を振り返ると、内面では何が起こりますか？

「一次感情」対「デフォルト感情」

　NARM では、人間の感情を「一次感情」と「デフォルト感情」として
二つに区別する。私たちは次のように問いかける。「この感情を感じるこ
とで、心理生物学的な能力が高まりますか（大人の意識）、それとも古い
適応パターンを動員するようになりますか（子どもの意識）？」「この感
情は、つながりと断絶のどちらをもたらしますか？」。

　一次感情は、自分自身とのより深いつながりをサポートし、脱アイデン
ティティを促進するものである。デフォルト感情は、私たちを古い生存様
式やパターンといったものに縛りつけ、断絶を強める役割を果たす。どん
な感情も、一次感情とデフォルト感情のどちらかになる可能性がある。さ
まざまな要因があり非常に複雑なプロセスではあるものの、その感情が断
絶の戦略を強化しているのか（子どもの意識）、つながりを強めて脱アイ
デンティティをサポートしているのか（大人の意識）に、治療上の焦点は
当てられる。

リフレクティブエクササイズ

振り返ってみてください。

- 自分にとって身近で、頻繁に経験する感情を振り返ると、どのように感じるか、その感情と自分の関係に気づいてみてください。
- あなたにとってあまりなじみのない感情や、あまり経験することのない感情についても、振り返ってみてください。そして何に気づくか、その感情とあなたの関係に気づいてみてください。

　デフォルト感情とは、習慣的で自動的な感情反応であり、人をお馴染みのパターンに引き込むものである。これらの感情は、自分自身、人間関係、世界について、助けが得られないという子どもの世界観を強化する、退行的な性質を持っている。クライアントがこの感情を何度感じても、内的体験を根本的に変えることはできない。デフォルト感情は最初、身体的な収縮、圧倒、行き詰まり、エネルギーの低下、エイジェンシィの欠如などとして経験される。このような感情反応は、調整不全や無秩序を引き起こす。デフォルトの感情は子どもの頃に脅威と感じた一次感情から身を守るための適応的な生存戦略の一部であるため、機能的には馴染みを感じるものだ。

　例えば、落胆を経験し続けてきたクライアントが、いつも怒りの感情で対応しているとしよう。最近このクライアントは、家族と衝突したり、地域のイベントに招待されなかったり、友人が電話に出なかったりなど、いくつかの状況で粗雑な扱いを受けていると感じていた。そして、その度に非難と怒りをあらわにした。被害者意識を持ち、「こういうことは、いつも私に起こること。いつも私が悪いんだ。でも彼らはどうなの？　私を大事に扱っていないのは奴らだ！」と。しかし、何度怒りをぶつけても、何も変わらない。実際、クライアントはますます憤りを感じて反応的になった。

　このクライアントが、馴染みのある方法でどんなに失望に対処しようと試みても、批判や怒りを使うことで同じ結果を招き、さらなる失望とさらなる怒りをつのらせる可能性が高い。一般的に私たちは、クライアントのデフォルトの感情によって回避されている、一次感情を尋ねていく。NARMセラピストは簡単な質問から始めていく。「怒りは、あなたにとって馴染みのある感情ですか？」。あるいはセラピストがしばらく会っている人の場合には、さらに直接的な質問をするかもしれない。「あなたが落胆した状況すべてで、怒りで反応したことに気づいています。もしかする

第7章　NARM感情完了モデル　■　203

と他の感情があるかもしれませんね？」と。この質問は、彼らの怒りの根底にあるかもしれない他の感情について尋ねている。

　おそらく、幼いころに経験した喪失に深い悲嘆を感じ、その無力感に耐えられなかったのであろう。無力感や苦痛から逃れるために、この人は潜在的な、あるいは認識された喪失に怒りや批判で反応することで適応してきたのかもしれない。無力感と苦痛の経験の解決は、残念ながら怒りという慣れ親しんだ感情（デフォルト感情）に取り組むことではなさそうである。このクライアントにとっての解決は、悲嘆という馴染みのない感情（一次感情）に向き合うことである可能性が高そうだ。

　一次感情は、私たちの内的体験から生まれた真の自然な感情であるため、つながりを強め、感情の深さをサポートする。一次感情は、分離・個体化、エイジェンシィ、自己活性を促進させる。内的には、より落ち着く、グラウンディングする、拡張と流れの感覚をサポートするものとして体験される傾向がある。これらはエネルギー的に、活きている状態となる。機能的には一次感情は、内的調整、一貫性、心理生物学的能力の向上をサポートする。治療的には一次感情はクライアントに、脱アイデンティティや、真の自己との関わりをもたらす。

　これらの感情の違いを簡単にまとめたのが次のページの表である。

リフレクティブエクササイズ

　よかったら試してみましょう。

- 自分のデフォルト感情、馴染みあるアクセスしやすい感情をリストアップしてみましょう。
- 自分の一次感情、自分にとって馴染みがなく、アクセスするのが難しい感情をリストアップしてみましょう。

　自分のリストを振り返り、まずデフォルトの感情について、次に一次感情について考えてみると何に気づきますか？

204　■　第Ⅱ部　NARMの治療モデル

デフォルト感情	一次感情
いつもの、習慣的、自動的	馴染みのない、本来性からの、自発的
退行を強化する	分離・個体化をサポートする
表面的に感情的になることを強化する	感情の深みが増す
絶望感と無力感を強化する	エイジェンシィと自己活性をサポートする
身体的に緊張、または虚脱している	身体的にグラウンディングし、くつろぎ、または拡張している
アクティングインやアクティングアウトをする	体現化されて感じられる
しばしば収拾がつかなくなり、圧倒される	コンテインされ、組織化されている
多くの場合疲れ、疲労困憊する	多くの場合、爽快感や活力を感じる
断絶、調整不全、無秩序を強化する	つながり、統制、組織化をサポートする
心理生物学的能力を阻害する	心理生物学的能力を向上させる
生存様式によるアイデンティティと子ども意識	脱アイデンティティと体現化された大人の意識

　かつて抗議の原動力であった一次感情の怒りとのつながりを失ったクライアントにとって、悲しみがデフォルト感情であることはよくある。例えば、怒りが適切な反応と思われるときでも、人生のあらゆる感情の引き金に反応して、悲しみを感じて泣き出してしまう。前述したように、子どもにとって怒りは脅威であり、多くの大人は自分の怒りから距離を置くことを学んできた。また心理学やスピリチュアルなアプローチでは、怒りを回避する方法を強化するものもある。怒りを回避すると、断絶、不安、うつが強化される。

　多くのクライアントが怒りを避けるのは、感情と行動が等しいと思っているからである。クライアントが**感情**と**行動**を区別できるようにすることは、有益だ。早期トラウマを経験した子どもにとって、この区別は難しい。

多くの子どもたちが自分の感情を恐れることを学んだのは、感情が恐ろしい衝動と結びつくようになったからだ。そして、大人になってからもこのような関連づけを経験している。感情を感じると、その衝動に駆られて行動してしまうのではないかと恐れているのだろう。また、自分の行動を自分ではコントロールできないと感じ、衝動的な行動を起こさないように感情を抑圧することもある。

多くのクライアントが怒りを感じることを恐れているのは、暴力的な行動をとることを恐れているからだ。また、他人や自分に対して攻撃的な行動をとるという幻想を持つ人も少なくない。私たちは暴力と、怒りという一次感情とを、区別していきたい。暴力は一般に、他人や人、物を傷つけたり、罰したり、破壊したりすることを目的としている。怒りは、それがコンテインされて統合されることで、抗議を伝えるエネルギー的に活き活きした状態である。暴力が私たちを古い自滅的なパターンから抜け出させないのに対し、怒りという一次感情は、欲求を積極的に満たすために私たちを可動化させる。大人になると、一次の怒りは自己主張、自信、健全な怒りとして現れる。

怒りを解消し、統合することは重要であるが同時に、基本的な欲求が満たされなかったという、根底にある悲嘆をクライアントとみていくことも必要である。養育者と、望んでいた絆、必要としていた関係を持てなかったことには深い悲嘆があろう。悲嘆は、私たちが喪失を完了するのを助けてくれる。クライアントが一次の怒りとつながると、多くの場合、自分が持てなかった養育者、自分が送れなかった子ども時代、そして人生における他の重要な喪失に対する一次の悲嘆を経験し始める。抗議や怒りから逃れるため、悲嘆がデフォルトの戦略として使われなくなると、悲嘆からも深い癒しが得られる。

デフォルトの悲嘆が一次の怒りを避けるために使われることがあるように、デフォルトの怒りは一次の悲嘆を避けるために使われることがある。例えば、私たちは、人生で何が起きても怒りで反応するクライアントを、数多く見てきた。彼らは、他人や物や制度に対して怒りをぶつけるアクティングアウトをすることもあれば、自分自身に対して怒りをぶつけるアクティングインをすることもある。このようなクライアントの多くにとって、悲嘆は脅威と感じられる。怒りは、何かをする気にさせるのに対して、悲嘆はあきらめのように感じられるかもしれない。怒りに伴う覚醒を感じ

206 ■ 第II部　NARM の治療モデル

ることで、喪失の痛みに打ち勝つことができるという感覚を持つことができるのかもしれない。多くのクライアントは、絶望の底に落ちて抜け出せなくなることを恐れ、悲嘆とつながることに多大な不安を感じている。

悲嘆と抑うつを、多くの人は区別しない。しかしNARMでは、抑うつをデフォルト感情として捉える。抑うつは、しばしば虚脱の状態、つまり死の感覚として経験される。私たちは、悲嘆を一次感情として捉えている。悲嘆は辛いものだが、エネルギー的に拡張した状態として体験することができる。クライアントが、虚脱した状態や行き詰まった状態をもたらす抑うつのデフォルトの感情と、バランスへと導いて全体性と再びつなげてくれる悲嘆の一次感情とを区別できるようにサポートしていく。悲嘆という一次感情は、取り返しのつかない喪失と折り合いをつける機会となる。私たちが経験した傷つきとつながりを取り戻し、本当に手放すと前に進めるようになるのだ。

あるNARMのセラピストが、自分の子どもを突然悲劇的に亡くした後、次のように話してくれた。「その子が死んでも生きていても、子どもへの愛を感じることを自分に許し、激しい悲嘆、喪失、痛みの鋭さ、そしてそのすべてを感じたとき、つらさによって子どもとつながっていると感じました。そして私は、自分ともつながっていると感じたのです」[5]。

人間にとって最大の苦痛の原因のひとつは、自分のハートとの断絶なのだ。人は喪失を避けると、心を遮断してしまう。そして悲嘆に暮れることで、自分の心に戻ることができる。経験した喪失から逃げなくなったとき、感情の完了が可能になる。

反応的にならず感情を許容できるようになることは、体現化された大人の意識を発達させ、自己の組織化を向上させるために不可欠である。NARMは行動ではなく内的状態に直接働きかける治療的アプローチであるため、感情表現ではなく感情のコンテインメントに重点を置いている。多くの治療モデルが、感情を表出させることでプロセスするのを助けるのに対し、NARMは、クライアントが一次感情とのつながりを強化するよう、コンテインメントを重視している。強く困難な感情を、さらに体現化した大人の視点から経験することを支援し、アクティングインやアクティングアウトしたりすることなく、内的状態と共にいられるよう導く。これはコンテインメントのプロセスであり、感情から逃げるのではなく、むしろ感情を認め、感じ、許容し、それらが何を伝えているのかを理解すること

のだ。自己組織化の構造に焦点を当てることが、感情を処理するためのプラットフォームとなる（この治療的プロセスについては、次のセクションで紹介していく）。

　NARM感情完了モデルの意図は、個人が一次感情と共にあり、そこから情報を得て、活力を得るのを支援することである。長年の断絶の後、自分の一次感情を体現化して統合することは、自己との関係を変化させる。クライアントの感情への耐性が向上すると、圧倒されたり断絶することなく、すべての感情と一緒にい続けることができるようになる。つながり、拡張し、生き生きと喜びを感じるという「ポジティブ」な感情と一緒にいる能力を高めることをサポートすると、クライアントは断絶、収縮、苦悩、痛みという「ネガティブ」な感情ともいられる能力が向上する。このように、自分のあらゆる真の感情とつながると、感情や関係性の能力が高まる。

リフレクティブエクササイズ

　振り返ってみてください：

- あなたが学んだ、自分とつながっていられる方法はなんですか？
- 自分の感情に寄り添うことを学ぶのに、役立ったのは何ですか？
- このことは、あなたの私生活や仕事にどのような影響を与えましたか？

NARM 感情完了モデルの治療プロセス

　　　私たちがすべての感情に触れているとき……私たちは名詞よりも動詞、
　　静物よりも動きとなるのです。
　　　　　　　フランシス・ウェルラー、『THE WILD EDGE OF SORROW』

　NARMの感情完了モデルは、発達性トラウマを解決する一次感情につながる道を説明している。しかしNARMでは、クライアントがセラピー

で自分自身に何を望むかを明確にする（柱1）前と、エイジェンシィが確立される（柱3）以前には、感情表現を奨励しない。契約とエイジェンシィが確立される前に、早々に感情処理に移行すると、臨床家はデフォルト感情、ひいては子ども意識を強化してしまう危険性がある。

　クライアントは、感情を表現して「胸のつかえが取れたら」気分が良くなると信じて、セラピストにすぐにでも感情の処理を始めてほしいと言うかもしれない。私たちは感情表出やカタルシスではなく、コンテインできることに主眼を置いているので、早急に感情の処理に移ることは避けたい。そうしないと、デフォルト感情に直接手を出してしまう危険性があるからだ。デフォルト感情に働きかけても、クライアントを新しい領域に導くことはできず、断絶、断片化、無秩序など、古い不適応パターンを強化することになる。

　私たちの視点から見ると、いくつかの治療的アプローチが陥る間違いの一つは、クライアントを感情に引き込もうとすることである。思い出してほしい、クライアントが自分の感情から逃げるように生きてきたのは、感情に圧倒され、恐怖を感じたからである。私たちは、それとは異なるアプローチをとっていく。私たちは、感情から断絶するという機能を理解している。クライアントを感情に引き込もうとすると、感情を感じないようにするための防衛戦略が働き、断絶という重要な生存戦略を、本当に理解する機会を逸してしまうかもしれない。

　私たちは、クライアントのいる場所から始めていく。それは通常、一次感情への嫌悪感を探ることを意味する。私たちは「抵抗と一緒にいく」。つまり、クライアントを直接感情に引き込もうとするのではなく、その感情に対する恐怖をみていく。クライアントが防衛戦略と異なる関係を形成すると、多くの場合、感情への防衛の必要が減り、その結果、一次感情の状態にもっと直接アクセスできるようになる。

　こうして治療過程で現れる一次感情とつながっていく。NARMでは、「一次感情はエイジェンシィの背中に乗っている」と考える。つまり、エイジェンシィが発達すればするほど、一次感情へのアクセスは好循環的に増していく。セラピストはクライアントの一次感情を探しにいく必要はない。クライアントがよりエイジェンシィの感覚につながるにつれて、内的世界が構造化され、かつて脅威であった一次感情と共にいるのに必要な安定感が得られるようになる。繰り返しになるが、契約とエイジェンシィに

第7章　NARM感情完了モデル　■　209

よって構造化されていない段階で感情処理に進むと、子どもの意識へと退行し、クライアントをさらに不安定させる可能性があることを、ここでまた強調しておきたい。私たちは、より大きなつながり、統合、組織化、変容の可能性をサポートする方法で、クライアントが自分の感情に再びつながるための条件を整えることに、焦点を当てる。

NARMの感情完了モデルでは、複雑性トラウマを解決し、脱アイデンティティへと誘うために感情に取り組む三つの臨床ステップを紹介しよう。

1. **一次感情の特定**

   このステップは、クライアントが、分裂し、防衛してきた一次感情を認め、共にいることから始まる。

2. **感情が伝えるものを振り返る**

   このステップは、クライアントの感情の中にある暗黙のコミュニケーションについて振り返ることを促す——その感情は何についてか？　その感情は何に影響したいのか？

3. **未解決の感情的葛藤との新しい関係でサポートする**

   このステップでは、クライアントが感情に内在するエネルギーと一緒にいられ、コンテインすることを助けていく。表出、解放、カタルシスに焦点を当てるのではなく、統合、秩序、変容に焦点を当てる。

ステップ１：一次感情の特定

感情完了プロセスの最初のステップでは、心理的オーナーシップ、つまり、クライアントが自分の一次感情から逃げずに、それと共にいることをサポートする。人は自分自身から逃げ続け、本当の感情を感じないようにするために、数多くの戦略を駆使することがある。この最初のステップでは、クライアントが回避を認識できるよう助けていく。そして、感情を感じないようにするための生存メカニズムに挑戦するため、さまざまな介入を行う。私たちが常に問いかけていくことは、「この道筋は、感情の完了につながっていくか？」ということである。

適応的生存様式の枠組みを使うと、感情を回避するための適応的な戦略のいくつかを理解し始めることができる。

210　■　第Ⅱ部　NARMの治療モデル

- **つながり**：クライアントは、解離、分裂、知性化、スピリチュアル化などの回避戦略を使うことがある。また、感情的な気づきや社会的な関わりを制限することで、自分の人生を狭めてしまうことがよくある。
- **同調**：クライアントが自分の感情に同調することを避けたり、自分はニーズや感情を持つに値しないと感じたりすることがある。自分のニーズや感情とつながることを犠牲にして、他人のニーズや感情を満たすことに集中してしまう。
- **信頼**：クライアントは、自分のニーズや感情について脆弱になる状況を含め、コントロールできない状況を制限しようとするかもしれない。また、感情を共有することを避けるよう状況を設定することもある。
- **自律**：クライアントは、自己参照や真の自己から発言することを避けるかもしれない。また、自分の本当の気持ちを直接話すことが適切で有用であるような状況を避けるかもしれない。
- **愛／セクシュアリティ**：クライアントは、達成や業績に焦点を当てることで、真の感情を避けるかもしれない。また、親密な関係や、心を通わせるような人間関係を避けるかもしれない。

　冒頭で紹介したように、一次感情から断絶し防衛するために人々が使う身近な戦略は、デフォルト感情にのみ関与することである。私たちは、最も馴染みがあって自動的に感じられる感情以外にも、感情があるかもしれないという可能性を探りたい。例えば、「抑うつ」になりやすいと分かっているクライアントが、同僚から不当な扱いを受けたとき、他の感情を探ってみる。クライアントは「私はただ絶望して落ち込んでいるだけ。なぜ彼らは私にこんなことをするのでしょうか？」と言う。私たちは、クライアントが自覚している他に何か感情があるかどうかを尋ねてみる。「その同僚は、部下にあなたの悪口を言ったり、あなたがしたことについて嘘をついたりして自分に問題があることを認めようとしないのですね。それが、あなたにとってどうだったかと尋ねると、絶望的な気分になり、落ち込んだと言いましたね。同僚とのこの状況について考えるとき、他に何か感情はないでしょうか？」特定の感情に誘導することなく、このクライアントにとってあまり明らかでない他の感情について単に尋ねてみる。
　時にはクライアントが内面を振り返るのに、しばし時間とスペースが必

第7章　NARM感情完了モデル　■　211

要で、その後一次感情を感じ始めることがある。クライアントはこう言うかもしれない「私はただ絶望を感じています。何も変わりません。〈同僚から〉こんなことをされ続けるのは、ちょっと腹立たしいかもしれません」。クライアントが「腹立たしい」と言ったので、その腹立たしさとどう関わっているのかを、さらに掘り下げていく。これが怒りの感情へとつながる第一歩になることがある。抑うつの下には、抗議のエネルギーがあるのかもしれないからである。絶望や落ち込みはデフォルト感情で、同僚に対する腹立たしさ（怒り）は一次感情と考えられる。

　他の例として、人間関係についての怒りをどうにかしたい、と頻繁にセッションに来るクライアントがいる。以前のセッションから怒りにアクセスするのがとても簡単で、攻撃的になることがいつもの戦略であることをセラピストは知っている。パートナーに対する怒りを何度表現しても、本人にも関係性にも何も変化がないようだ。このような場合、「怒り」以外の感情の可能性を含めて、攻撃という戦略がどのような機能を果たしているか、ということを探求するだろう。例えば、「あなたのパートナーに対する怒りを一緒に深く探ってきましたが、あなたが今言ってくれたように何も変わっていないようです。あなたの関係には、怒り以外の感情がある可能性はないでしょうか？」と言ってみる。

　感じることを避けるために作られたクライアントの生存戦略に、直面化することもある。クライアントが自分の内的な感情の世界とどのように関わっているのか、そのオーナーシップを高めるように促す試みとなる。例えばあるクライアントが最近、恋愛でパートナーに去られ、この喪失に関連する一次感情を経験する代わりに、激しい非難と恥の間を繰り返し行き来し、元パートナーや自分自身を積極的に非難しているとしよう。その場合、次のように聞くだろう。「元パートナーのことを話し始めるたびに、相手を批判したり、ご自身を責めたりしているようですね。もし、自分やパートナーを責めなかったら、どんな気持ちになりますか？」。

　クライアントが自分の一次感情を振り返ることは、しばしば困難である。私たちは、クライアントがこのような直接的な質問に簡単に答えてくれるとは思っていない。私たちは、クライアントが自分の一次感情を特定するのをサポートするために、他のアプローチも使用していく。例えば、他者に登場してもらう。パートナーに去られたクライアントが、非難や羞恥心に戻り続けているとする。「もし、これがあなたの親友で、パー

トナーに去られたばかりだったらどうしますか？　拒絶に対して、どのような感情を抱くと思いますか？」。クライアント自身の体験から焦点をそらし、親しい人を使うことで、他の感情の可能性を開くことができる。この場合、クライアントは、「かなり怒っていると思います」と答えてくれた。私たちは、それに沿って振り返るか、あるいは、より直接的な表現にして、「その人は怒りを感じるのですね、あなたはどうですか？」と言うこともできる。

　私たちは感情や表現を押しつけるわけではないが、たとえその感情が苦痛や恐怖に思えるものであっても、クライアントがその感情から遠ざかることに加担したくない。私たちは、クライアントが大人の意識で自分の感情に関わる能力を高め、そこでより大きなエイジェンシィと安定感を経験することをサポートしていく。

　プロセスの力を明らかにするために、トレーニングの一例を示そう。少人数グループ実習で、参加者がセラピストとクライアントとしてNARMの基本的なスキルを練習していたときのことである。クライアントは、母親との関係の難しさを振り返り、「活性化」を感じ始めた。彼女は肩に緊張と動揺を感じていることを報告した。セラピスト役は、その活性化からくる苦痛な感覚を管理する方法として、リソースを感じることを提案し始めた。以前ソマティックのトレーニングを受けていたことを話し、活性化を落ち着かせる方法として、クライアントの肩に優しく触れてもいいかと尋ねた。クライアントは同意した。数分間、クライアントの肩に優しく触れると、クライアントはより落ち着いたと報告した。セラピストは自分の椅子に戻り、セッションは続行された。セッションが終了した後、練習の振り返りをした。その時、オブザーバーの一人が、活性化をおさめる方法として、セラピストから直接タッチを受けるのはどうだったか、とクライアントに尋ねた。クライアントは「興奮や緊張は収まるけれども、私は好きではない」と答えた。そして、彼女は「私が感じていた活性化は、母に対する長い間埋もれていた怒りに触れてのことだったと思います。それに近づくのはとても怖いことですが、この活性化を落ち着かせることで、実は私が長年使ってきた怒りを避けるための迂回路が強化されるような気がしたのです。私はあまりにも長い間避けてきたので、感じたいのです。だから怒りを感じ、それと共にいることを学ぶ機会を逃してしまったと感じました。怒りは何か重要なことを表現しようとしているのだと思います。

第7章　NARM感情完了モデル　■　213

母との関わりの中でのまだ解明できていない答えがあるのかもしれません」（引用は最小限で言い換えてある）。

　人は、自分の一次感情に抵抗しようとすると動けなくなる。多くの人は、真の感情を感じないようにするために、無意識のうちに膨大な生命エネルギーを使って抗っている。私たちは、クライアントが自分の内なる感情の世界とつながることを、オープンさ、興味、好奇心を持ってサポートしていく。かつて脅威となった一次感情を統合するための最初の大きな一歩は、クライアント自身が、何かを起こそう、変化させよう、修復しようとする目標志向のプロセスとは対照的に、オープンさ、興味、好奇心を通じて、自分の内的体験とつながることである。一次感情との関係を認めるだけで、クライアントは、自分の最も深い感情はそれほど怖くて圧倒されるものではなく、実際には自由、活力、力の感覚を与えるものと経験することができるという感覚を持ち始める。

ステップ2：その感情が何を伝えているのかを振り返る

　NARMの感情完了プロセスのステップ2は、一次感情にある暗黙の意図を理解することである。私たちは、次のような問いかけする。「その感情が伝えようとしているメッセージは何ですか？」「その感情は何を達成しようとしていますか？」。

　前述したように、私たちは感情を自己と環境の両方へのメッセージとして捉えている。一次感情を特定することができたら、それが何を伝えようとしているのかを尋ねてみる。クライアントの感情が実際に何についてのものなのかを知ることが重要なのだ。私たちは、クライアントが何を感じているのか、何が感情を動かしているのかを正確に知っているとは決して思っていない。常にオープンで、好奇心から学ぶことを忘れないようにしている。

　前に説明したが、一次感情は子どもの基本的な欲求の媒介である。子どもは環境の失敗を経験すると、自分の中核欲求や感情を断絶したり否定することで、その失敗に適応していく。大人になると、そのような欲求を満たすための臨界期はとうに過ぎている。しかし、ニーズを伝えようとする感情的なプロセスは未だ完了しておらず、未解決のままである。そのため欲求を満たそうとすると、子ども意識が強化されてしまう。よって本来の

欲求を伝えようとした感情との再びつながるのを助けることで、子ども意識の解決をサポートすることができる。

　一次感情における意図を理解することは、未解決の感情のプロセスを完了させるための重要なステップである。しかし、このステップ自体が感情の完了につながるわけではない。例えば、ある治療的アプローチの中には、クライアントの満たされていないニーズを見出し、感情を表現できるよう導くものがある。多くの場合、これは「エンパワーメント」という名のもとで行われる。エンパワーメントはニーズを喚起し、表現するためのエネルギーを応援し、結果クライアントは一時的に良い気分になることが多い。しかし、第3段階である「感情のエネルギーと共にいて、それをコンテインする」へと向かわなければ、感情パターンがシフトして心理生物学的能力の向上をサポートできているとは言えない。実際、「感情を吐き出す」ことで何か力を得たと感じることだけに焦点を当てると、アクティングアウト、アクティングインといった行動を増やすことにつながる。

　例えば、大人のクライアントが親に対する幼少期の怒りに触れて、こう表現した。「ふざけるな！　私はあんたのものじゃない！」。これは、クライアントに力を与えるように感じられる。長い間、恐れてきた自分の攻撃性を感じたり表現したりすることができたのだ。セラピストによっては、この達成感を応援し、獲得したエンパワーメントの感覚を現在の人間関係にどう持ち込んで、自分自身のために立ち上がる原動力とするかを話し合うことがある。

　しかしこのクライアントは次のセッションで、人間関係で自分を主張したものの、何か未解決のものが残っているような、とても怒りっぽい状態になっていると言った。「自分のニーズが満たされないことへの怒りの扉を開けてしまったら、まるで自分がただ全ての人やものごとに怒っているようです」。クライアントは当初、この怒りは力を与えてくれるように感じた。しかしこれらのニーズや感情は、主要なアタッチメント対象からの分離と個体化に関連しているものの、必ずしも大人の関係とは関係がないことを理解し始めたのである。このクライアントの「怒りっぽさ」は、親密な関係の中で、自分自身が望んでいたオープン、かつ無防備でいられることを邪魔するようになった。実際のところ、自分が人を遠ざけていることに気づいていた。

　ステップ2の中で、ドリルダウンの一環としてクライアントに「『私は

あんたのものではない！』は何を伝えようとしていると思いますか？」と尋ねてみた。クライアントは少し考え、「私は私なのです」と答えてくれた。この発言は、分離−個体化の体現化を示している。クライアントは、子どもの頃の独立心や自律心への阻害が、大人になってからの反応性につながっていることをより強く意識するようになった。セラピストは、さらにドリルダウンし、クライアントが「自分」であることの意味を尋ねた。すると「私は自分の考えや感情を持っていても大丈夫」とさらに本来性へと近づいた。ステップ 3 でも説明するが、クライアントが、この認識とどのように関係しているかを探っていくと、自分自身が「着地」していることを感じ、そして、「内なる静けさに辿り着き、怒りや反応を感じなくなった……家に帰ってきた」と表現した。

　感情完了によって再び自己とつながりを取り戻すことは、大人としての自己活性に利用できる心理生物学的エネルギーを増大させる。この感情完了プロセスのステップ 2 は、体現化された大人の意識をサポートすることに焦点を当てるステップ 3 へとつながっていく。クライアントは、未解決の感情的反応を完了する方向に向かうにつれて、内的な自由の感覚を増大させる新しい方法で、自分自身と関わり始める。

ステップ 3：未解決の感情的葛藤との新しい関係をサポートする

　NARM 感情完成モデルの 3 番目のステップでは、一次感情に内在する強力な生命エネルギーを統合できるよう、クライアントをサポートしていく。NARM ではコンテインメントがベースとなるため、クライアントが体現化された方法で一次感情と共にいられることを目指す。このアプローチは、心理生物学的能力の向上と脱アイデンティティとなる内的状態への新たな関わりへと向かうことに重点を置く。

　NARM では、感情表現と感情完了を区別する。私たちは、感情表現や解放、カタルシスを促すような介入は行わない。激しい感情を表現することは、クライアントにとってやりがいを感じることかもしれない。しかしそれは、感情のエネルギーと今ここにとどまり、統合することを回避するような方法で行われてしまうことがある。そうでなく、これらの深く強力な生命のエネルギーと共にいて、コンテインすることを学ぶ。クライアントが一次感情に内在するエネルギーを統合することで、自己や他者との関

係が変化し、現在の状況とどのように関わり本来の感情を表現するか、より多くの可能性が生まれてくることになる。

　未解決の感情は、恥に基づくアイデンティティと生存戦略を維持するための、接着剤の役割を果たしている。一次感情の完了は、クライアントが感情エネルギーを所有し、感じ、統合することで接着剤が溶け、古いアイデンティティと生存戦略がシフトすることで起こる。自己の組織化は、内的経験を組織する新しい方法を見つけ、羞恥や自己否定からより大きな自己受容と自己への慈愛に向かうことで高まる。

　例えば、あるクライアントは最近、パートナーが再び浮気をしたことを知った、これは5年間の関係の中で（彼が知る限り）3度目だった。過去の傷や裏切りの経験に対処するために、彼は怒りから遠ざかるためにあらゆる種類の戦略、主に自己批判からの無希望とあきらめに陥ってきた。NARMのプロセスを通じて、自分の最近の経験への反応を振り返ることで、彼は新しい関わり方を見つけることができた。最初は自己批判が浮かんだが、セラピストは彼が本当に怒りを感じていることを認識するのを助け（ステップ1）。そして、その怒りの意図について考えるように促すと（ステップ2）、彼は「こんなことをされてたまるか」と述べた。言ってみてどんな感じなのかに気づいてもらうと（ステップ3）、彼はすぐに「自分には自信がある！」と言った。セラピストは、自信を持つことで他に気づいたことはないか尋ねると、彼は「より落ち着いて、バランスが取れて強くなった気がする。『自分はできる！』という感じ」と答えた。以前は自分を責め、裏切りを放置していた。彼はマントラのように「許して、忘れて、何もなかったように前に進む」と唱えてきたが、今は新しい可能性を持ってこの状況に臨む能力があると感じている。

　このクライアントの「こんなことされてたまるか」という発言と、体現化された自信の感覚は、恥に基づくアイデンティティからのシフト、つまり子どもの意識から大人の意識へのシフトを示す。羞恥心や自己嫌悪を通して自身と関わり、自分に起こる悪いことは自業自得だとする代わりに、彼は自分自身の真実と向き合い、それを所有することができた。パートナーに対してどうしたらいいのか分からないという気持ちはあっても、自分の本当の気持ちから逃げてはいない。そして、「自分はベストを尽くす」「何が起きても大丈夫だ」と自信を持つことができ「人生が変わった」と語った。

第7章　NARM感情完了モデル　■　217

感情完了モデルのステップ3は、柱4と重なり、クライアントが心理生物学的なシフトに立ち会うことをサポートする。私たちは、ソマティックなマインドフルネス、スローダウン、自己内省を促しながら、クライアントが真の感情を感じることで生じる拡張に耐えることを支援していく。それは、「今、この瞬間に悲嘆と一緒にいられますか？」と尋ねるような、簡単なことかもしれない。また、もっと具体的に質問することもある。例えば、「悲嘆を感じる時間を自分に与えると、どんな気づきがありますか？」といったようにだ。また「悲嘆を感じるのは気持ちいいとおっしゃいましたが、そのよさは身体のどこにありますか？」と具合に聴くこともある。

　感情、特に怒りや悲嘆のエネルギーは、とても強力である。クライアントがこのエネルギーの拡張を経験し始めると、それがすぐに苦痛へと変わることがある。この感情のエネルギーを管理する方法として、クライアントはしばしばアクティングインまたはアクティングアウトを使い始めるだろう。治療上、私たちは「つながり」と「断絶」を追跡する「柱4」の焦点として、一次感情から古い戦略への移行も予測することができる。クライアントが一次感情につながり始めると、しばしば古い戦略を使って断絶する。このような場合、私たちは次のように言うだろう。「怒りの感情と向き合っているうちに、『怒りは時間の無駄だから、ポジティブになることに集中すればいい』と自分に言い聞かせるようになりましたね。怒りと、怒りから離れようとする衝動の両方に気づくというのは、どんな感じですか？」。たとえクライアントが感情のエネルギーと一緒にいられるのがほんの一瞬だとしても、私たちはその瞬間を、生命エネルギーと一緒にいる能力を高めるための機会として捉えていく。

　自分の一次感情とつながり、長くいられるようになると、感情への耐性が向上する。複雑で相反する感情状態という葛藤に耐えられるようになる。例えば、養育者に傷つけられてきたクライアントが大人として、養育者に対する複雑で葛藤する感情といられるようになり、深い癒しを経験するかもしれない。クライアントが、養育者に対する愛、怒り、悲嘆を、分離、逃避、その他の戦略を使い一次感情から遠ざかることなく、共にいることを学ぶと、解決や癒しが起こる。

　NARMでは、クライアントの自己活性を高めるサポートに重点を置いており、心理生物学的能力を評価するためのNARMパーソナリティスペ

クトラム（第9章）を用いていく。深遠な癒しは、拒絶され、否定され、分裂された自分の側面を、再び所有することで起こる。感情完了プロセスは、クライアントに（たとえ激しく強力なものであっても）自分の感情的な反応と一緒にいることができるという、内なる知識を提供する。生命のエネルギーが、長年の戦略や症状に消耗されず、つながり、喜び、愛、親密さ、創造性、自信、思いやり、ユーモア、遊び、感謝、生き生きとした感覚など、拡張したハートフルな人間（heart-centered human）になるために使えるエネルギーが増えるのだ。

リフレクティブエクササイズ

以下のような感情状態との関係を、時間をかけて振り返ってみてください：

- つながり
- 思いやり
- 自信
- 希望

- 遊び・ユーモア
- 喜び
- 活力
- 感謝

このような内的状態を振り返り、思考や感情、身体といった内的体験に気づいてください。

NARM 感情完了モデルの治療的近道

NARM 感情完了モデルは、下記のようにクライアントをサポートする

- 一次感情を所有する
- 感情の潜在的意図を理解する
- 表出、解放、カタルシスに焦点を当てずに、感情に内在するエネルギーに立ち会い、それをコンテインすることを助ける。

NARM 感情完了モデルの演習

　クライアントと、あるいは友人や仲間との間で以下のステップを踏んでみてください。

1. 最近経験した困難な人間関係の体験を振り返ってもらい、その困難な人間関係の力動に関連する感情を**特定**してもらいます。
2. 感情を特定できた場合は、その感情が今回の体験について何を**伝えている**のか聞いてみましょう。
3. この感情のメッセージについて考えるとき、自分の**内面**はどうなっているかに気づいてもらいます。その内的な状態と共にいるのはどんな感じですか？

第8章

NARM関係性モデル

直感があなたを導く音と、トラウマがご誘導する音との区別を学ぶこと。

作者不明

本章は、クライアントとセラピストの関係性に焦点を当てていますが、このモデルはあらゆる関係性に適用できるものです。読み進めながら、NARM関係性モデルをあなたの仕事や個人的な関係にどのように役立てることができるか考えてみてください。

セラピストの行き詰まるところ

「NARM」の「R」はRelational（関係性）の頭文字であるが、セラピストとクライアントの関係性は治療効果の要である。私たちは、未解決の関係性トラウマにさまざまな角度から取り組んでいるが、治療関係は関係性での健全さを回復するための重要な要素となる。よってより複雑にはなるものの、治療関係に生じる力動をみていく。深く染みついた心理生物学的パターンを転換へと導くため、治療関係をより効果的に利用したい。関係性に焦点を当てることで、変化のプロセスはより生き生きとしたものになるからだ。

NARM関係性モデルは、セラピスト自身の幸福も支える。私たちの専

第8章　NARM関係性モデル　■　221

門家トレーニングを受講するセラピストの多くが、クライアントとの行き詰まりを感じて参加している。クライアントに何をすればいいのか、何と言えばいいのか途方に暮れていることもあろう。自分の介入がうまくいっていないと感じていることもあるだろう。セラピストとして十分でないと自分を責めているのかもしれない。またクライアントの不十分さを責めることもあろう。クライアントとうまくいかないことで、混乱、疑念、苦痛を、私たちは経験する。伝統的に逆転移と呼ばれるセラピストの内的な体験は、治療関係で何が起きているのか、多くの情報を語っている。

　複雑性トラウマの場合、クライアントとの取り組みはしばしば複雑で困難なものになる。クライアントは複雑な歴史を背負ってやってくる。セラピストである私たちの多くも、自分の複雑な歴史を持っている。そして、私たちは二人の複雑な人間の間に、関係を築くことになる。クライアントの未解決のトラウマと私たち自身の未解決のトラウマが混在することで、非常に困難な関係性の力動が生まれる。このような複雑な状況を管理しようと、セラピストは行き詰まり、苛立ちや無力感を感じる。しかし、私たちの観点からすると、これらは問題ではなく、セラピストがこれらにまつわる感情を、最小化し、否定し、回避しようとすることが問題なのである。私たちは行き詰まり、フラストレーション、無力感を、耳を傾けて学ぶことのできるメッセージとして捉えていく。セラピストがオープンさと好奇心を持って自分の内的体験とつながっていることができれば、逆転移も複雑性トラウマを癒すのに非常に有効なものとなる。

　私たちが教える国や環境にかかわらず、トレーニングを受講する多くの援助職に共通するのは、「とても頑張っている」ということである。非常に懸命に働き、さまざまな方法で自分自身を追い込み、プレッシャーをかけ、時にはクライアントを追い込んでプレッシャーをかけるのを「努力（efforting）」と私たちは呼ぶ。多くのセラピストは、クライアントの問題に同調し、理解し、把握し、解決して修正しなければならないと感じている。そして多くのセラピストにとって、この解決や修正への意欲は、この職業に就いた最初の理由である。まさに得意分野なのだ。困難な時に他人が頼る存在として育ち、他人のために存在することに価値を見出した経緯をもつ者もいるだろう。しかし、この他人のためにそこにいることは、少なくともある意味、自分のニーズを避けるための補償や戦略であり、「愛を獲得する」方法なのである。複雑で、時には無力で絶望的な状況に直面

222　■　第Ⅱ部　NARM の治療モデル

すると、セラピストはそれをどうするか？　多くの場合、努力を倍増させる。さらに頑張るのだ。

　米国ではセラピストは高い割合で燃え尽きを経験していると報告されている。燃え尽き症候群や外傷性ストレスへの二次受傷を含む疲労は、私たちの分野における現実的な職業リスクである。私たちは、共感疲労のリスクを最小限に抑えながら、治療への関与をしていくためにNARM関係性モデルを作った。未解決の発達性・関係性トラウマに苦しむ相手との関係にいる複雑さを理解しなければ、私たち自身が燃え尽き、その過程でクライアントを傷つけてしまう危険性があろう。

リフレクティブエクササイズ

　なぜセラピストや援助職を選んだのか、ぜひ数分とって振り返ってみてください：

- この職業を選ぶのに影響やインスピレーションを得たような幼少期の体験はありますか？
- この仕事で効果的に働くために、幼少期の経験から学んだことは何ですか？
- 幼少期の経験から学んだことで、この仕事では難しいと思われることはありますか？

　これらの質問について考えるとき、思考、感情、身体など、あなたの内的にどんな体験をしていますか？

　多くのセラピストは子どもの頃に無力感を味わっている。幼い頃、私たちは環境に同調し読み取ることに長けたかもしれない。このような能力は、子どもにとって、コントロール感を得る方法となる。しかしその裏には、自分ではどうすることもできない、無力だという深い感覚があることが多い。ほとんどの子どもは、何をやっても環境を変えることができない。

　幼い頃の無力感が、大人になってから他人を助けようと思うきっかけ

になった人は多いだろう。セラピストとしてクライアントに同調すると
き、ほとんどのクライアントも早期に無力感を経験しているため、セラピ
スト自身の無力感がトリガーされることがある。私たちは、この人を本当
に助けることができるのか、と疑問に思うかもしれない。多くのクライア
ントは、自分には根本的な欠陥があり治すことはできないと深く信じてい
る。よって、あなたや他の人が助けてくれるとは思っていないかもしれな
い。私たちの無力感が、クライアントの無力感と混ざり合って、セラピー
が行き詰まるような状況になることがある。

　セラピストとして、クライアントと一緒に経験する現実の限界に直面す
るには、自分の無力さを認めることが不可欠である。現実として、私たち
はすべての人を助けられるわけではない。さらに私たちが出会うすべての
クライアントにとって、自分が適切なセラピストであるとは限らない。セ
ラピストはすべてのクライアントのために存在し、そのすべてのニーズを
満たすために、自分自身に大きなプレッシャーをかけてしまうかもしれな
い。セラピストは、自分が直面している現実の限界を受け入れるのに苦労
する。何としてでもクライアントとの関係を継続させようとすることもあ
る。セラピストが、自分の無力さを認めることができないとき、自分の健
康と幸福に大きな悪影響を与える古い生存戦略に頼ってしまう。

　「セラピストを落ち着かせるにはどうしたらいいか？　それはまさにク
ライアントを前に置くことである」という古いジョークがあるように、自
分が存在するために他人を大切にするというのは、昔からの生存戦略で、
私たちの人生のある時期には役に立ってきた。それはまた、私たちの多く
がセラピストになる動機にもなった。そして子どもの頃、私たちが得意と
していたこれらのスキルは、援助の専門家としても役立っている。

　他人の苦しみに心を開き、同調する治療的スキルは、やがて燃え尽き症
候群や共感疲労の原因となる。なぜならセラピストが得意とする、クライ
アントに共感して応対することこそが、セラピストが行き詰まり、苛立ち、
無力感に苛まれ、圧倒される要因になることがあるからだ。私たちは、最
善の意図で治療スキルがクライアントに提供されていることを知っている
が、もしそれがどんな衝動から起きているかを理解していないのであれば、
効果的な療法関係を阻害してしまうことがある。

　私たちは援助の専門家であるゆえに、援助したいという衝動がある。そ
の際、介入する意図を知ることは重要である。クライアントと一緒にいる

224　■　第Ⅱ部　NARM の治療モデル

とき私たちは自問する。「どこから私の援助衝動は来ているのだろうか？」「このクライアントが私にどんな助けを求めているのか、この瞬間にどうやって正確に知ることができるのだろう？」「私は助けようとして、何らかの感情を避けたり、打ち消そうとしているのだろうか？」「この介入の根底にある意図は何か？」「この介入はどんな影響を与えるか？」。

　他者の苦しみを和らげようとする共感的衝動は、人間にとって強いものである。共感は、社会的な脳の回路によって活性化され、それゆえ他者が経験していることに共鳴し、その経験を感じることができる。共感の利点は、他者がいる場所で出会うことができること、他者が経験していることを深く認識し理解できること、他者から影響を受けることができること、安全、つながり、喜びを大いに共有できるようになるということである。

リフレクティブエクササイズ

　このエクササイズには、相手が必要です。エクササイズにはいくつかの名前があります。ミラーニューロンダンス、同調ダンス、共鳴ダンスなどです。

- パートナーと一緒に、どちらがリーダーで、どちらが「鏡」になるかを決めます。
- 役割分担を決めたら、リーダーは5分間、自由に動くことができます。
  - 鏡の役は、リーダーの行動や表情を追いかけ、真似するだけです。
  - この間は二人とも無言で、自分の内的体験に集中します。
- 終わったら、まずリーダーに鏡に映された感想を聞きます。
  - あなた（リーダー）は、ミラーリング（鏡映）についてどんなことに気づきましたか？
  - パートナー（鏡）〈の動き〉が合っているときと、合っていないときでは、特にどのようなことに気づかれましたか？
  - これは内的な体験にどのような影響を与えたのでしょうか？
- 今度は、鏡の役にどう感じたかを確認します。
  - 同調したり、追いついていくことについて、鏡としてどんなことに気

づいたのでしょうか？
- 鏡をやってみて内的には何が起こっていましたか？——正しくやろうと必死になっていた、間違っていると感じたときに自分を批判した、など。自分を感じながら同時に相手と関わることができましたか？
- これらの振り返りをしたら役割を交代し、同じように振り返っていましょう。

　一般に、共感は効果的な支援に不可欠な要素であると考えられているが、セラピストは**管理されていない共感**の影響に注意する必要がある。管理されていない共感は、一見思いやりがあるように見えるが、私たちが深い感情、特に無力感を避ける衝動に駆られているためである可能性がある。相手の苦しみに共感しながらも、その苦しみに影響を与えることができないとき、私たちは無力感に脆弱になる。早期トラウマを経験した私たちの多くにとって、このことは、私たち自身の無力感への恐怖に直結する。私たちは自問する。「どうすれば他人の苦しみに寄り添うことができるのだろうか？」「私は今、プレゼンスを保つことができるだろうか？　それとも、強迫的に変化をもたらそうとしているのだろうか？」。

　管理されていない共感の主なリスクは、クライアントやその苦しみに過剰に同化してしまうことである。境界が曖昧になり、自分の気持ちとクライアントの気持ちを区別することが難しくなることがある。私たちはクライアントに対して過剰な責任を感じ始め、クライアントの幸福に粘り強く、執着してしまうかもしれない（これは、専門的責任感とは異なるものである）。この過剰な責任はクライアントを幼稚化させ、クライアントのセラピストへの不健全な依存を助長することになりかねない。管理されていない共感を振り返ることは、私たちがクライアントに対してアクティングアウトを引き起こしていないか、を確認するために重要であり、私たち自身に対してアクティングインを起こしていないことを確認するためにも重要である。

　管理されない共感のリスクを示す、燃え尽き症候群で来談した二人の援助職の事例を紹介しよう。一人目は、個人で開業しているセラピストが、セッション時間を延長するようになったケースである。終了することに罪悪感を感じ、もっと時間を与えたいと考えたのだ。その結果、そのセ

ラピストは、夜や週末に電話やメール、ショートメールにも対応するように
なった。当初はクライアントに寄り添うことでクライアントの役に立っ
ていると感じていたが、「何があってもクライアントに寄り添わなければ
ならない」のを、負担だと感じるようになった。これが過熱し、さらに時
間が必要だとクライアントがセラピストの家に来たり、公共の場でストー
カー行為をし始めた。彼は、境界設定ができないことにより私生活に影響
を及ぼしたため、セラピーを受けた。そこで彼はオフィスを閉鎖し、別の
新しい職に就くことを真剣に検討していることを告白した。

　もう一つの例は、福祉関係の仕事を疾病休職中で、その一環としてセラ
ピーにつながったケースである。彼女は、地域で最も弱い立場にある人た
ちに奉仕する仕事をし、非常に熱心だった。最初のセッションで、彼女
は、有給休暇や病欠の日数について、その消化ぶりや一度も使ったことが
ないことを、誇らしげに語っていた。それなのに彼女はストレスで休職し
ていた。彼女自身、子どもの頃に福祉のサービスを受けていて、「一人で
も子どもが安全でないと思うと休めない」と話していた。彼女は明らかに
寛大で思いやりのある心を持っていたが、自分を大切にできないために、
深刻な精神的・身体的な健康問題を引き起こしていた。そのため、課され
た仕事をこなすことができず、休職し、苦悩することになった。彼女自身、
「共感は私の命取りになるかもしれない」と語った。

　多くのセラピストはクライアントを助けるため、たゆまぬ努力をし、思
いやりがあり同調に長けていると自らを認識している。このアイデンティ
ティは、セラピストが、自分の治療的関与が管理されていない共感によっ
て引き起こされる可能性を認知するのを困難にする。私たちは、セラピス
トによそよそしく、飄々とし、冷淡になることを提案しているわけではな
い。私たちは、セラピストが温かさ、気遣い、積極的な関わりでクライア
ントに接することが不可欠であると信じている。しかし、セラピストは、
クライアントのエイジェンシィやセルフケアの実践を尊重しながら、同時
に真のケアと思いやりをもってクライアントに接することができるバラン
スを見つけなければならない。そして、セラピストが提供できる以上の
サービスや時間をクライアントが必要とする場合、管理されていない共感
がセラピストを曇らせることがないようにするために、セラピスト自身が
コンサルテーション、セラピー、さらなるトレーニングを受けること、ク
ライアントに追加リソースを推奨すること、または適切な紹介のための移

行プランを作成することなども考えるべきである。

リフレクティブエクササイズ

無力感

少しの時間、振り返ってみてください。

- 無力感と自分との関係はどうですか？
- 自分の無意識の無力感が、クライアントとの治療関係にどのように影響していますか？
- 今、自分がどんな気持ちなのか、特に自分自身についてどう感じているのか、少し時間をとってみてください。

共感

少しの時間、振り返ってみてください。

- 生活の中でどう共感を経験し、示していますか？
- 共感の感覚が、クライアントとの治療的な関わりにどのように影響していますか？
- 今、自分がどんな気持ちなのか、特に自分自身についてどう感じているのか、少し時間をとって考えてみてください。

無力感＋共感

少しの時間、振り返ってみてください。

- 共感の感覚自体と、それを使って何かをする欲求を区別しましょう。
- セラピストとして、上記がどのように影響しているかを考えてみましょう。
- 今、自分がどんな気持ちなのか、特に自分自身についてどう感じるか、少し時間をとって考えてみてください。

セラピストによっては、管理されていない共感以外のことをすると、距離がありすぎる、中立的すぎる、思いやりが足りないと感じてしまい、つい世話役やチアリーダーになってしまうことがある。私たちは共感を示す必要性を感じているセラピストたちに、思いやりあるプレゼンスは、何をするかではなく、どうあるかによって培われるものだと伝えている。援助の専門家であることは、行為の実行者であってはならない。自分自身と他者とのつながりの質こそが、有意義な関わりと治療効果を生み出す。言い換えれば、私たちの治療的プレゼンスは、「すること doing」からではなく、「存在すること being」から生まれる。「存在すること」で、プレゼンス、好奇心、受容、同調、そしてクライアントと心を開いてつながる能力が生み出される。

NARM 関係性モデルの適用

ただ存在し、集中して、自己一致していること、つまり真の人間としてあることが、（クライアントが）最も必要としていることです……プレゼンスは、治療の基本的な方向性でなければなりません。真の関係性を希求するところから、どんな種類でも技術を用いることで安心するところへと誘惑されるかもしれません。しかし、真の関係性に立ち戻ることは、それが時に困難であっても、クライアントとセラピストの両方にとって安心となり、残りの治療すべてをつなぎとめるものとなります。

スティーブン・ジョンソン、
『CHARACTEROLOGICAL TRANSFORMATION』

現在の心理療法の分野では、共感性の高さが支持を受けている。それはたしかによいことだろう。しかし先述したように、管理されていない共感によってセラピストが軌道から外れ、クライアントは根本的に理解されていないと感じ、治療が間違っているとさえ感じるようになる。例えば、苦痛や痛みの症状を抱えているクライアントが、高度な同調能力を持つセラピストに会いに来たとしよう。セラピストは苦痛や痛みの深いレベルに同調し、そこから即座に治療スキルを実施してクライアントの症状に変化をもたらす。悪いことではない。セラピストは、クライアントの苦しみを和

第8章 NARM関係性モデル ■ 229

らげる手助けをしようとしているのだ。しかし、クライアントは修理されるような対象ではない。車を整備工場に預けるのとはわけが違う。関係性が、癒しのプロセスの中心となる。もしセラピストが修理することにあまりに早く飛びつくと、その過程で重要な見落としが多々ある。そして見落としがゆえに、セラピストは自分自身の逆転移をクライアントにアクティングアウトしかねない。

　NARMの関係性モデルは、セラピストとクライアントという二人の人間の間に「存在する」状態、つまり治療的プレゼンスを培養していく。いわば間主観のプロセスの促進である。私たちは、このモデルを概説しているが、どうか正しく理解しようとプレッシャーを自分に与え過ぎないでほしい。なぜならこれはマニュアル化されたアプローチではないからだ。あなたがクライアントと、50-50バランスでよりよく接することをサポートするための、具体的かつ力動的なプロセスなのである。

　明確で、簡素化して学びやすくするために、私たちはホリスティックな対人関係のプロセスを、関係性スキルと情報を織り込む形で明確な内的状態に分解した（次の図を参照）。三つの内的状態、すなわち好奇心、プレゼンス、自己探求である。五つの関係性スキルは、「同調」「受容」「振り返りと探求」「マインドフルな介入」「統合」である。

　私たちは、これらの治療的スキルを順に紹介しているが、その実践は

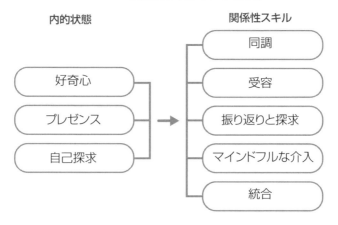

セッションにより織り交ぜられた形になろう。楽器の演奏を学ぶのと同じように最初は覚えることがたくさんあるが、練習を重ねるうちにやがて覚えることが背景に隠れていき、プロセスはより有機的に流れていくようになる。

　適切な関係性のサポートがあれば、クライアントは自分自身の内的世界の専門家となり、変化のプロセスはクライアントの内側から推進されていく。NARMの関係性モデル、特にセラピストが体現化する内的状態は、これまで章ごとに紹介した四つの柱、感情完了モデル、そして本章で紹介する関係性スキルのサポートとなる。まず、**好奇心、プレゼンス、自己探求**の三つの重要な内的状態から始めよう。

内的状態：好奇心、プレゼンス、自己探求

　　NARMは私が受けてきたトレーニングの中でも、セラピストの存在が重要な役割を占めている初めてのトレーニングと言えます。他のトレーニングでももちろん逆転移については話していましたが、NARMでは逆転移を解明し、それを体験に落とし込むことに時間をかけていました。このことが、複雑性トラウマを扱う私の仕事に大きな違いをもたらしたのです。

NARMトレーニング受講者

　好奇心を育むことで、オープンに、受容的に、柔軟で永久に学び続けることができるようになる。好奇心を持つことで、私たちは複雑な状況にも対応できるようになっていく。すべてを知らなければならないと自分にプレッシャーをかけたり、他人にプレッシャーをかけられたりする代わりに、ただ現在にとどまり、学ぶことを受け入れることができる。

　私たちはクライアントの内なる経験を本当に知らないし、これからも完全に知ることはできないことを出発点としてただ認めよう。すべてを知り尽くした専門家であろうと努力し、クライアントを介入の受動的受け手とするのではなく、セラピーは協力的で探求的なプロセスであるという視点を持つことが大事である。それは他人の経験の複雑さに目を向けることであり、診断名や理論を使って内的現実を定義することで経験を単純化することとは対照的である。

第8章　NARM関係性モデル　■　231

好奇心を持ってクライアントに接することで、その人の過去の経験や、古い適応パターンが、現在の人生をより完全に、自由に、健康的に生きるのにどのような影響を与えているかを知ることができる。私たちは、クライアントから学び、クライアントについて学び、クライアントが自分自身についてより深く学ぶプロセスをサポートするためにいる。

　よって治療的な存在感を高めることは、好奇心から生まれる。クライアントの「今、ここ」に寄り添うためには、セラピスト自身も「現在」に存在することが必要である。プレゼンスの能力を形成する内的能力は数多くあるが、ここではNARMの関係性モデルに直接関連するいくつかを紹介する。

- 常に「知らなければならない」というプレッシャーを自分にかけず、今、新しく生まれる経験を受け入れる。
- クライアント自身が内的状態の一番の専門家であることを認め、尊重する。
- 失敗から真に学ぶことを受け入れる。
- 自己や他者に対して批判的にならないこと。
- 「与える、何かする」のではなく「受け取る」状態から接する。
- 心を開いて、ハートフルネスな状態で会う。

　セラピストがクライアントと一緒に今この瞬間に存在することができるようになると、新しい情報を得ることができる。私たちは「今、ここ」の体験に焦点を当てた現象学的アプローチを採用している。クライアントが過去の物語を語ったり、経験している症状を詳しく説明したりするとき、今ここでクライアントがこれらの物語や症状とどう関わっているのか、そして症状が何を伝えようとしているのかに興味を持つ。そうすると今この瞬間に現れる複雑な力動に注意を払う継続的で瞬間的なプロセスとなる。

　間主観間の力動を追跡するために、セラピストは受容的な状態でいる能力を開発する必要がある。交感神経系の活動的な「doing」の状態にあるとき、セラピストは治療過程で現れる重要な要素を見逃してしまうかもしれない。例えばセラピストが思考、分析、戦略、遂行に集中しすぎることで、クライアントとセラピストの両方が感情的な変化を見逃してしまう可能性がある。このような「すること doing」重視の姿勢は、セラピストの

232　■　第 II 部　NARM の治療モデル

内側で多くのノイズを生む。このノイズはセラピストにとって苦痛であり、圧倒されるものとなり、混乱をもたらし、役に立つセラピストでありたい、そう見られたいと強迫的になることで過剰に頑張るようになる。この内的ノイズとそこから生まれる戦略は、セラピストにとって習慣的パターンとなり間主観のプロセスを妨害する。

　NARMでは、セラピストにとってよりシンプルになるよう伝えている。「治そう！」とプレッシャーをかけるのではなく、単に今この瞬間のクライアントに対してオープンであることを目指す。副交感神経系を介した受容的な「存在すること being」の状態にあるとき、セラピストは、プロセスの中心である身体的・感情的なシフトを含む重要な要素が現れていることに気づくかもしれない。セラピーでの関係性のプロセスでは、すべての詳細が重要であることを忘れないでもらいたい。このような細部を見て、何かしなければと思うのではなく、内的にオープンでいて、好奇心を持ち、受容的であるところにシフトしていく。このような関係性の能力を身につけることが、セラピストの内的な静寂を醸成し、クライアントに起こっていることをより受容できるようなり、最終的には古いトラウマのパターンの解決をより効果的にサポートすることができることにつながる。

リフレクティブエクササイズ

　クライアントと会うときの「Doing（やること）」や「Efforting（努力）」といった内的戦略について少し考えてみてください。

- 10（最も内的ノイズが多い）から0（最も内的ノイズが少ない）までのボリュームのコントロールを想像してください。
- このクライアントと一緒に座っているとき、あなたの内的ノイズのボリュームはどこにあるのでしょうか？
- あなたの内的ノイズは、あなたのプレゼンスや好奇心の能力に影響しますか？
- 内的ノイズの影響について他にも分かったことはありますか？

セラピストが好奇心とプレゼンスのより深い状態に移行できるようになると、内的静寂はクライアントとセラピストの双方にとっての恩恵となる。セラピストは、セラピー中にいかなることがあっても、クライアントと一緒に内的静寂の場所から、50-50バランスを意識し、相手と一緒にいながらも自分の内的経験と継続的にいられるようになる。この自己探求のプロセスは、すべての人間関係を強化していく上で中心となる。

　関係性の中での自己探求の能力は、大人のクライアントが安定したアタッチメントを獲得するための機会を生み出す。多くの子どもたちに欠けている安定したアタッチメントに不可欠な要素の一つは、養育者が積極的に自己探求をしているか、である。子どもが見てもらえて、大切にされていると感じるために必要なのは、養育者が子どもとの関係において、自分自身の内的経験を振り返られていることである。養育者が子どもにどのような影響を与えているかを振り返ることができるという感覚を、特に子どもは必要とする。養育者が、そして私たちの社会全体が、子どもの内面世界に関心を持ち、自分の行動がどのような影響を与えているかにもっと意識的になれば、多くの発達への弊害を防ぐことができるはずだ。

　こうしたアタッチメントの力動を理解することは、セラピストの自己探求の重要性を理解するための基礎となる。特にアタッチメントや関係性トラウマを扱う場合、セラピストはクライアントに自分がどのような影響を与えているかを振り返る能力を持つことが不可欠である。自己への振り返りができないと、治療上の同調の失敗や、治療の予後の不良につながることが多い。自己探求と自己内省の道を阻む大きな障害のひとつが逆転移である。

　逆転移については、精神分析の生みの親であるジークムント・フロイト博士が、セラピストの感情がクライアントのものと混同しないよう警告したことに端を発している。それ以来、転移と逆転移のプロセスについては、さまざまな解釈がなされてきた。ほとんどの場合、逆転移は治療過程の否定的な側面とされてきた。つまり先述の管理されていない共感や努力が二つの好例である。この際にセラピストたちは、あまり意識することなく、たとえ善意であってもクライアントに対してアクティングアウトをしてしまう。私たちは、逆転移が治療の大きな障害となることに同意する一方で、治療関係を深めるために注意深く使えると理解している。

　NARMでは、「ビッグＣの逆転移（Big C countertransference）」と「リト

234　■　第Ⅱ部　NARMの治療モデル

ルcの逆転移（little c countertransference）」としている。これは、「個人的逆転移」と「診断的逆転移」を区別する逆転移へのより現代的な心理学の観点と一致している。個人的な逆転移がセラピストの中で起こっている（ビッグC）のに対し、診断的逆転移はクライアントの中で起こっていること（リトルc）である。

　ビッグCの逆転移とは、クライアントへの無意識の感情的な反応に気づくことができなければ、それは治療プロセスを妨げるということである。セラピストがプレゼンスを保ち、クライアントが誰で、その持っている能力を明確かつ直接的に見ることができない場合、自分自身のアクティングアウトとアクティングインの戦略のレンズを通して、クライアントに関わるかもしれない。例えば、セラピストは救い主として、あるいは不十分な援助者として、クライアントを救わなくては、あるいは救うことができない、のどちらかとなる。

　リトルcの逆転移とは、**診断的逆転移**または、**ソマティックな逆転移**、あるいはもっと単純には**共鳴**とも呼ばれ、クライアントから非言語的に情報を拾い上げる無意識のプロセスのことを指す。セラピストはクライアントのさまざまなレベルの情報に同調している可能性がある。共鳴は、非言語的なコミュニケーションのレベルで学習することを可能にする。例えば、セラピストはこれまで気づかなかった痛みのような特定の身体感覚を感じるかもしれない。また、急な疲労感や吐き気などのソマティックな反応を感じることもある。突然、逃げ出したくなったり、攻撃したくなったりするような衝動を感じることもあろう。悲しみが押し寄せてくるような、強い感情を感じるかもしれない。人の顔や状況など、突然の映像が浮かぶこともある。数え切れないほどあるが、いずれもクライアントがその内的世界をどのように組織しているかをより深く理解するのに役立つ情報を含んでいる。

　ビッグCの逆転移は、歴史的に病理とみなされてきた。つまり、これらの内的反応は、セラピストが目の前に座っている人物とつながることを妨害するが、リトルcの逆転移は非常に有益である。リトルcの逆転移は、オープンさ、好奇心、受容性、共感をもってクライアントに接した延長線上にあると考えることができる。クライアントから影響を受けると、クライアントとセラピーの関係性のプロセスをよりよく理解することができる。同様に、関係性の影響に気づくことは、セラピストがクライアントと関

第8章　NARM関係性モデル　■　235

わっている自分自身をよりよく理解することにもつながる。

　しかし難しいのは、私たちがビッグCとリトルcのどちらの逆転移を経験しているのかを見分けることである。例えば、突然逃げ出したくなる衝動が、クライアントからのものなのか、それとも自分自身の内的反応なのか、どのように判断すればよいのだろう。NARMでは、セラピストが逆転移に対して唯一**するべきこと**は、ただ**存在し**、それに対して**好奇心を持つ**ことであるとする。これが自己探求の実践である。

　私たちが、自分の内的体験（それがビッグCやリトルcの逆転移から来るものであろうと）に、現在進行形で好奇心を持ち続けることができるようになると、情報がどこから来ているのか、そしてそれが自分自身やクライアントと関わる上でどのようなサポートとなるのかを考えるようになる。自分の感情や反応とのつながりをより確かなものにすることで、私たちの介入は今この瞬間に目の前にいるクライアントにより合致したものになる。自己探求はセラピストの好奇心とプレゼンスという内的な状態を高め、クライアントとの同調をより深めるための継続的なプロセスなのだ。

　ビッグCの逆転移やアクティングアウトの戦略を見極めることに留意しながら、クライアントから影響を受けようとする姿勢は、関係性のプロセスの中心となる。この見極めのプロセスは、本物の共感と管理されていない共感を区別するのに役立つ。私たちが本物の共感によって動かされていると判断した場合、自己開示は強力な関係的介入となり得る。例えば、「あなたが自分を傷つけているのを見るのはつらいです」「あなたが自分に優しくしているのを見るのは感動的です」というようなことを共有することができる。このような自己開示的発言は、慎重に行えばエイジェンシィを強化することができる。例えばクライアントは「ありがとうございます。私も自分を傷つけるのはつらいです。そしてなぜ自分がこんなことをするのか、その理由を知りたいです」とか、「私は本当に自分に優しくあり続けたい、それが進みたい方向です」と応答するかもしれない。セラピストの共有が本物の共感から来ているものであれば、クライアントは見守られ、サポートされていると感じ、セラピストのコミュニケーションを大人の意識や脱アイデンティティといった、さらなる内的なシフトのために役立てられる。よって関係性のつながりも強化されるかもしれない。

　積極的な自己探求がなければ、セラピストはクライアントに依存を助長するアクティングアウトをする可能性が高くなる。セラピストになる人は、

世話好きや共感提供を好むといったアイデンティティが非常に強いことが
多い。なぜなら、セラピストとクライアント双方にとって、世話を焼き、
世話を焼かれる関係を築くことは良いことだと感じることが多いからであ
る。クライアントは助けられたいと思い、セラピストは助け手になりたい
のだ。しかし自己探求の空間を確立することなく、セラピストが絶望して
いるクライアントのために「良い親」として行動することが再演を引き起
こす。クライアントは、自分が受けられなかった養育を受けることで手ご
たえを感じるかもしれないが、この治療的枠組みはクライアントの能力を
高めてはいない。NARMでは、幼児化と依存を強める子どもの意識には
働きかけない。可能な限り大人の意識に、常に心理生物学的な能力を高め
ることを志向していく。

リフレクティブエクササイズ

関係性における難しさ

現在、あなたが悩んでいるクライアントや関係性を選んでください。

- クライアントのイメージを頭に浮かべてみましょう。
- 可能であれば、前回のセッションや、特に困難な時を思い出してください。
- 以下の質問について、ぜひ考えてみてください
  - どのような感情、感覚、衝動にあなたは気づいていますか？
  - このクライアント・人とは、どのように向き合っていますか？
  - このクライアント・人に与えるあなたの関係上の影響は何ですか？
  - そこには過去の人間関係で慣れ親しんだ関係パターンがあるでしょうか？

関係性による変容

現在のクライアントや人間関係で、幸せや自信を感じているものを選んでください。

- その人のイメージを頭に浮かべてください。
- 可能であれば前回のセッションや、特に充実していた時を思い出してく

ださい。

- 以下について、ぜひ考えてみてください
  - どのような感情、感覚、衝動にあなたは気づいていますか？
  - このクライアント／人とは、どのように向き合っていますか？
  - このクライアント／人に与えるあなたの関係上の影響は何ですか？
  - そこには過去の人間関係で慣れ親しんだ関係パターンがあるでしょうか？

　好奇心、プレゼンス、自己探求の内的状態は、複雑性トラウマによるパターンの解決をサポートする関係性のプロセスの基礎を作る。ここで、NARMで使用する五つの関係性スキルを紹介していく。

関係性スキル1：同調

　同調の意図は、クライアントの苦悩と変化への意図の両方にプレゼンスを保つことである。ここでの同調には、クライアントがしばしば触れないよう積極的に警戒している内的経験への探求を促すことが含まれる。また、クライアントを受け入れているセラピスト自身の感覚、つまり逆転移やセラピストとクライアントの力動にも自己探求が含まれる。NARM関係性モデルの最初の段階では、私たちは単にこのクライアントと一緒に座るということがどんなことなのかを経験したいのだ。

　同調とは、真の共感に基づいて構築されたもので、他者の体験に立ち会って感じ取ることができる関係性の能力である。この「他者の心を感じる」能力によって、私たちは人間関係において的確に対応することができるのである。[1]一番分かりやすい例が親と赤ちゃんである。赤ちゃんは言葉で自分を表現することができないが、親子は言葉を超えたコミュニケーションを共有している。同調している親は、子どもの体験に深く関わり、子どもの内的世界を知るフェルトセンスを徐々に親として育んでいく。もうひとつはペットである。人間と動物は、しばしば同じような非言語的な共通理解を生み出し、さまざまな方法でそれを示す。この共感的同調は、動物介在のプログラムがメンタル治療で成功した主な理由の一つである。

　セラピストは高いレベルの同調を発揮する人である。多くのセラピスト

にとって、クライアントの中にある痛みや苦しみの深さを感じることは容易なことである。そのため、管理されていない共感や燃え尽き症候群、アクティングインとアクティングアウトの戦術に陥りやすい。新しいクライアントと会う最初の段階から、セラピストは同調にまつわる自分の境界を意識することがビッグCの逆転移から身を守るために不可欠である。

　リトルcの逆転移では、真の共感と共鳴が、クライアントの経験のあらゆるレベルから現れてくるものに同調することを助けてくれる。クライアントの内的体験と観察可能な行動、つまり、クライアントが自分の内的現実を表現するすべての潜在的・顕在的な方法に注意を払っていく、継続的で一瞬一瞬のプロセスである。私たちは、クライアントによる言及と私たち観察、そして共鳴能力を頼りにして進んでいく。

　NARMでは行動を重視するのではなく、クライアントの内的状態に同調することを重視する。セラピストの中には、同調とはクライアントのニーズに応えることだと考えている人もいる。そうであるとするとクライアントは、セラピストが自分の望むものを与えてくれなかったとき、「あなたは同調してくれなかった」と言うかもしれない。例えばクライアントは、「何をすべきか言ってくれないのですか？」と問うかもしれない。あるいは、「これに関しては、ただ肯定してくれませんか？」と願うこともあるだろう。一般的に私たちは、クライアントが私たちに特定の方法で「同調」することを期待するからといって、クライアントの要求に賛同しないように気をつけたい。

　私たちはクライアントが必要としているものを尊重しながらも、そのニーズが子どもの意識から来るものか、大人の意識から来るものかを区別することに、全力を尽くす。大人のクライアントの子どもの意識に同調するのは、無秩序と能力の欠如を助長する断絶の戦略に共謀することになる。私たちは、クライアントがより組織化を実感し、心理生物学的能力の向上に向かうことを可能にする、未開の内的資源が存在する大人の意識に同調することに焦点を当てる。

　クライアントが、セラピーで完璧な同調を受けられるという信念を育まないことが重要である。この信念はエイジェンシィの出現を妨げ、子どもの意識を強化する。また、何があっても常にそばにいてくれる理想的な親という幻想を助長し、クライアントを無力な子どもの役割に置いてしまう。その代わり私たちは、関係性とは他人の内面を本当に知ることはできず、

第8章　NARM関係性モデル　■　239

常にある程度の同調の失敗があることを認識している。アタッチメント研究によると、安定型愛着の養育者でも、子どもとの関わりの中で約30％しか同調できていないことが分かっている[2]。つまり、クライアントとうまく同調しているセラピストでさえ、約70％は何らかの同調失敗の状態にあるということだ。大人の意識をサポートするために、私たちは、クライアントが経験する同調の失敗を理解しながら、クライアントのつながりを維持する能力を強化していく。クライアントの苦悩に注意を払いながら、何が苦悩の原因になっているのかに好奇心を持ち、治療関係における実際の断絶があれば、それに対して責任を持ち、関係修復に向けて努力していく。

ドナルド・ウィニコットは、「ほどよい母親」による「ホールディング環境」[3]という言葉を使い、後にこの理解を効果的なセラピストについても適用したが、これは完璧に同調しているということではなく、対応できているということに重きを置いている。セラピストは、完璧な同調を目指すのではなく、常にオープンで、受容的で、応答できていることに注力し、自分自身にプレッシャーをかけないようにする。それには、クライアントと一緒にいるとき、自分の内的体験のさまざまなレベルについて自己探求し、衝動、思考、判断、感情・身体的反応など、今にいることを邪魔するようなものに気づくことが必要である。

このレベルの同調を提供したのは、私たちが最初で唯一なのかもしれないということを常に念頭に置き、大人のクライアントを無力な存在としてではなく、成長の主体として捉える。私たちは同調によって、クライアントがより深い能力や可能性を引き出すためのスペースを提供する。同調があるだけで、クライアントは自分自身から逃げることをやめ、内的世界に興味を持ち、癒しの能力に再びつながり始める。

関係性スキルの応用１：同調

クライアントが来る前に、心を静める練習をしてみてください。自分自身の経験に同調するために少し時間を取ってみてください。クライアントがあなたの前に座ったとき、静かな心でいられるかどうか、確認してください。クライアントとつながり始めたとき、あなたの中で何が起こっているかに注目してください。思考、プレッシャー、判断、行動への強い衝動など、さらなるノイズが起こりえることに気づいてください。この瞬間、

あなたの50-50バランスを振り返ってみましょう。

特に、クライアントがあなたに直に何かを求めている場合、あなたはすぐに**何かをしよう**とする誘惑に駆られるかもしれません。そんなときは、衝動やクライアントからの要求に対して、すぐに行動しないようにしてください。好奇心、プレゼンス、自己探求とつながり、クライアントとただ**一緒**にいる練習をすることをお勧めします。

この場所から、クライアントの経験のさまざまなレベル（身体、感情、行動、認知、精神性）を観察し、感じ始めます。また、関係性のフィールドにも注目し、このクライアントとのつながりがどのように感じられるか、どう受け止めているかに注目してください。クライアントのストーリーをあなたが追おうとすると、経験のさまざまなレベルに存在し続けることが難しくなります。私たちは、あなたが普段行っている物語の追跡をせず、代わりに彼らの経験の他のレベルに気づくためのスペースを持つのを自分に許すようお勧めします。特に、クライアントの内的状態からあなたが何を拾っているのかに気づき、物語や行動、症状に迷わされないようにしていただきたいのです。

セッションを通して、あなたがクライアントに対してオープンで、今に存在し、好奇心を持ち続ける能力について考えるとき、自分の内なるノイズに気づくことをお勧めします（内なるノイズの量を10から0にするエクササイズを思い出してください）。私たちは、ゆっくりと、言葉を少なくし、返答する前に一呼吸おいて考えることをお勧めします。また、クライアントと同調するための新しい方法を試すとき、自分自身に忍耐強くなる練習をしてみてください。

関係性スキル2：受容

受容の意図は、複雑さを許容することである。人間として、私たちは非常に複雑な世界をどうにかしていくことに直面している。先入観にとらわれた知識や信念、アジェンダなどは、セラピーの複雑なプロセスを管理するためによく使われるが、それはクライアントと直接的に体験に立ち会い、オープンになることを邪魔することにもなりかねない。他人の内面を本当に理解するためには、知っていると信じていることから、できる限り自分を解放し、本当の意味で出会うことが必要である。「分からない」と言え

るようになれば、新たな学びや複雑さに対してオープンになれる。哲学者のジッドゥ・クリシュナムルティは、「知らなければ学べない」と説いている[4]。現実には、私たちはクライアントの内面的な経験を完全に知ることはできないが、彼らとの関係を深めるにつれて学び続けることができる。

　私たちが複雑さを管理しようとする方法のひとつに、複雑さを軽減し、物事を単純化させることがある。例えば同僚がクライアントのことを「ボーダーライン」や「治療抵抗がある」と言っているのを聞いたことがある人はどれくらいいるだろうか。診断名や心理学的概念は、異なるクライアントに共通するテーマを理解するのに役立つが、明らかにするよりも隠してしまうことの方が多くなる。さらに、これらのレッテルは、客体化につながる還元的なものとなりうる。

　ひとたび客体化がなされると、対人間の関係に断絶が生まれる。そして、しばしばこれらのレッテルは蔑称として使われる。もちろんビッグCの逆転移によって引き起こされている可能性がある。セラピストはクライアントに対して反応しており、ラベルを貼ることで複雑さを単純化して、セラピスト自身が自分の反応を管理しようとする。ほとんどのクライアントは、これが起きているのを感じ取る。もしあなたの話を聞き、理解してくれるはずの人が、あなたの経験を「ボーダーライン」や「治療抵抗」だと決めつけたら、あなたはどう感じるだろうか？　どんなに良い意図からでも、セラピストがクライアントの経験を単純化すると、治療プロセスは損なわれる。

　私たちは、人間にとって非常に難しいことだが、クライアントの複雑さを認識し、尊重し、その複雑さを軽減しないようなNARMセラピストを育てていく。それには、好奇心や興味とともに、「知らない」状態になることが必要である。知らないということは、多くのセラピストに無力感を引き起こす。セラピストはこの課題に対して、必死にこう答えるかもしれない：「知らなければ助けられない！」。

　セラピストはクライアントに抱いている自分のアジェンダを認識し、モニターすることが重要である。柱1は私たちの治療計画ではなく、クライアント自身の課題に焦点を当てることで、私たちを助けてくれる。たとえ私たちが完全に理解していなくても、また、どのように手助けすればいいのかがよく分からなくても、クライアント自身のプロセスを認識し、尊重する。あるNARMのセラピストが書いているように、「私たちは（すべて

242　■　第 II 部　NARM の治療モデル

を把握する）責任を負わなくてよい。クライアントや治療契約、そして好奇心を持ち続けようとする私たちの意志が教えてくれる。クライアントが課題と共にあって、私たちがプロセスを提供する。あるべき健全さという私たちの意図を治療過程から取り除けば、クライアントの自律性を尊重でき、『知っている人』であるかのようなプライドを監視し続けることができる」[5]。

　セラピストが複雑さを軽減しようとする他の方法は、クライアントの内的葛藤の一方の味方になったり、または目標志向になったりすることである。多くのセラピストは、クライアントの中にあるエイジェンシィへの萌芽的な衝動を感じ取り、それを導き、促進したいと思う。このようなとき、私たちは、エイジェンシィへの動きは複雑な内的葛藤の一側面に過ぎないということを忘れないようにしたい。セラピストは、エイジェンシィに向かう動きとそれを阻むものの両方、つまり葛藤の両面を把握することが必要である。

　例えば、あるクライアントが結婚生活に不満を抱いているとする。彼女は、夫との関係には終止符が打てたらと、別れを考えている。セラピストは、夫と別れることが正しいことであることに同意し、次のステップを勧める。セラピストは行動的に別れたいクライアントの側に立ち、夫と一緒にいることを望んでいるクライアントの側面は無視される。彼女は数年前から別れを考えていたが、まだそれを実行に移していない。しかしNARMのセラピストは、行動ではなく内的な状態に焦点を当てる。私たちは彼女がこの決断を考えるに至った内的な変化を探りたいと考える。もちろんクライアントが決めたことを尊重するが、セラピストが複雑なテーマについてアドバイスを与えたり、内面葛藤の一つの側を味方したりすることは、罠にはまる可能性もある。クライアントのストーリーに加担しないことは、エイジェンシィ強化につながる。最終的にはクライアントが選択の結果と共に生きるのであり、それを十分配慮し尊重すべきだ。

　クライアントの複雑さを受け入れることの難しさの大部分は、セラピスト自身が無力さを受け入れることの難しさと相関している。私たちは、クライアントを受け入れようとする一方で、自分自身をも受け入れようとする。もし私たちが、自分の焦りに気づいたり、うまくいっていないと感じたり、プロセスのどこかにいるべきだと感じたりしたら、それは、自分の中で何が起こっているのかを振り返り、自己探求する良いきっかけになる。

第 8 章　　NARM関係性モデル　■　243

私たちが避けたいのは、他にどうしたらいいか分からないからと、何かを実現するために実践や介入をし始めることである。私たちが知らないことと、それに伴うどんな感情もそのまま受け入れることは、実は自分自身やクライアントとより深くつながるための重要なステップとなり得る。私たちは、クライアントと一緒にこの学びのプロセスを歩んでいる。

関係性スキルの応用2：受容

　クライアントと一緒にいるとき、クライアントと自分自身の両方を受け入れる練習をすることをお勧めします。クライアントから始めて、自分自身が本当に「知らないという場所」を持つことを許可してください。たとえ、そのクライアントと長い間一緒にやってきたとしても、あるいはそのクライアントに関する豊富な経験を持っていたとしても、理解したり、これまでの情報に当てはめたりすることなく、今この瞬間に一緒にいることができているかどうかを確認してください。可能な限り、クライアントが体験のあらゆるレベルから分かち合っていることを聞き、受け止め、洗い出されるよう、ただオープンなスペースを保持してみます。クライアントの物語、信念、感情、身体、そしてあなたとクライアントの関係のあり方について、あなたが受け止めていることのさまざまな側面に気づいてください。先入観や固定観念のない「ビギナーズマインド」をぜひ実践してください。

　また、自分自身のために受容を保つ練習をすることをお勧めします。クライアントと一緒に座っているとき、今この瞬間にいる以外に何かを考えなければならない、何かをしなければならない、修正しなければならない、どこかに行かなければならないというプレッシャーがあることに気づいてください。また「分からない」という感覚に関して、それがあなたに何をもたらすか、そして、もう少しそれに寄り添うことができるかどうかを試してみるのもよいでしょう。自分自身とクライアントのために、さらに大きなスペースを保持することは不慣れで不快に感じるかもしれません。このことが、あなたやクライアント、そして治療プロセスの中でどのように反響するかを探るために、ぜひ時間を取ってみてください。

関係性スキル3：振り返りと探求

　振り返ることや探求することの意図は、クライアントが自分の内面をどのように組織しているのかの理解にある。クライアントの経験の組織化について深く関わりながら、クライアントの中核ジレンマ、それが、今この瞬間や人生にどのような影響を及ぼしているのかを考え始める。私たちは、クライアントがまだ真の自己と、生き残るために子どもの頃にしなければならなかった適応という内的な葛藤に影響されていることを理解している。よって、クライアントの現在の生活の中に現れる中核ジレンマについて興味を持つ。

　治療契約（柱1）は、中核ジレンマについて考察をし始めるのに役立つ。クライアントの意図と、その意図を実現するために邪魔になっているものを尋ねていく。例えば、あるクライアントが、もっと人間関係を築きたいのに孤独や孤立を感じるという理由で来談したとする。しかし、もっと関係を築きたいという意図を持っているにもかかわらず、一人でビデオゲームに明け暮れるという行動をとっている。私たちは、望んでいること（人間関係）と、それを実現するための障害（孤立する行動と、その行動の原動力となっているもの）、この葛藤の両面を見ていく。NARMではジレンマの両方と、明らかな矛盾について考察し、探求していく。

　問題の根源にあるものが何であるかを理解しなければ、問題に適切に対処することは難しい。もしセラピストがクライアントと行動的な変化を目標にして、人間関係に関わる時間を増やそうと、一人でゲームする時間を1日3時間に減らすのを宿題としたら、クライアントが最も望んでいるということとの関連における、この行動が持つ機能を無視し、葛藤の一方を変化させようと取り組むことになる。治療契約から分かる組織化におけるテーマは、つながりたいという欲求と、つながりにくさの間の内的な対立である。クライアントが同意すれば行動の変化ではなく、さらなる内的葛藤の探求が組織化のための方向となる。

　プロセスでは作業仮説が描かれる。そして作業仮説を探求的な質問（柱2）をするための情報源や指針とし、エイジェンシィを強化し（柱3）、心理生物学的なシフト（柱4）に言及する。また、クライアントが意識していない真の感情は何かを感じ取り、感情完了のプロセスにおいて、どのようにサポートするかを考えることができるようになる。

探求の一環（柱2）として、私たちは質問への答えやフィードバックを使って、作業仮説を改良、調整、または変換させていく。自分の仮説に固執しすぎることは、ビッグCの逆転移のアクティングアウトであり、自分の介入に安心するために今すぐすべてを理解しなければならないという行為に他ならない。それよりも理解しつつあることを「軽く持っておく」方がいい。そのためには、自己探求の継続的な実践が必要である。

例えば、あるクライアントは当初、自分の孤立は人を怖いと感じるからだ、と言っていた。しかしセラピストが探求を続けるうち、クライアントは孤立するのは他人が怖いからではなく、人間関係の中で他人の期待に重荷を感じるからだと言った。孤立をめぐる行動は変わっていないが、その行動の原動となるものが変換された。これはさらなる探求のための重要な情報を与えてくれている。私たちの作業仮説は、クライアントとの治療プロセスの中で、常に修正されていく。

関係性スキルの応用3：振り返りと探求

クライアントと一緒にいるとき、クライアントが自分の内的世界をどのように組織しているのか、あなた自身にスペースと時間を与えて考えてみてください。何かを解明したり、点と点を結んだりしようと努力することなく、クライアントの経験のさまざまなレベルに気づき、そして何があなたの注意を引くのかに気づいてください。

そうすると、作業仮説について、どんなことに気づきましたか？　例えば、クライアントが自分を卑下し始めたり、特定の話題を回避したり、昔から慣れ親しんだ（デフォルトの）感情などの瞬間について気づくかもしれません。クライアントとあなたとの関わりについて、あなたはどんなことに気づいていますか？　あなた自身の内的経験、特に逆転移において何に気づきますか？

クライアントが内面をどのように組織化しているのか、どのようにあなたと関わっているのか、そしてあなたはどのように関わっているか、これらの情報を軽く持っておけていますか？　この状態からだと、あなたの興味は何になるでしょうか？　ここで重要だと思われることは何ですか？　今優先的に探索すべきものは何でしょうか、また、後で探索するために栞をはさんでおきたいことは何ですか？　あなたの作業仮説はあなたの質問と介入にどのような影響を与えるでしょうか？　新しい情報が入ってきた

ときに、自分の理解を修正できるかどうか、ぜひ確認してみてください。

関係性スキル 4 ：マインドフルな介入

　マインドフルな介入の意図は、クライアントが自己や他者とのつながりの能力を高め、新しい方法で自分と関わる可能性にある。恥、自己否定、自己嫌悪に基づく古い生存様式パターンのフィルターを通してではなく、オープンさ、好奇心、そして最終的には自己受容と思いやりといった大きな能力を持って自分と関わっていく。クライアントは真の自己とのつながりを妨げているものに対処するサポートを受けることで、癒しと成長のためのより大きな心理生物学的能力を築き始める。

　セラピストとして、このプロセスを最も効果的にサポートするにはどうしたらよいのか？　それはセラピストが自分自身とつながり続けることから始まる。精神科医のジェームズ・マスターソンは、セラピストがクライアントの成長プロセスを邪魔するときは、セラピストがクライアントを修正したり助けたりすることに集中するあまり、自分とのつながりを失っていることが原因であることが多いと説いている。マスターソンは、セラピストが行う介入の多くは、セラピストのビッグ C の逆転移によって引き起こされていると考える。彼は次のように注意喚起する。「理論的な理由と結果についての仮説がない限り、介入する権利はない。仮説がない時は自分の感情で介入してしまっている。そうなったら、患者のことはひとまず忘れてもらいたい。自分の感情が治療の邪魔になっているのだから、それと向き合い、その間、患者には自分の苦しみと一緒にいてもらおう」[6]。

　マインドフルを介入に用いるとは、自分の内面とのつながりを保ちながら、相手の意図やその内面との関係性を保つことをサポートする間主観のプロセスである。よって私たちを介入へと推し進めるあらゆる逆転移も含めて、介入の意図にまつわる自己探求を実践する必要がある。私たちは、自分自身にペースを落とすこと、立ち止まること、間違うこと、そして学ぶことの許可を与える。私たちは、治療的な役割の中で人間らしくあることを自分に許可する。人間らしさを中心に据えることで NARM のスキルと技法を効果的に使い、クライアントの複雑な内面に対応できるようなマインドフルネスの礎を作ることができる。

　私たちが使う治療スキルや技法は、四つの柱からできている。私たちは、

第 8 章　NARM 関係性モデル　■　247

未解決の複雑性トラウマに対処するために四つの柱をどのように適用するかをすでに紹介したが、介入を用いる際の「マインドフル」の部分は、特定の技術をなぜ使うのか、それが自分の作業仮説とどう合致するのかを評価していくことだと強調したい。私たちは結果を求めたり、世話を焼いたり、クライアントを守ったりするため介入を使うのではない。私たちは、クライアントが経験の深さを増す能力を拡大するために、介入していく。

　重要なのは、これらの技術を適用することだけではない。介入に対するフィードバックに心を開き、それを受け取ることである。私たちは常に、クライアントから、私たちの内的プロセスや治療的関係を通して受け取る新しい情報に基づいて、再評価することをいとわない。私たちが提供した介入をクライアントがどのように自分のために使っているかを観察することで私たちは学んでいる。

関係性スキルの適用4：マインドフルな介入

　クライアントといてプレゼンスを保つとき、介入を使ってどのようにクライアントと関わっているかを振り返ってみてください。作業仮説が、どのようにあなたの介入に情報を与えているかを意識することから始まります。あなたがクライアントと直接関わっているとき、選んだ具体的な介入にまつわる意図について、自己探求をするよう勧めます。このプロセスで役立つ質問は次の通りです。「この特定の介入を使うことで、私は何を引き出したいのか、何を効果的にしたいのか？」「クライアントがこの介入にどう反応するか、私は何に気づいているか？」「私の介入はどのような影響を与えるか？」「その影響は私の作業仮説、特にこのセッションへのクライアントの意図（柱1）にどのように関係しているか？」。

　あなたの介入が、つながりや脱アイデンティティへと向かうように見えるか、あるいは、断絶や古い同一化を強めてしまっているように見えるかに、ぜひ気づいてください。介入が古い戦略を強化しているように感じたり、意図した効果を発揮していないと感じたら、次に何をすべきかを考えようと自分にプレッシャーをかけるのではなく、学びにオープンでいられているか確認してください。自分の関わり方を見直し、クライアントの経験について確認している時、それ自体が、オープンさ、好奇心、謙虚さをもって関わるというマインドフルな介入となっています。

関係性スキル5：統合

　統合への意図は、心理生物学的能力の向上をサポートすることである。ヨガには**シャヴァーサナ**というポーズがあり、休息や屍のポーズとして知られている。一般的に、実践したことの統合をサポートするために、ヨガクラスの最後に導入される。ヨガの指導者によっては、アクティブなポーズを優先して、シャヴァーサナの時間を削ってしまう人もいる。しかし、統合は、ヨガの練習による長期的な健康効果をもたらすために不可欠である。同様に、最も広く使われている治療モデルの多くは、セラピーでの実践（セラピーで行うこと）を強調し、長期的な変化と成長を支える統合を軽視しがちである。このことは本章のテーマである、「行うこと」に主眼を置かず、「存在すること」によってクライアントと出会うことを妨げる。

　クライアントは、統合することに難しさを感じるかもしれない。クライアントの多くは気持ちが落ち着いたり、新しい気づきがあったりすると、すぐに新しいことに飛びつきたくなる。多くの人々は、落ち着き、呼吸を整え、リラックスして楽になる時間を自分に与えない。忙しさを維持して物事を実現することに没頭する傾向がある。統合のための時間を確保することは、多くのクライアントにとってだけでなく、多くのセラピストにとっても難しいことである。セラピストもまた「休息」の段階に不快感を覚え、何か新しいことにすぐに飛びつく（それは通常、別の介入という形で現れる）。

　介入が成功した後、クライアントはさらなる組織化に向けた何らかの心理生物学的なシフトを経験するのが一般的である。例えば、安心感、負荷の軽減、よりリラックスし、よりバランス感覚があり、より拡張し、よりスペースがあり、より明るく、そしてよりあなたとのつながりにいられていることを報告することがある。しかし、クライアントはこれらの瞬間を素早く通り過ぎ、このシフトを最小限に抑えようとするかもしれない。断絶、古いアイデンティティ、生存戦略から抜け出せないでいることの理由には、たとえそれらがもはや役に立たないとしても、深い歴史があることを思い出してもらいたい。しかし内的なシフトを統合することは、より大きな心理生物学的能力への動きを強化し、それによりクライアントがより大きな存在感、つながり、エイジェンシィ、自己活性で世界と出会うことができるようになる。

　柱4を使うことでクライアントが自分の内的体験に立ち会えるようにサ

ポートし、時には誘導していきたい。ソマティックなマインドフルネスを開拓することは、こうしたシフトを統合させていく方法の一つである。**内受容感覚**、つまり身体レベルで現在の体験に気づくことへのサポートである。私たちの視点では、こうした心理生物学的なシフトに伴う感覚は、内面の重大な変化の表れである。クライアントに内的な変化に気づき、感じ取る時間を取ってもらうことで、体現化を促し、神経経路の再配線が促されることが期待できる。

　クライアントに統合の機会を提供することは重要である。クライアントが次のことに飛びつきたがっているときでも、十分な時間をとることがプロセスを支える重要なステップとなる。沈黙を受け入れて身を置くことは、多くのセラピストやクライアントにとって不快で耐え難いものである。双方にとって不快だからといって、そのプロセスを押し進めたり、何かを起こしそうとしないことが重要なのだ。クライアントにとって変化は時に不快なものなのである。

　有機的なプロセスの流れを信頼することは新しいことであり、時には脅威でもあるが、内的な体験から逃げることに慣れた人にとって、スローダウンと沈黙は実は大きな意味がある。これはつながり、健やかさ、生き生きとした状態へと向かう有機的な衝動を支え、再組織化し、癒しや変容の可能性をもたらすものである。

関係性スキルの応用5：統合

　クライアントと一緒にいるとき、クライアントが意識していないところでも、どれだけ多くのことが起こっているかに気づくことをお勧めします。もしクライアントに起こっていることを見逃している自分に気づいたら、時間取ってペースを落とし、能動的に「何かをする」のではなく、受容的に「存在する」マインドセットにシフトし、50-50バランスを練習することをお勧めします。

　あなたのクライアントが、つながりと拡張の状態から、断絶と収縮の状態へと素早く移る場合、あなたがそれとどう関係し、シフトに対して何をするかに気づいてください。もしあなたが、何か違うことを起こそう、プロセスを早めよう、何か説明しよう、セッションをきれいにまとめようと自分にプレッシャーをかけているなら、それをコントロールしたり指示したりする必要なく、起こっていることにもっとプレゼンスを保つことがで

きるかどうか試してみましょう。

　あなたが関係性のフィールドを感じ取る時間を取ることをお勧めします。このプロセスで役立つかもしれない質問は、「クライアントの体験から何らかの影響を自分は受けているか？」「もしそうなら、どのような影響を受けているのか？」「私が今感じていることは、クライアントの経験について何か情報を与えてくれているか？」「クライアントが新しい体験をしているとき、私はどのようにその場にいることができるか？」「この関係において、私はどのように存在することができるか？」などです。

NARM 関係性モデルの演習

　あなたが苦心しているクライアントについて、少し時間をとって考えてみることをお勧めします。そのクライアントと最近行ったセッションを振り返るのが効果的かもしれません。

1. クライアントに同調する自分の能力を振り返ってみてください。今、このクライアントと一緒に座っている自分を想像してみると、クライアントの体験のとのような側面に同調していますか？

2. クライアントの体験に同調するとき、この人にどのような感じを持っていますか？　何かを言わなければならない、何かをしなければならないと感じることなく、相手の体験に対して現在にとどまり、オープンであることができていますか？

3. クライアントや共有されるものへのあなた自身の反応について何が分かっていますか？　このクライアントと一緒にいることは、あなたにどのような影響を与えますか？

4. あなたの作業仮説は何ですか？　つまり、クライアントが自分の内的世界をどのように組織していると理解していますか？

5. クライアントが自分の内的体験をどのように組織化しているかを理解し始めたら、クライアントとのつながりを保ちながら、どのようにクライアントをサポートしていくことができるでしょうか？

　全体として、好奇心とプレゼンスを持ってこのクライアントにオープンでいるあなたの能力は、1 ～ 10（1 は低い、10 は高い）で表すとしたら何

だと思いますか?

ハートフルネス

> まず自分に実践すべきです。他者への愛、他者を愛せるかどうかは、自分を愛せるかどうかにかかっています。
>
> ティク・ナット・ハン、『ブッダ「愛」の瞑想』

言葉で表現するのは難しいが、**ハートフルネス**とは、自分とも他人ともつながっていることを心の中で感じること、と定義する。それは、自己と他者とのつながりの深さを体験することである。他者とのつながりの深みは、自分自身の中にあるつながりの深さによって決まる。個人が自分との真のつながりを深めていくと、他者との心の共有を感じることができるようになる。

リフレクティブエクササイズ

自分とつながりながら相手と心を通わせ、今を生きることができた時間を振り返ってみてください。

• ハートフルと愛でつながる能力について、どんなことに気づきますか?
• 振り返るとき、特にあなたのハートをどのように感じますか?

治療過程におけるハートフルネスは、セラピストから始まる。NARMのセラピストはクライアントに注意を向ける前に、自分の内面に注意を向ける。好奇心、プレゼンス、自己探求を通して自分とつながるとき、それはセラピストのプレゼンスに現れ、間主観のための条件を作り出す能力をより多く持つようになる。自身のハートフルネスへのアクセスの能力を高めているセラピストは、クライアントが自分自身や他の人たちとの関係において、ハートフルネスをより高められるようサポートできる。

252 ■ 第 II 部　NARM の治療モデル

セラピストが逆転移による戦略をとっていればいるほど、自分のハートからさらに切り離されていく。管理されない共感、無力感からの逃避、そして強迫的な努力や世話焼きのような身近な戦略は、自分自身やクライアントと真の親密な関係になることからハートを遮断する。自分のハートにいることは、これらの古い馴染みのある戦略の対極にあり、より大きな理解、受容、思いやりをもって、自分、さらには自分のクライアントと出会うことにつながる。

　発達性トラウマは、ハートの傷つきがテーマである。発達性トラウマの解決は、ハートフルネスについてである。私たちは、すべてのセラピストが自分の癒しのプロセスに参加することを強く推奨している。個人がハートとのつながりを取り戻すと、長い間、閉ざされていた心の場所への扉が開くような感覚を覚えることがある。自分自身が行ったことのない内的な場所に、他人を導くことはとても難しいことだ。

　感情の完了、そしてさらなる脱アイデンティティのプロセスは、私たちのハートと再びつながることにある。古いアイデンティティや戦略が解消され始めると、私たちは自分のハートとのつながりを感じ、それらに導かれるようになる。かつてささやき声や心の願望として始まった意図が実現されることもある。そうすることで、個人の肝要な変化や、人間関係におけるつながりの能力を高めることができる。

リフレクティブエクササイズ

　時間をとってやってみてください

- 自分の人生を前に進めるために、心からの意図を設定してみましょう。
- もし、あなたが心からの望みを実現することができたとしたら、どのような最適な結果が待っているのでしょうか？
- 自分の心からの望みを振り返りながら、思考、感情、身体など、内面で経験することに気づいてください。
- 先に進む前にここで特に時間を取って、自分の心を感じてみることをお勧めします。

第9章

NARMパーソナリティスペクトラムモデル

純粋なただの知覚というものはなく、私たちは自分の経験というフィルターを通して物事を見ている。

ダニエル・シーゲル、『THE DEVELOPING MIND:
How Relationships and the Brain Interact to Shape Who We Are』

複雑性トラウマに苦しむクライアントに取り組む際、セラピストが心理生物学的能力を理解するための枠組みを持っていることは、非常に役立つ。それは、これらの能力が自己というもの基礎的な要素だからである。子どもが小児期逆境体験を経験しそれに適応するとき、発達中の心理生物学的能力に影響が及んで、自己の無秩序化へとつながる。心理学では、これを**パーソナリティ障害**という分類をし、**自己の無秩序化**とも呼ぶ。

私たちは、パーソナリティ障害を理解するためのDSM-5のような既存の枠組みでは捉えない。その代わり、セラピストがより効果的な治療を行えるよう自己組織化のレベルを評価できる心理生物学的観点を用いたスペクトラムを作成した。

西洋哲学と心理学の歴史において、「自己」という概念を定義することは困難であった。現代心理学では**パーソナリティ**が最もよく使われる概念であり、**性格**や**アイデンティティ**は関連概念で、しばしば互換的に使用されている。しかし私たちは自己を、性格やアイデンティティ、パーソナリティ以上のものとして捉えている。自己の非常に基本的な定義は、自分自身の主観的な経験や存在の感覚であり、「人間であること」の生きた体験

254 ■ 第Ⅱ部　NARM の治療モデル

と言ってもよいだろう。NARMパーソナリティスペクトラムでは、現代心理学の理解との整合性を保つために「パーソナリティ」という言葉を使用しているが、実際にはクライアント独自の自己の組織化を理解するためのものである。NARMのパーソナリティスペクトラムは、未解決の発達性トラウマと自己組織化の欠損のレベルとの間に関連性があることを認識している。フリッチョフ・キャプラは「自己組織化という考え方は、人々の自律性、本来性、基本的な人間性を理解するために非常に重要である」と述べている。[1]

　トラウマを扱うセラピストであれば、毎日パーソナリティの無秩序と向き合っているだろう。概算で、アメリカ人口の15％、実に3,000万人以上が、少なくとものひとつのパーソナリティ障害の診断基準に当てはまるという。[2] しかし私たちは、セラピストやその他の対人援助職として、複雑な心理生物学的パターンを評価し扱うための十分な訓練を受けているだろうか？　私たちの多くにとって答えは「ノー」である。

　パーソナリティ、特にパーソナリティ障害の力動に関する臨床的理解は、深さを志向するモデルをあまり重視しない現代心理学の動向もあって、行われていない。多くのセラピストはパーソナリティ障害を扱うための専門的なトレーニングを受けておらず、スーパービジョンも受けていない。

　さらに難しいことに、多くのセラピストがクライアントの組織化を過大評価する傾向にある。これはセラピストがその人のよいところを見たり、クライアントを病的に見たくないと思っていたり、生活機能をパーソナリティ構造と取り違えていたりすることが大きく関係する。例えば、医師、看護師、教師、経営者、政治家など、クライアントは自分の人生において非常にうまく機能しているにもかかわらず、内面に深刻な無秩序を有していることがある。実際、内面が無秩序なクライアントが、過剰機能という戦略を用いることもある。

　このことは非常に重要な点である。よってNARMのパーソナリティスペクトラムは自己の組織化に焦点を当てており、機能に焦点を当てない。機能に焦点を当てた場合、セラピストはクライアントが実際にどれほど無秩序であるかを理解するまで、かなりの時間を費やしてしまう。クライアントが人生のある領域でどれだけうまく機能しているかに注目したため、本当のクライアントを見ることができないのだ。たとえクライアントの無秩序のレベルを認識したとしても、治療上のギアを変えるのは難しくなっ

第9章　NARMパーソナリティスペクトラムモデル　■　255

てくるかもしれない。パーソナリティスペクトラムの無秩序な側に位置するクライアントは、秩序ある側のクライアントとは異なる治療アプローチを必要とする。セラピストがクライアントの内的組織化のレベルを早く評価できればできるほど、クライアントの能力に対応でき、より効果的になれる。

　さらにクライアントを過大評価することは、セラピストの逆転移の反応であることが多い。幼い頃私たちは、養育者やその他の大人を、実際よりも秩序を持った存在として見る必要があった。子どもにとってはそうではないことが、耐えられない事実だからだ。幼少期におけるきちんと秩序ある大人がいるという幻想は、大人になってからも投影される。この投影は、セラピストがクライアントの無秩序のレベルについて不正確な評価をすることにつながる。さらにセラピストがこのクライアントとうまくいかなくなると、子どもの頃と同じように無意識のうちに自分を責めてしまう。前章で述べたようにセラピストがクライアントに対して失敗したと感じ始めると、自分を追い込み、もっと頑張り、強迫的に世話をする、あきらめるなど、さまざまな戦略に頼るようになる。もしセラピストが、自分自身の心の傷のパターンを十分に解決できていない場合、歪んだレンズを通してクライアントを見てしまい、臨床において効果的でなくなる。

　私たちの領域におけるもう一つの課題は、パーソナリティ障害は稀であるという一般的な考えである。DSM-5 のパーソナリティ障害診断基準を完全に満たすことが稀であることは事実かもしれないが、ほとんどの臨床家は未診断のパーソナリティ障害の特徴に影響を受けるクライアントがどれほど多いかを知らない。パーソナリティ障害はより極端な診断とみなされ、クライアントの認知・行動症状を重視するため、メンタルヘルスの専門家はクライアントの心理生物学的苦痛の深さを把握できていないかもしれない。さらに多くのセラピストは、このような深刻な状況に対処するための準備が自分には不十分だと感じたり、過大な負担を強いられたくないと思ったり、こうしたクライアントと関わるリスクに対して慎重になったりして、パーソナリティ障害と診断されたクライアントに警戒心を抱いている。パーソナリティ障害のあるクライアントを扱うことをどう感じようが、複雑性トラウマを扱う場合、クライアントの多くが高いレベルの自己の無秩序を持つという現実から逃れることはできない。

　セラピストにとってさらなる課題は、複雑性トラウマとパーソナリティ

障害との関係があまり明確に定義されていないことである。複雑性トラウマの症状は、パーソナリティ障害の症状とかなり重なる。識別診断をすることは、治療範囲、介入、予後について正確な評価をするのに役立つ。NARMのパーソナリティスペクトラムと、現在使われているさまざまな診断システムを比較検討することは、残念ながら本書の範疇を超える。ただ、一般的な診断システムが症状や行動を分類することに重点を置いているのに対し、私たちは、さまざまなパーソナリティ障害の症状を助長する、未解決の複雑性トラウマに起因する共通の心理生物学的力動を重視しているということは言える。

NARMパーソナリティスペクトラムは、これから定義する10の具体的な心理生物学的特徴を用いて、クライアントが「組織化された自己」から「無秩序な自己」、そしてその中間のさまざまな位置にあることを特定するための指標を提供する。なお「無秩序な自己」という言葉は、「パーソナリティ障害」と区別するために使用している。「パーソナリティ障害」とは、DSMやICDに記載されている特定の枠組みを意味し、境界性、自己愛性、シゾイド、依存性、反社会性などのパーソナリティ障害が含まれる。

私たちは、NARMパーソナリティスペクトラムを、さまざまな精神疾患の分類として使用しない。NARMセラピストとして、クライアントの心理生物学的能力を評価するための枠組みとして使用する。NARMパーソナリティスペクトラムは、クライアントの苦痛な症状や、不適応な行動を生じさせる心理生物学的状態の無秩序など、その内面をより明確に理解するためのものである。そのためこのモデルは、クライアントがパーソナリティスペクトラムのどの位置にいるかに応じて、治療介入を計画し、個別対応するのに役立つよう設計されている。

NARMパーソナリティスペクトラムは、クライアントが治療プロセスに参加し、そこから利益を得る能力に関して、現時点でどこにいるのかを明確に理解できるロードマップを作ることを目的としている。このことは、「このクライアントは、今、私が選ぶ介入から成果を得る能力があるだろうか？」という問いに対して重要となる。

NARMのパーソナリティスペクトラムは、心理生物学的能力のスペクトラムとして設計されており、概要は次のページの図の通りである。

このスペクトラムの完全な内訳は、p.262から始まる。また巻末の付録Bでは、この枠組みを治療実践に活用するためのワークシートも添付して

第9章　NARMパーソナリティスペクトラムモデル　■　257

| 組織化された自己 | 適応的自己 | 無秩序な自己 |

いる。重要なのは、未解決の早期トラウマは、後天性と先天性の両方を含む複数の要因によって、自己をより微細なレベル、またはより顕著なレベルにまで無秩序にするということである。新規のクライアントを評価するとき、この枠組みは整理するのに役立つだろう。

- クライアントのパーソナリティの力動（心理生物学的能力）についての作業仮説
- クライアントの内的組織化のレベルと症状の関連性
- 治療者の逆転移の反応
- 正確で現実的な予後の査定
- パーソナリティスペクトラムに応じた効果的な接し方

クライアントの内的組織化のレベルを正確に評価するために、私たちはこのスペクトラムを三つの異なる範囲に区分けしている。「組織化された自己」「適応的自己」「無秩序な自己」である。

組織化された自己：より安定したアタッチメントを経験し、発達性トラウマが少ない子ども時代を過ごすと、より組織化され首尾一貫した自己感覚を持って成人期を迎える。その後も、体現化された大人の意識にしっかりと根ざして、人生を歩んでいく。そして、より大きな内的安心感、エイジェンシィ、本来性を経験する。自己と他者とのバランスの取れた関係を維持する能力があり、他者とより親密な関係を経験しながら、自己の中にさらなる深みを経験する。一般に自己への気づき、洞察、学びへのオープンさ、変化と成長への希求などが、より発達している。

適応的自己：子どもがより不安定なアタッチメントを経験し、発達性トラウマを経験していると、自己の感覚が充分に組織化されないまま大人になっていくことになる。そして生存戦略を用いれば用いるほど、子どもの目（子ども意識）を通して世界を見ることから抜け出せなくなる。心理生物学的な能力は低下し、自己への気づき、洞察力、学びへのオープンさが制限されることになる。また、制限的で自虐的な物語、ストーリー、視点

258 ■ 第Ⅱ部　NARM の治療モデル

にとらわれるようになる。成長や変化の機会を脅威に感じ、回避、柔軟さの欠如、抵抗、その他のアクティングイン／アウトといった戦略で新しい体験に関わる。クライアントとして、セラピーにおける自分の進捗に疑問を持ち、時にはクライアントとセラピストの双方がプロセスにフラストレーションを感じることがある。

無秩序な自己：幼少期に大きなトラウマを経験した子どもは、発達する自己において、さらなる混乱をきたすことになる。組織化されていない無秩序な自己感覚で、大人になる。子どもの意識で世界と対峙し、世界が自分に降りかかり、不公平で懲罰的な中で無力な犠牲者であると感じるようになる。彼らは深みに耐えられない。複雑さやニュアンスが苦手で、物事を表面的で単純化する傾向がある。自己への気づきや洞察の能力も乏しく、防衛的になり抵抗し、疑り深く、被害妄想さえある。したがって、このようなクライアントは学習したり、機能不全パターンを振り返ったり、変化や成長に関与する余地があまりない。変化や成長を経験し始めると、しばしば極端な方法でアクティングイン／アウトをし始める。また、セラピストを含む、周りの複数の人々に攻撃的に接するなど、アクティングアウトをすることもある。クライアントとセラピストの双方が、セラピーに大した進歩がないと感じ、プロセスに満足できないと感じるかもしれない。

多くのセラピストが、「無秩序な自己」のスペクトラムにいるクライアントに困難を感じる。例えば「柱1：治療契約の明確化」は、「組織化された自己」や「適応的自己」のクライアントよりも、はるかに困難である可能性が高い。無秩序な自己の範囲に属するクライアントはしばしば漠然とした、不明瞭な、あるいは相反する意図を持って来談し、しばしば、自分が大丈夫になるように、環境や他の人々に変わってほしいとする。またセラピストに対して「自分を治してほしい」という期待や要求、あるいは脅しをかけてくることもある。

同様に、「柱3：エイジェンシィの強化」も、「無秩序な自己」の範囲にあるクライアントにとっては非常に困難なものとなる。彼らはしばしば治療プロセスを他人事にして、他者を非難し、経験している苦痛を自分のものとすることが非常に困難である。また、無意識のうちにネガティブな特性を他者に投影するので、不信感や抵抗感、怒りが強くなる。このような力動がセラピストに向けられると特に困難になる。クライアントは、最初はセラピストに感謝したり理想化したりするが、すぐに非難や攻撃に変わ

第9章　NARMパーソナリティスペクトラムモデル　■　259

る。さらにセラピストが不快感や危険を感じるような方法で脅したり、境界を越えてきたりすることもある。このような状況になるとセラピストはもはやクライアントと協働できないと感じ、敵対的な治療関係の中に閉じ込められているようにも感じる。

例えば、あるクライアントが最初のセッションの終わりに、新しいセラピストにこう言った。「私はこれまで二十人以上のセラピストやヒーラーに会ってきましたが、あなたこそ私が求めていた人だとすぐに分かりました」。これを機に、クライアントはセラピストを褒めちぎり、何度もセッションを受けるようになった。彼女はセラピストに対して、「あなたは私を理解してくれる」「あなたは命の恩人」「これまで、一体どこにいたの？」といったことを言うようになった。しかしセラピストがより深みのある質問をし始めると、彼女は暴言を吐くようになった。例えばあるセッションで、彼女は、自分の意図はより地に足をつけバランスをとり、人間関係で反応的になるのを少なくすることであると話した。そのセッションで、彼女は最近の経験を語り始めた。それはパートナーから距離を取られたと感じたささいないさかいで、相手に激しく怒りをぶつけたことだった。セラピストは、次のようなエイジェンシィに関する質問をした。「彼女の行動についてどこが距離を取っていると感じましたか？」「彼女が言ったことの何によって、バランスを崩して反応するようになったのですか？」などを尋ねた。するとセラピスト対して悪意を持ってにらみ始め、「あなたは彼女の味方をするんでしょ」と言い出した。するとすぐにエスカレートし彼女は声を荒げて、「あなたはいつも彼女の味方をするのね」「それなら彼女と取り組めばいい」「あなたは私を理解してくれない」などと言い始めた。

このようなクライアントは、数え切れないほどのセラピストやその他の対人援助者を経て、しばしば「治療に抵抗的だ」というレッテルを貼られてしまう。治療を受けるためあらゆる努力をしているにもかかわらず、満たされない、満足できない、期待するような進歩がない、という感覚を持っているのかもしれない。また、セラピストも行き詰まりを感じたり、治療が自分の思うように進んでいないと感じることがある。あるいは1歩進んだら、5歩下がるような感覚に陥っている。

セラピストは、相手が「無秩序な自己」の範囲にあることに気づいていないかもしれないが、概ねこれらのクライアントが引き起こす強い反応に

気づく。私たちは、この範囲のクライアントに対するセラピストの強い内的反応を、精神分析用語の**逆転移性緊張**という言葉を用いる。例えば、その日のスケジュールで午後２時のクライアントを見た瞬間、セラピストはお腹に痛みを感じる。他には、クライアントについて心配したり、怖がったりして夜、眠れなくなることである。クライアントが去ってくれること、あるいは自分がクライアントから離れることを空想したりすることもある。私たちはこのような、クライアントに対して非常に強い反応を示すセラピストを見てきたが、それは当然のことなのだ。一緒に探求するのが非常に難しく、セラピストは行き詰まりや絶望感、苛立ちを感じるものなのだ。

　同時にこういったクライアントは、セラピストをスーパービジョンやさらなる学習、大学院修了後のトレーニングに再び向かわせることも少なくない。NARMのトレーニングに参加する多くのセラピストは、最も困難と感じるクライアントをサポートするためのより良い方法を渇望している。このようなクライアントと効果的に働くための、十分な準備が整っているとは感じられないのだ。よって逆転移性緊張という経験は、重要な専門的な成長のきっかけとなり得る。

　クライアントが達成不可能な目標を掲げているが、能力を持っていない場合、セラピストは懸命に働き、燃え尽きてしまうことがある。セラピストは、クライアントを助けるためにできることは何でもしようと、思いやりに満ちた、しかし最終的には誤った願望を持っているのかもしれない。セラピストは、クライアントに心を開いてもらい、信頼を得て、自分がクライアントのために存在していることを認めてもらい助けを受け容れてもらえれば、この人は進歩するかもしれないと考える。こうした管理されていない共感によって、クライアントの心理生物学的能力を不正確に読み取り、逆転移性緊張に苦しみ、効果的な治療を提供する上でもがき苦しむことになる。

リフレクティブエクササイズ

　ぜひ、次の３パターンについて、じっくり振り返ってみてください。

- 「楽な」クライアント：熱心で、協力的で、思慮深く、一生懸命で、一

緒に探求するのが楽しい人。

- 「やや難しい」クライアント：ある程度進歩し、一緒に探求するのが楽しい時もあるが、難しいこともある人。
- 「より問題のある」クライアント：行き詰まり、抵抗感を示したり、敵対をしてきて、境界を引くのが難しいためストレスとなり、逆転移性緊張を引き起こす人。

各クライアントを振り返りながら、自分の内的体験に気づいてください。

NARM のパーソナリティスペクトラムは、クライアントの強みと課題の両方を特定するためのマップを提供する。強みの領域は、能力を高めるためのさまざまなリソースや進捗状況を振り返るために、使用することができる。課題の領域は、理解、エイジェンシィ、思いやりを開拓する手段として、ノーマライズをしたり、心理教育を提供するために使用することができる。この枠組みは、クライアントがスペクトラムのどの位置にいようが、セラピストがクライアントの心理生物学的な能力に合わせてクライアントのいる場所で出会い、より繊細で洗練された介入を行うことを目的とする。

NARM のパーソナリティスペクトラム：心理生物学的能力に関する 10 の特性

それでは、自己の組織化をよりよく理解するために利用できる、幼少期を通じて形成される主な心理生物学的特性とは一体何だろう？　このリストはすべてを網羅しているわけでないが、個人のパーソナリティの本質的な特性をとらえるのに役立つ。この 10 の性格特性のそれぞれを識別し、能力を評価することで、クライアントの症状や苦痛につながる内的力動をより深く認識することができる。

この評価ツールについてさらに詳しく説明する前に、ひとつ注意点がある。これは理論的にデザインされたツールであり、まだ研究試験を経ていないため、エビデンスに基づいた評価モデルではない。私たちは、セラピストがクライアントをアセスメントし、治療する際に、より効果的に

262 ■ 第 II 部　NARM の治療モデル

なるための枠組みを提供している。さらにクライアント自身も、NARM
パーソナリティスペクトラムを楽しんで学んでいることが報告されている。
よって、このような使い方を希望する人たちの自己成長を支えるために、
活用されることを私たちは望んでいる。

　NARMのパーソナリティスペクトラムは、心理生理学的能力を向上さ
せたいクライアントをサポートする際に、その進捗状況を把握するのに役
立つ。「耐性の窓」や「レジリエンスの幅」に似た概念であるが、心理生
物学的能力は、自己のより大きな組織化へと向かう動きを示す。内面に
一貫性がある場合、これらの10の特性が協調して働き、健やかさ、成長、
生き生きとした能力をサポートする。内面が無秩序なとき、これら10の
特性に破損が起き、さまざまな心理生物学的症状を引き起こす。未解決の
トラウマを抱えるクライアントの多くは、これらの心理生物学的特性の一
部または全部が破損している。

　10の心理生物学的特性は、以下の通りである（詳細は次ページ以降）。

1. つながり
2. 分離－個体化
3. 自己調整
4. エイジェンシィ
5. 親密さと治療同盟
6. 共感
7. 自己への気づきと洞察
8. 現実検討
9. 自己活性
10. プレゼンス

リフレクティブエクササイズ

　ここでやっていただきたいのは、できればあなたが困難だと感じている
クライアント（多分この章を読みながらすでに思い浮かべていた人物がい
るでしょう）を、10の心理生物学的特性のそれぞれの項目で採点してみ
ましょう。ご覧のように採点基準は10～1です。10はこの心理生物学
的特性の能力が最も高く、1は能力が最も低いことを表します。10ある
カテゴリーすべてに目を通すと、100点から10点の間のどこかに点数が
入ります。そしてp.284でクライアントの最終的なスコアを計算し、そこ
に記載されている質問に答えることができます。

つながり

組織化された自己	適応的自己	無秩序な自己
豊かなつながり	**破損したつながり**	**深刻な断絶**
• 内面化された主体観。自分を主体として経験できる	• 内面化された主体観の限定的な経験。自分自身を主体としてあまり経験しない	• 内面化された客体化。自分をモノとして経験する
• 深まる身体的、感情的、心理的、精神的な自己とのつながり	• 身体的、感情的、心理的、精神的な自己とのつながりに破損がある	• 身体的、感情的、心理的、精神的な自己とのつながりが非常に希薄
• より一貫性のある安定した自己の感覚	• 一貫性や安定感の少ない自己の感覚	• 一貫性や安定感が欠如した自己の感覚
• より体現化され、症状が少なくレジリエンスを帯びている	• あまり体現化しておらず、症状があり、レジリエンスが低い	• 体現化しておらず、症状が強く、レジリエンスがない
• 社会交流があり、他者とのつながりがより容易にできる	• 社会交流が少なく、他者とのつながりが容易にはできない	• 社会交流がなく、他者との交流が難しい
• 他者との関係や人生経験がより充実している	• 他者との関係や人生経験において、あまり満たされていないこともある	• 他者との関係や人生経験において満たされていない
• ハートフルや愛といった大いなる能力がある	• ハートフルや愛の能力が妥協している	• ハートフルや愛の能力が最低限
組織化された自己	**適応的自己**	**無秩序な自己**
10-7	**6-4**	**3-1**

リフレクティブエクササイズ

• クライアントの、次の項目について考えてみてください：

- 自分を主体として体験する能力
- 自分自身とつながる能力（身体的、感情的、心理的、精神的自己として）
- 安定している能力
- レジリエンス（回復力）の能力
- 社会的つながりの能力
- 人間関係や人生経験によって充実感を得ることができる能力
- ハートフルネスと愛の能力

• 10 から 1 だと、どのスコアになりますか？：＿＿＿＿＿＿

分離－個体化

組織化された自己	適応的自己	無秩序な自己
確立された分離－個体化	**分離－個体化に破損がある**	**最低限の分離－個体化**
• アタッチメント対象や周りの人たちとの区別化や心理的自立の能力を持ち、より強い自己感覚感を持つ	• アタッチメント対象や他者と区別化や心理的自立の能力が妥協しており、自己の感覚が不安定になる	• アタッチメント対象や他者と区別化や心理的自立の能力がほとんどなく、断片化された、または最小限の自己感覚しかない
• 古いアイデンティティや対象関係、適応戦略、コーピングメカニズムが少ない	• 古いアイデンティティや対象関係、適応戦略、コーピングメカニズムとの同一化がより見られる	• 古いアイデンティティや対象関係、適応戦略、コーピングメカニズムが強い
• アタッチメントや関係性の喪失に対する無意識の防衛に気づくことができる	• アタッチメントや関係性の喪失に対する無意識の防衛がより強い	• アタッチメントや関係性の喪失に対する無意識の防衛が非常に強い
• より大人の意識でいられている	• より子どもの意識でいる	• 強く子どもの意識と同一化している
組織化された自己	**適応的自己**	**無秩序な自己**
10-7	**6-4**	**3-1**

266 ■ 第Ⅱ部　NARM の治療モデル

リフレクティブエクササイズ

• クライアントの、次の項目について考えてみてください：

  • 他者と区別化できて自立できる能力
  • 古いアイデンティティや適応戦略から自由でいられる能力
  • アタッチメントや関係性の喪失に対する無意識の防衛に気づける能力
  • 大人の意識で生活できる能力

• 10 から 1 だと、どのスコアになりますか？：_____

自己調整

組織化された自己	適応的自己	無秩序な自己
自己調整されている	自己調整に難しさがある	調整不全
• 自己の内的状態（身体、感情、行動など）を調整する能力が充分にある	• 自己の内的状態を調整する能力が妥協している	• 自己の内的状態を調整する能力が限定的である
• 対象恒常性、感情耐性、苦痛耐性の能力が充分にある	• 対象恒常性、感情耐性、苦痛耐性の能力の妥協している	• 対象恒常性、感情耐性、苦痛耐性の能力が最小限しかない
• 他者や環境に依存することなく、調整され落ち着ける	• 調整し、落ち着くために他者や環境に依存が高まる	• 調整し、落ち着くために、他者や環境に要求すると同時に、抵抗し拒絶する
• リラックスしてバランスのある状態を保てる能力が高い	• リラックスしてバランスを取る能力が低い	• リラックスしてバランスを取る能力が極めて低い
• 生理学的流動性と柔軟さが増加する	• 生理学的緊張と虚脱の状態への傾向が増加する	• 生理学的緊張と虚脱の慢性的な状態を経験する
• 全体に健康や幸福感がある	• 不安や抑うつなど、心身の不調の傾向が強まる	• 慢性的な不安やうつなど、深刻な心身の不調がある
組織化された自己	**適応的自己**	**無秩序な自己**
10-7	**6-4**	**3-1**

268 ■ 第 II 部　NARM の治療モデル

リフレクティブエクササイズ

- クライアントの、次の項目について考えてみてください：

  - 内的状態（身体、感情、行動など）を調整する能力
  - 充実した対象恒常性、感情耐性、苦痛耐性の能力
  - 他者や環境に依存せず調整されて落ち着ける能力
  - リラックスしてバランスをとることができる能力
  - 生理学的な流動性・柔軟性の能力
  - 健康・幸福の状態でいられる能力

- 10から1だと、どのスコアになりますか？：＿＿＿＿＿

エイジェンシィ

組織化された自己	適応的自己	無秩序な自己
充実したエイジェンシィ	**妥協したエイジェンシィ**	**最低限のエイジェンシィ**
• 人生を司る能力の向上	• 人生を司る能力の低下	• 人生を司る能力が極めて低い
• 自分の感情、反応、行動に責任を持つ	• 自分の感情、反応、行動に責任を持つことが難しい	• 自分の感情、反応、行動に責任を持つことができない
• 他者や環境への反発、非難、被害者意識を持つ傾向が少ない。	• 他者や環境への反発、非難、被害者意識を持つ傾向がある。	• 他者や環境への反発、非難、被害者意識を持つ傾向が強い。
• 自分の幸福を環境に依存しない	• 自分の幸福を環境に依存しがち	• 自分の幸福を環境に強く依存する
• より安定して大人の自己に根差すことができている。大人の意識とのつながりがさらにある	• 大人の自己にあまり根差せていない。子どもの意識との同一化が多い	• 大人の自己にアクセスがほとんどない。子どもの意識との同一化が非常に強い
組織化された自己	**適応的自己**	**無秩序な自己**
10-7	**6-4**	**3-1**

リフレクティブエクササイズ

• クライアントの、次の項目について考えてみてください：

　• 自分の人生を司る能力
　• 自分の感情、反応、行動に対して責任を取る能力
　• 反発、非難、被害者意識に頼らない能力
　• 外的環境への依存度を下げ、幸福を実現する能力
　• 大人の自己に根差す能力

• 10 から 1 だと、どのスコアになりますか？：＿＿＿＿＿

親密さと治療同盟

組織化された自己	適応的自己	無秩序な自己
より治療同盟があり、親密さの能力がある	**治療同盟と親密さの能力が妥協している**	**治療同盟と親密さの能力が限られている**
• 間主観と親密さの能力がより高い	• 間主観と親密さの能力が妥協している	• 間主観と親密さの能力が最小限しかない
• セラピストや自分の人生に関わる人たちが、サポート資源であることを経験できる	• セラピストや自分の人生に関わる人たちが、サポート資源であることを経験する能力に妥協がみられる	• セラピストや自分の人生に関わる人たちが、サポート資源であるという意識が最小限しかない。
• セラピストや他者と協働する	• セラピストや他者からのサポートへの葛藤を経験する	• セラピストや他者からのサポートを敵対視したり、全面的に拒否する
• セラピストや他者を生身の人間として体験することができる	• 転移や投影というフィルターを通して、セラピストや他者を体験することが多い	• セラピストや他者を生身の人間として体験することができず、転移や投影というフィルターを通して体験する
• セラピストや周囲の人たちと信頼、好意、温かさを育むことができる	• セラピストや周囲の人たちと信頼、好意、温かさを育むことに難しさを感じるようになる	• セラピストや周囲の人を信頼せず、搾取、欺瞞、危害を加えようと近寄ってくるモノとして見る
• 治療や関係性においての境界を認識し、セラピストや他者との境界を尊重できる。	• 治療や関係性においての境界を認識できるが、徐々にセラピストや他者との境界が不明瞭になったり、不快になったりする	• 治療や関係性においての境界を否認、拒否し、真っ向から挑戦する。
組織化された自己	**適応的自己**	**無秩序な自己**
10-7	**6-4**	**3-1**

272 ■ 第Ⅱ部 NARM の治療モデル

リフレクティブエクササイズ

- クライアントの、次の項目について考えてみてください：

  - 間主観と親密さの能力
  - セラピストや自分の人生に関わる人たちを、サポート資源として経験する能力
  - セラピストや他者たちと協働する能力
  - セラピストや他者を生身の人間として体験する能力
  - セラピストや周囲の人々と信頼、好意、温かさを育む能力
  - 治療や関係性の境界を認識し尊重する能力

- 10 から 1 だと、どのスコアになりますか？：_____

共感

組織化された自己	適応的自己	無秩序な自己
豊かな共感能力	**妥協されている共感能力**	**最小限の共感能力**
• 他者が経験していることをその人が置かれている状況に関連づけて考えることができる（「相手の立場になって考える」）	• 他者が経験していることをその人が置かれている状況と関連づけて考えることが困難である	• 他者が経験していることをその人が置かれている状況と関連づけて考えられない
• 他者の気持ちを察することができる	• 他者が何を考えているのかを察するのが難しい（共感の失敗の増加）	• 他者が何を考えているのかを察知することができない（共感の欠如）
• 自分の気持ちと他人の気持ちを明確に区別する能力が高い	• 自分の気持ちと他人の気持ちを区別することが難しい（管理されていない共感の増加）	• 自分の気持ちと他人の気持ちを区別できない（管理されていない共感）
• 他者の経験や動機を理解し尊重する	• 他者の経験や動機を理解し尊重することが難しい	• 他者の経験や動機を理解し尊重することができない
• 好奇心を持って異なる視点に寛容である	• 異なる視点に対する好奇心や寛容さを持つ能力が損なわれている	• 異なる視点を軽視し、無視する
• 自分の行動が他者に及ぼす影響を認識し、理解し、配慮できる	• 自分の行動が他者に及ぼす影響を認識し、理解し、配慮することが困難である	• 自分の行動が他者に及ぼす影響を認識し、理解し、配慮することができない
組織化された自己	**適応的自己**	**無秩序な自己**
10-7	**6-4**	**3-1**

リフレクティブエクササイズ

• クライアントの、次の項目について考えてみてください：

  • 他者が経験していることを、その人の立場にから関連づける能力
  • 相手の気持ちを察する能力
  • 自分の気持ちと他人の気持ちを区別する能力
  • 他者の経験や動機を理解し尊重する能力
  • 好奇心旺盛で、異なる視点に寛容であること
  • 自分の行動が他者に与える影響を認識し、理解し、配慮する能力

• 10 から 1 だと、どのスコアになりますか？：＿＿＿＿＿

自己への気づきと洞察力

組織化された自己	適応的自己	無秩序な自己
豊かな自己への気づきと洞察力	妥協した自己への気づきと洞察力	最小限の自己への気づきと洞察力
• 内面を見て探求できる能力や、信念や前提を疑う能力がある	• 内面を見て探求できる能力、及び信念や前提を疑う能力の低下	• 内面を見て探求できる能力や、信念や前提を疑う能力がほとんどない
• 不確実さや複雑さを許容する能力、不明なことを受容する能力がある	• 不確実さや複雑さを許容することが困難である。複雑さを避けて単純化する	• 不確実さや複雑さに耐えられない、極論や白黒思考に陥る
• 自己発見をする能力がある	• 自己発見の能力が低下している	• 自己発見の能力が極めて低い
• 自己感覚のために他者や環境からのミラーリングを必要としないでいられる	• 自己感覚のために、他者や環境からのミラーリングに依存する傾向がある	• 自己感覚のために、他者や環境からのミラーリングに強く依存する
• より深く理解を発展させることに興味がある	• 主に認知や行動の変容や症状軽減に興味がある	• 自分に関する新しい学びに興味がない
組織化された自己	**適応的自己**	**無秩序な自己**
10-7	6-4	3-1

リフレクティブエクササイズ

• クライアントの、次の項目について考えてみてください：

  • 内面への探求心、信念や前提を疑う能力
  • 不確実性と複雑性を許容する能力
  • 自己発見の能力
  • 自己感覚について他者や環境からのミラーリングへの依存が少なく
    いられる能力
  • 理解を高め、深めることに興味を持つ能力

• 10 から 1 だと、どのスコアになりますか？：＿＿＿＿＿

現実検討

組織化された自己	適応的自己	無秩序な自己
より明確な現実検討	**妥協した現実検討**	**歪んだ現実検討**
• 現実とそうでないものを区別する能力がある	• 現実とそうでないものを区別するのに困難がある	• 現実とそうでないものを区別できない
• 現実検討の能力がある	• 現実検討に困難を抱える	• 現実検討に極端な歪みがある（＝妄想）
• 一般的に受け入れられている世界観と関連づけられる	• 自分、他者、世界に関する不正確な信念に固執する	• 誤った、歪んだ信念や認識（妄想や幻覚など）に固執する
• アイデンティティ、投影、転移、思考、信念、罪悪感、恥、不安などから解放され、より自由に生きることができる	• アイデンティティ、投影、転移、思考、信念、罪悪感、恥、不安などを通して、自分や物事を見がちになる	• アイデンティティ、投影、転移、思考、信念、罪悪感、恥、不安などから著しく自分や物事を見る
注：言及している「現実」とは、あくまで文化的な前提ということで、それぞれの文化に尊重された方法で評価する必要がある		
組織化された自己	**適応的自己**	**無秩序な自己**
10-7	6-4	3-1

リフレクティブエクササイズ

• クライアントの、次の項目について考えてみてください：

   • 現実と非現実を区別する能力
   • 現実検討の能力
   • 一般的に（文化的に）受け入れられている世界観と関連づける能力
   • 古いアイデンティティ、投影、転移、思考、信念、罪悪感、恥、不安から解放されて生きる能力

• 10 から 1 だと、どのスコアになりますか？：＿＿＿＿＿＿

自己活性

組織化された自己	適応的自己	無秩序な自己
豊かな自己活性	**妥協した自己活性**	**最小限の自己活性**
• 自分の生命の力とのつながりを深め、生き生きとした感覚を得る	• 自分の生命の力やの生き生きとした感覚とのつながりが妥協している	• 自分の生命の力やの生き生きとした感覚とのつながりがごく限られている
• 衝動を建設的、かつ創造的な方向へ導く能力がある	• 衝動を建設的、かつ創造的な方向へ導く能力が妥協している	• 衝動をアクティングインやアクティングアウトの戦略を含む不健康な方向に向ける
• 自己受容とセルフコンパッションの能力がある	• 自己受容とセルフコンパッションの能力が妥協しており、自己否定、自己批判、自己嫌悪を通して自分自身と関わることが多い	• 自己受容やセルフコンパッションの能力が最小限で、自己否定、自己批判、自己嫌悪を通して自分自身と関わることが常である
• 健全な怒りの能力がある	• 自分自身や他人に対する不健全な怒りが増加する	• 不健全な怒りを自分や他者に攻撃として向ける
• 自らの人生を切り拓き、貫き、軌道に乗せる能力がある	• 自らの人生を切り拓き、貫き、軌道に乗せる能力が低下している	• 自らの人生を切り拓き、貫き、軌道に乗せることができず、積極的に自己怠惰に陥る
組織化された自己	**適応的自己**	**無秩序な自己**
10-7	**6-4**	**3-1**

リフレクティブエクササイズ

• クライアントの、次の項目について考えてみてください：

  • 生命の力とつながり、生き生きとした感覚を持つことができる。
  • 建設的かつ創造的な方向へと衝動を導く能力
  • 自己受容とセルフコンパッションの能力
  • 健全な怒りの能力
  • 自らの人生を切り拓き、貫き、軌道に乗せる能力

• 10 から 1 だと、どのスコアになりますか？：_____

プレゼンス

組織化された自己	適応的自己	無秩序な自己
豊かなプレゼンス	妥協したプレゼンス	プレゼンスの欠如
• 今、ここにいて、この瞬間を生きる能力の向上	• 今、ここにいて、この瞬間を生きる能力の低下	• 今、ここにいて、この瞬間を生きることができない
• 未来や過去との関係性が一貫しており、今と統合されている	• 未来への感覚が乏しく、過去への悔恨に苛まれている。過去と未来への内的葛藤が現在を混乱させる	• 過去と異なる未来を認識できない。深い内的葛藤により、過去と未来が断片化され、現在から解離する
• 拡張、活力、流れ、創造性を体験する能力の向上	• 拡張、活力、流れ、創造性を体験する能力が損なわれている	• 拡張、活力、流れ、創造性を体験することができず、しばしば抵抗を見せる
• 喜びや人生を楽しむ能力の向上	• 喜びや人生を楽しむ能力の低下	• 喜びや人生を楽しむ能力が最小で、生活に不満を持つ
• 心理的、感情的、精神的な自由を感じることができる	• 心理的、感情的、精神的な自由を感じることが少ない	• 心理的、感情的、精神的な自由を感じることが最小限
組織化された自己	**適応的自己**	**無秩序な自己**
10-7	**6-4**	**3-1**

リフレクティブエクササイズ

- クライアントの、次の項目について考えてみてください：

  - 今ここにいて、この瞬間を生きる能力
  - 現在・過去・未来を整理・統合する能力
  - 拡張、活力、流れ、創造性を体験する能力
  - 喜びや人生を楽しむ能力
  - 心理的、感情的、精神的な自由を感じることができる能力

- 10 から 1 だと、どのスコアになりますか？：

クライアントのための最終採点

組織化された自己	適応的自己	無秩序な自己
合計スコア	合計スコア	合計スコア
100-70	69-40	39-10

リフレクティブエクササイズ

- 10 点～100 点の間で最終的な採点をしてください：＿＿＿＿＿＿

- （クライアントの最終的なスコアに基づいて）振り返りのための質問：
  - このレンズを通してクライアントを見たときの全体像はどうですか？
  - このスコアは治療について何を示唆していますか？
  - このスコアは予後について何を示唆していますか？
  - 他にどのような類のサポートが考えられるでしょうか？
  - あなたのクライアントとの取り組みにどのように関連してきますか？
  - クライアントにどのような感情を抱きますか？
  - セラピストとしてクライアントを見る視点にどう影響しますか？

NARM パーソナリティスペクトラムモデルの治療的応用

　クライアントはさまざまな心理生物学的能力をもって現れるので、私たちは、各人に応じて治療的アプローチを合わせることができなければならない。目の前にいる人間は複雑であり、一つのやり方がすべての人に通用するわけではないことを忘れてはならない。何度かセッションを重ねるうちに、クライアントが異なる内的能力のレベルを呈することもある。

NARMのパーソナリティスペクトラムモデルは、セラピストがクライアントを今この瞬間において評価し、クライアントの心理生物学的能力に応じた治療を調節し、導くのに役立つ。

　クライアントの**苦痛への耐性**、つまりどれだけ断絶せずいられるかという心理生物学的能力の理解は、私たちが治療アプローチを調節することを助けてくれる。クライアントの現在の能力を正確に読み取ることは、特定の介入の使用について考えるのに役立つ。例えば、「クライアントは、私が行う介入を使う能力を持っているか？」ということである。答えによっては介入を加減する必要があるかもしれない。私たちは、心理生物学的能力の向上の可能性を促進したいが、私たちのサポートを受け入れることができるクライアントの能力の範囲内で行いたい。

　NARMパーソナリティスペクトラムは、インテークの一部として使用できる。アセスメントを長期にわたって行い、複数回のセッションでクライアントのスコアを評価することもできる。治療がどのように進行しているかをより詳細に把握するのに役立つだろう。また自己への振り返りを促して強化するために、クライアントと共有して一緒にみていくのもよいだろう。

　しかしその際、クライアントを病理化するためではないことを覚えておきたい。組織化のレベルはその人が誰であるかを定義するものではなく、そのスコアに基づいて判断するものでもない。残念ながら心理学的な診断、特にさまざまなパーソナリティ障害には、重いスティグマを伴うものが存在する。NARMのパーソナリティスペクトラムは、誰かを診断するためのものではないことを読者の皆さんに理解していただきたい。これは、複雑性トラウマが自己に与える影響を理解するために使用される。この理解からセラピストは、クライアントの複雑性トラウマのパターンの解決を支援するために、最も人道的な治療をどのように行うことができるか、を自問していく。

　現実にはほとんどの治療アプローチと同様に、NARMは、一般に「組織化された自己」のクライアントに取り組むと、より効果的で進歩が速く、「無秩序な自己」のクライアントに取り組むと、より困難で進歩は遅い。NARMの構成原理はどのような相手であっても一貫しているが、臨床プロセスはクライアントの現在の無秩序のレベルに基づいて調節される必要がある。

第9章　NARMパーソナリティスペクトラムモデル　■　285

例えば、「無秩序な自己」の範囲のクライアントは、同調や共感といったセラピースキルにうまく反応しないかもしれない。また、感情について話したり、気遣いや愛情を示したりする、「感情に触れる」ようなセラピストに不信感を抱くかもしれない。理解されないと感じるかもしれない。そして何らかの方法で抵抗、敵対、あるいは脅威となるような態度で行動するかもしれない。これは強い治療同盟を築くために、同調や共感といった関係性のスキルに頼っているセラピストにとって、非常に難しいことである。しかし、クライアントが親密さや共感といったものに心理生物学的に妥協していることを知ることは、私たちの治療アプローチをどのように調節すべきかを理解するのに役立つ。

　繰り返すが、クライアントが「無秩序な自己」の範囲に入るほど、セラピストは自分がクライアントを理解できるわけがないと感じたり、自分自身を疑ったり戒めたりプレッシャーをかけるなど、逆転移性緊張を経験し始める。セラピストは、自分が十分ではないと感じることもあろう。相手は何も、セラピストであるあなたを個人攻撃しているのではない。多くの場合、セラピストは非常に良い仕事をしているのだが、一部のクライアントはポジティブに反応する能力が限られているだけなのだ。もしあなたがクライアントに苦心していて、その人が「無秩序な自己」の範囲のスコアになる場合は、スーパービジョンやさらなるトレーニングを受けるのによい機会かもしれない。また、逆転移性緊張が私生活に影響を及ぼしている場合は、個人的なサポートを受けることが重要である。このような反応について、ご自身が受けるセラピーで扱うことをお勧めする。最も困難なクライアントからの恩恵は、課題が私たち自身の専門的・個人的な成長となることである。

　現実には、「無秩序な自己」の範囲にいるクライアントは、セラピストが単独で提供できる以上のサポートを必要とすることが多く、セラピスト一人での対応では限界がある。他の医療従事者などと連絡を取り、協力してこのクライアントをサポートすることが重要である。自分の能力や職域を越えてると感じたら、クライアントを外部に紹介することを検討してもらいたい。他の臨床家や施設の方がクライアントに適していることがよくあり、それはあなたが失敗したことを意味するものではない。プロとして賢明な判断を下すには、クライアントが置かれている状況を考慮し、最も役立つ治療法を選択することが必要である。実際、もしあなたがクライ

アントを他の臨床家や施設に紹介することに抵抗を感じているのであれば、それは逆転移の兆候であり、振り返るべきことかもしれない。往々にして他の選択肢もあり、セラピストにはクライアントを最適にサポートするために、あらゆる可能性にオープンであることをお勧めする。

　私たちはこのNARMパーソナリティスペクトラムモデルが、さまざまなクライアントのために役立つことを願ってやまない。その意図は、クライアントの内的世界をよりよく理解することにある。より明確に分かることで、複雑性トラウマからの癒しをサポートする際に、強力な間主観のプロセスを確立することができる。

リフレクティブエクササイズ

　NARMのパーソナリティスペクトラムを使って、自分自身を振り返る時間を設けてみてください。

- 10の心理生物学的特性について、現在におけるご自身のそれぞれの能力を振り返ってみてください。そして、それをもとにして今の生活の中で心理生物学的能力の全体について考えてみましょう。もし役に立つと感じたら、自己採点して、10の心理生物学的特性における現在の点数を書き留めておいてください。
- 人生のもっと前の時期、おそらく10代か20代の頃を思い返してみてください。その時のあなたの能力を、10の心理生物学的特性それぞれについて考えてみてください。もし役に立つと感じたら、10の心理生物学的特性をご自身で採点してみてください。自己採点した場合は、あなたの過去の点数を書き留めておいてください。
- 今の自分（現在のスコア）と当時の自分（過去のスコア）を比べてみてください。
  - 現在のスコアが過去のスコアより上がっている場合、心理生物学的な能力を高めたのは何がきっかけだったと思いますか？

　このエクササイズを振り返りながら、自分の内的体験に気づいてください。

第9章　NARMパーソナリティスペクトラムモデル　■　287

第III部
クライアントへのNARMの適用

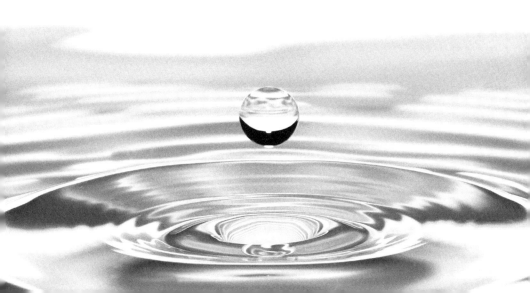

第10章

NARMの構成原理を実践した臨床記録（ブラッド）

　アイヤナは現在50歳。離婚を経験し、成人した二人の子どもを持つ母親で、生まれ育った小さな町で暮らしている。彼女はネイティブアメリカンであり、家族とコミュニティの中で育った。17歳の時に大学の奨学金を得て家を出てから教授職に就き、執筆をしたりして専門分野のエキスパートとして働いた。長年、主要な大学で教鞭をとった後、高齢の両親を介護するために故郷に戻った。そして薬物乱用や精神的な問題を抱えた兄弟姉妹の世話もするようになった。大学で教えるために片道1時間以上かけて通勤しているが、最近は家庭の事情もあり、オンライン授業や労働時間の短縮、あるいは早期退職を考えている。

　アイヤナには不安と抑うつがあり、ワーカホリックになることで症状をコントロールしてきた、と話した。彼女は大学時代から精神科医のもと治療を受けてきた。催眠療法、薬物療法、ヨガを試したことがあったが、心理療法は受けたことはなかった。故郷に戻った後、パニック発作を繰り返し、それがきっかけでセラピーを受けるようになった。原家族と一緒に生活するようになってから、彼女は自分の小児期逆境体験の影響を認識し始めた。彼女は、自分の抑うつ、不安、パニックが、未解決のトラウマと関係があるのではと考えた。彼女の友人が私（ブラッド）のクライアントで、私のトラウマセラピーのことを聞いたという。これは私たちの2回目のセッションである。

セッション記録には、本書で紹介したNARMの原則やスキルについて、読者が追いやすいよう、臨床的注釈が加えられている。また、私たち自身の個人的な考察（作業仮説、逆転移、自己開示）も含まれている。これらの臨床的注釈を加えたのは、NARMのセラピーセッションをどのように構成しているかという透明性を示し、介入をより簡単に適用することを促進するためである。

注意：この記録は実際のクライアントとのセッションのもので、クライアントの名前やその他の情報は守秘義務のために変更されており、本文は明確化と重複を避けるため省略されているところがある。それ以外は、このクライアントとのNARMセッションの全貌を捉えている。

話し手	逐語録	注　釈
ブラッド	今日、一緒にこの時間を過ごすことで何を得たいですか？	柱1：治療契約を明確にする［第3章］。この契約に関する質問にはさまざまな表現方法があるが、私はシンプルな表現にすることを好む。
アイヤナ	私の中で、あることがずっと続いています。それは怒りです。しかし、それは本当に自分を受け入れる能力のなさからです。だから自分に正直になりたいです。自分に感謝し、大事にできるようになれたらと思います。	多くの場合、クライアントは、この最初の契約に関する質問に難色を示すだろう。アイヤナが既に答えを持っていることに私はすぐ気づいたが、彼女はいくつかを出し、どれもあまり自信はなさそうだった。彼女が言った「自分を大事にすること」というのに興味を持った。なぜなら彼女が今やっていること、つまりセラピーが、自分自身を大切にする行為だからである。彼女が今どのように自分を大切にしているか、を強調することは、エイジェンシィ［第5章］の探求になるかもしれないが、今のところ、セッションでの彼女の意図（柱1）をより明確にすることに集中する。

292 ■ 第Ⅲ部　クライアントへのNARMの適用

話し手	逐語録	注 釈
ブラッド	自分に感謝し、自分を大事にしたい、と言ってみていかがですか？	彼女の意図を明確する質問を続ける中で、私のここでの意図は、「自分への感謝」と「自分を大事にすること」が彼女の求めているものなのかを確認することである。私たちが一緒に過ごす時間から何を得たいか、クライアントの言葉をそのまま使うことに全力を尽くす。また「どう感じますか？」といったオープンな表現ではなく、「それを言ってみてどんな感じですか？」といった彼女が自分の体験とどう関わっているかを尋ねる際、私が使ったエイジェンシィの言語に注目してもらいたい。これは、第5章で説明した「（プロセスすることではなく）構造化すること」の一例である。
アイヤナ	難しいです。自分の中で偽りだって。	私は彼女が即座に自己攻撃に出たことに気づく。これは、つながり‐断絶を反映しているのかもしれない。私の印象では自分を大事にしたい、は、より大きなつながりへの動きであり自己攻撃は、本書で述べてきた断絶の戦略である。
ブラッド	あなたには、自分を大事にしたい、自分に感謝したい、という部分があるんですね。そして「自分のために求めていることは偽りだ、と言う部分も瞬時に出てきましたね。	私はただつながりと断絶という二つの側面を映し出しているだけで、どちらかを選ぶことも、どちらかを選んでもらうよう求めることもしない。私は、彼女がこれとどう関わるかを見ていく。

話し手	逐語録	注 釈
アイヤナ	そうです。甘やかしとか、ワガママとか。	彼女は、自分の意図する自分を大事にすることにどのように関わっているのか、私に理解させてくれている。「偽り」、「甘え」、「ワガママ」と自身を表現している。私は、ここにも文化的、世代間のしがらみがあるかもしれないと推察する。アイヤナはネイティブアメリカンの女性で、故郷のコミュニティを離れ、自分が育った家族や文化システムの期待するものとは異なる人生を自分で切り開き、現在再び関わらなくてはならなくなっている。私のはじめの作業仮説［第4章］は、ある視点から見た自分への思いやりが、嘘くさい、甘え、自分勝手というレッテルを貼られるような縛りがここにあるのではないか、ということである。そして彼女はこれを内在化したのかもしれない。
ブラッド	ワガママ？　甘え？	この言葉が合っているのか、さらにつけ加えたいことがあるのかを確認するため、繰り返した。
アイヤナ	はい、それらの言葉が出てきますね。	ここで彼女が言っている「出てくる言葉」はエイジェンシィからではない。彼女の言い方を聞くと、ただ出てきている言葉のようだ。しかしエイジェンシィの観点からより正確には、彼女が自分のために何かを望むとき、自分を「わがままだ」ととらえる、ということである。
ブラッド	OK。その言葉に聞き覚えはありますか？　過去に自分をケアしようとしたとき……［私が終える前に、彼女が答えた］。	この明確にするための問いは、先の作業仮説から生まれた。その言葉は、彼女にとって全く馴染みのないものかもしれないかもしれないし、とても馴染みのあるものかもしれない、どちらにしても私は、アイヤナが自分の経験をどのように組織しているのか、特に自分への感謝やと自分を大事にするという意図との関係という文脈で引き続き理解するための情報を得る。

294 ■ 第Ⅲ部 クライアントへの NARM の適用

話し手	逐語録	注 釈
アイヤナ	はい。自分はそんなことに値しない気がするんです。セルフケアをするなんて。	自分が値しないと感じないことは、私たちが言うところの「恥に基づくアイデンティティ」である。これは、子どもの頃、自分を悪者にすることで養育者を守る、つまり、彼女が言った「価値がある」と感じないことは、「分裂」の例とも言える。
		彼女の言葉を聞くうちに、私も悲しい気持ちになり、彼女も同じような気持ちになっていると報告していた。とはいえ、私は自分のビッグ C の逆転移なのかを内省し、私の感覚ではこれは私の共鳴、つまりリトル c の逆転移だと思った［第 8 章］。悲しみについては、心に再びつながる機会である［第 7 章］。彼女が自分により感謝を向けることは、未解決の悲嘆とつながるということかもしれない、という作業仮説を立てた。
ブラッド	もし OK なら、少しだけペースを落としてもいいかもしれませんね。私は悲しみを感じていました。［私たちは二人で、少しの間沈黙した］セルフケアを試みて、その実行しようとはしているけれど、そうする価値があるとは思えないということですか？	彼女にペースを落とす許可をもらうことで、私自身、自己探求の時間を取った、なぜなら悲しみが自分から来るものなのか、それとも私が彼女から拾っているのか、その瞬間よく分からなかったからだ。すべてのクライアントが自分の内的な状態に立ち会えるわけではないので、このような時間がとれることから、アイヤナの「つながり」「自己内省」「自己調整」「プレゼンス」の能力を垣間見ることができる［第 9 章］。

第10章　NARMの構成原理を実践した臨床記録（ブラッド）　■　295

話し手	逐語録	注 釈
アイヤナ	そんなことをする価値は自分にはないと思えて、くだらなくて自分のためにならないような。いや、そうじゃない。違う。そんなことはない……［彼女はしばらくの間、内省する］私が思っているようなものじゃないのかも、誰かがセルフケアについて話すのを聞くと……［彼女は終わらないうちに、またしばらくの間考え込む］考えようとすると難しいみたいです。	彼女の話しているのを聴くと、かなり断片化している。最後の部分が私には印象的だった。特に私の仮説では彼女は自分のために何かを望んでいる、ここでセルフケアである、そうすると彼女は意図と断絶する。よって治療契約（柱1）を明確にしていく中でもっと聞いていく。
ブラッド	あなたにとってどうだか教えてください。どうやら断絶の原因は十分な価値を感じられないからでしょうか？ 自分はセルフケアに値しないかのような？	私は明確にする質問をし続ける（柱1）、しかし同時に探求的な質問（柱2）もしている。先に進む前に最初の質問に戻り、彼女が私とのプロセスから何を得たいのか（柱1）を明確にする。次の質問でも続けている。
アイヤナ	そう、その通りです。	これが彼女にとっての着地点のようである。私もそう感じた。

話し手	逐語録	注 釈
ブラッド	OK、テーマがはっきりしてきたようですね。あなたはこの時間から何を得たいですか？	私は契約に関する質問をまたした（柱1）。セラピーは治療契約に同意してからでないと始まらない。柱1は、多くのクライアントにとって構造化のために非常に重要である。
		そしてセラピストである私に多くの有益な情報を与えてくれた。先述のとおり中核ジレンマについて暫定的理解の作業仮説を立て始めている。彼女が最も望んでいることを難しくさせているもの［第2章］、この仮説は、今後の私の探求プロセスを進める理解につながる（柱2）。
		契約に関する私の最初の質問に答えるのに苦労していることは、まさに彼女が直面している状況そのものである可能性も指摘したい。それは、セルフケアに関して自分自身を閉ざしてしまうことだ。彼女はセラピーでセルフケアの機会を得ている。私の仮説では、これ自体が彼女にとって葛藤を生み出しているのではないかということだ。
アイヤナ	たぶん……［少し止まって］私は、自分が価値のある人間であることを受け止めています。でも自分が価値ある、と受け止めるのは、とても難しいのです。	これはとてもパワフルなことである。NARMでは「カーブランク」の瞬間と呼ぶ。つまりクライアントが自分の意図とつながる時である。多くの場合、自分の真実と体現化された方法でつながりながら、落ち着く、グラウンディングする、組織化される時である。
ブラッド	言ってみると、今はどんな感じがしますか、少なくともそれにまつわる意図はどうでしょう？	彼女がカーブランクの瞬間と言われているものとどう関わっているかに興味を持った。

話し手	逐語録	注 釈
アイヤナ	言ってみると、いい気分です。身体が開くのを感じています。少しずつですが。恐れもないし、自分自身に腹も立たない。	私にもグラウンディングや落ち着いているように見えたので彼女の観察が私の観察と一致していることを確認した。
ブラッド	2回目は、何かが大きくちがったことに気づいていますね。自分のことを勝手だとも、甘やかしてるとも言っていませんでした。以前とは違うようですね。	私は今回、彼女は以前彼女が意図を表明したときのように断絶しなかったことを伝えた。今ここで、彼女は自分自身とほんの数分前とは違ったやり方で関わっている。私が支持しているのはエイジェンシィである［第5章］。自己批判を通して自分に関わるのではなく、新しい何かがあらわれている。
アイヤナ	そうですね。	
ブラッド	じゃあ、自分に価値を感じるのを邪魔しているのは、何か一緒に探るのはどうですか？	私たちは、契約の際、クライアントが具体的な目標に向かって取り組むというよりも、「邪魔しているもの」を聞いていくことが多い。そうすることで、プロセスをよりオープンにし、私たちがまだ気づいていない内的対立に、どちらかの味方をすることを避けられる。クライアントは、私たちにどちらかについて欲しいと望んでいるかもしれないが、使っている特定の戦略を支持することなく、なぜそれが役に立つと信じているかに私たちは直接働きかけていく。妨げとなっているものを探求することに同意することは、クライアントのエイジェンシィを強化し、セラピストとして、その内的葛藤にオープンで、受容的で、好奇心のある場所にいることを維持するのに役立つ。

298 ■ 第Ⅲ部　クライアントへの NARM の適用

話し手	逐語録	注 釈
アイヤナ	いいと思います。そうしたいです、見てみたいですね。	これで、私たちが探求のプロセスを開始できる（柱2へ）。また、私はある意味、挑戦を感じた。彼女は今この瞬間に、自分のために何を望んでいるかを明確にすることで、自分を大切にし、感謝している。NARMセラピーでは、自分の意図を明確にした時点で、自分にとって最も望むことをしている、あるいは少なくともそのスタート地点にいる、ということがよく起こる。
ブラッド	あなたのエネルギーに感謝します。そして、あなたが自分を大切にすることをどう難しくしているか一緒に探っていけたらうれしいです。私はまた、あなたがこの瞬間に、自分のために望んでいることを行っていることにも気づいています。つまり、私とのここまででも、あなたにとって重要なことに取り組んだ例として見ることができます。私はそれをセルフケアと定義します。	私が治療契約に明確に同意していることに注目してもらいたい。私たちが前進するための構造的道筋、スレッドとなる。私たちはいつでも、この契約を精緻化し、調整し、変更することができる。そして私は「彼女は自分が望んでいることを行っている」という私の観察を伝えた。これは、「柱3：エイジェンシィの強化」である。
アイヤナ	これは私にとってセルフケアとは思えません。なぜなら、自分を追い込んでいるように感じるからです。これに関して何か理解が得られるといいんですが。ちょっと不安です。	彼女は、私が共有したことに違う見方を示している。そして、ついさっきまで開放的な気分でいたのに今は不安を訴えていることにも気づく。私はその両方に好奇心を持つ。

第10章　NARMの構成原理を実践した臨床記録（ブラッド）　■　299

話し手	逐語録	注　釈
ブラッド	なるほど、少し不安なんですね。これがセルフケアに感じられないのと関連していますか？	柱2：探求的な質問をする。彼女の不安は、もしかしたら私が共有したことと関係があるのかもしれないと興味を持つ。
アイヤナ	セルフケアは、気持ちのいいマッサージとか、本当にリラックスできる自分が楽しめるものをイメージしています。	私は彼女がさきほど言った「自分を追い込む」という言葉とは対照的に、「リラックス」という言葉が出ている。そこで私は、自分を追い込むことが、彼女が望むセルフケアを難しくさせる戦略なのではないかと考え始めた。そしてもっと深いレベルで、もし彼女が自分に価値を感じられないのであれば、彼女は「良いこと」に値するとも感じないかもしれない。これらの考察はすべて私の作業仮説である。
ブラッド	つまり、セルフケアとして認識していることとは一致しないので、不安を感じているのですね。私が少し混乱しているのは、以前は、そういったことをしようとすると甘やかしと感じることがあると言っていましたね。	彼女が話した、「セルフケアがしたい」という自分の声を聞くことさえ、甘やかしや偽物だと感じてしまうという力動に言及していることに注目してもらいたい。これは、彼女が自分自身のための願望とどのように関わっているのかについて、彼女の内省をサポートするための介入である。
アイヤナ	その通りです。	
ブラッド	合っているかは分からないんですが、もしかしたら、セルフケアは不安を呼び起こすようなことなのかもしれませんね。	私は可能性の一つとして考えている。個人的な成長（私はセルフケアと呼ぶ）は、しばしば非常に困難で、人を恐れている所へと連れて行くことがある。
アイヤナ	そうかもしれません。［少し考えながら］セルフケアが不安を煽る？	まだ分からない、というような訝しげな口調で彼女は言っている。

300　■　第Ⅲ部　クライアントへのNARMの適用

話し手	逐語録	注 釈
ブラッド	人々が言うセルフケアというものについて、あなたは甘やかしと感じると言っていましたね。しかし、今あなたは同じことを自分自身に考えていたのです。例えば、もっとリラックスしたいのに、それが甘えだと感じてしまうという。	考えられる葛藤に言及している。彼女はリラックスしたいのに、甘やかしと感じる。
アイヤナ	そうですね。その通りです。セルフケアの中には甘やかしているだけに感じられるものがあります。	彼女は、自分のパターンにより大きな自己認識を持ち始めている。冒頭で自分を受け容れて、価値があると思うことが難しかったことを思い出してほしい。もし彼女がそう感じているのなら、自分をケアすることは、自分を受け入れたり、価値があることを感じることになるので、偽りや甘やかしと感じられるだろう。
ブラッド	そうですね、今はどうでしょう、甘やかしですか？	柱3：エイジェンシィを強化する。私は彼女に、今この瞬間に自分のために何かをすることに関連して、どのように感じるかを振り返るように促している。
アイヤナ	いいえ、本当にそれに投資していると思えています。	彼女は自分自身のためにこれに投資しているので、おそらくそれは彼女が実際に自分に価値を感じていることを意味するのではないか？というのが私の仮説である。
ブラッド	投資している……「それ」は何ですか？	これは私たちが「ドリルダウン」［第4章］と呼んでいる、「柱2」の介入である。
アイヤナ	自分自身に投資しています。	これは大きな発言であり、彼女が自分に価値を感じなかった以前の状態からの変化である。脱アイデンティティ［第2章、第6章］に向かう動きかもしれない。

第10章　NARMの構成原理を実践した臨床記録 （ブラッド）　■　301

話し手	逐語録	注　釈
ブラッド	それを言ってみていかがですか？	柱4：心理的生物学的な変化に言及する。私は、彼女の話し方や私への視線に、強さや自信のような感覚があることに気づいた。
アイヤナ	リラックスできます。	これは、彼女が以前望んでいたことである。彼女が受け入れていることもセルフケアだと感じた。
ブラッド	リラックスできるのですね。	彼女のプロセスにおいて重要だと感じられる言葉を繰り返す、ミラーリングをする。これは、関係性のプロセスをサポートするための簡単な介入である［第8章］。このミラーリングは、私がスペースを保つことで、彼女が自分の経験と共にいる機会を提供している。
アイヤナ	何というか……［言葉にするのに時間がかかる］自分は有能だ、そんな感じです。	とてもパワフルな言葉がまた出ている。
ブラッド	自分が誰であるか、そして有能であると感じるのですね。	これもまたミラーリングの介入である。複雑にしすぎずシンプルな介入をすることで、非常にパワフルになる。
アイヤナ	はい、実感できます。涙が出てきます。［彼女はそっと泣き始める］	何が彼女の涙を誘ったのかは分からないが、彼女が心と再びつながったようである。もしあなたが長年、自分は価値がない、能力がない、何者でもないと感じて生きてきたとしたら、それはすべて深い恥に基づくアイデンティティであり、反対にここでは自分は価値があり、有能で、非常にパワフルであることを身体レベルで感じ始めているのである。さらに、彼女はリラックスしていることを報告している、これは、しばしば感情を伴う生理学的な弛緩を意味する。

話し手	逐語録	注 釈
ブラッド	涙を流すことを自分に許してもらっても大丈夫ですか？ お伝えしてよいですか、アイヤナさん。私には甘やかしには見えないのです。	彼女は涙を流すことをセルフケアと感じないかもしれないが、私はここで泣くことが彼女自身への感謝であり、本来性を体現化する行為であるかもしれないと考える。
アイヤナ	偽りでないと感じます。［もっと涙が溢れる］	私が自分の中で感じていることを彼女が言葉にした、これはとても真実で大切な涙であり、悲嘆という一次感情の表現である可能性がある［第7章］。
ブラッド	有能だと感じることに投資していると言ったように、「有能」という言葉が出てきました。その前に使った言葉は「価値ある」でしたね。	彼女がこの二つの言葉をどう関連づけているのか私は好奇心を持った。これは柱2のドリルダウン［第4章］である。
アイヤナ	そう、まるで……［さらに涙をこらえ、息を詰まらせて］。私の人生では、これはあまりないことなんです。	
ブラッド	これ、は何を指しますか？	再度ドリルダウンの例である。
アイヤナ	有能だと感じることです。［涙をこらえながら］でも、もうそれが消えてしまいそうです。［彼女はより強く泣き始める］	涙が出るのは、彼女が有能である、という深い感覚と結びついているためである。彼女は、「自分に価値を感じること」を受け入れる準備ができていないようなので、それは後で戻ってくることにする。

第10章　NARMの構成原理を実践した臨床記録　（ブラッド）　■　303

話し手	逐語録	注　釈
ブラッド	ゆっくりでいいんです。無理しないで。	セッションの冒頭で、彼女が自分を追い込むことについて話していた。私の作業仮説のひとつは、アイヤナは「自律」の生存パターンを持っていて、それは自分に大きなプレッシャーをかけたり、おそらく私が彼女に対して何か意図や期待を持っていると思い込み、それに応えようとするのではということである。「ゆっくりでよい」と言うことで、私には何の意図もなく、何も期待していないことを伝えている。私は彼女の体験に立ち会っているだけで、彼女から何かをしてもらう必要はない。また、彼女にも自分の体験に立ち会うだけで、自分を追い込まないよう誘っている。
アイヤナ	私は決して泣かないようにしていました。泣くと本当に気持ちいいんです。	クライアントがこのようなことを言う場合、大抵は一次感情である。デフォルト感情は一般的にクライアントにとってより簡単で馴染みやすいもので、一次感情は普通、馴染みのないものである。デフォルト感情は、一般的につながると良い感じはしない。実際、圧倒され、制御不能になることが多い。クライアントが自分の一次感情と再びつながると、しばしばそれは組織化され、人生が肯定されたように感じる。つまり彼女の言葉を借りれば、自己への感謝の行為となる［第7章］。
ブラッド	もしよろしければ、私の見解をお話したいと思います。［彼女はうなずく］あくまで私の視点ですが、これは本当の意味でのセルフケアであることをお伝えしたいと思います。	彼女が「気持ちいい」と言ったことに応えている。彼女が言及したマッサージや他の心地よいセルフケアのイメージと結びつけて私は話した。この介入は、彼女の感情との新しい関わり方をサポートする可能性がある。

304　■　第 III 部　クライアントへの NARM の適用

話し手	逐語録	注　釈
アイヤナ	はい、そうです。［泣き声がやわらいで、またリラックスした様子］私はただ、自分が行きたいところに辿り着くためには、常に次にやらなくてならないことを意識して実行してきたんです。でも、これはより真実に感じられますね。誰かが一緒にいてくれると。自分ひとりで一日中やっていてもいいんですが。でも、それだとここまでは到達できなくて……ただ隠して終わってしまうような。	このプロセスが誰かと一緒に行われることで、新しい方法で自分と向き合うサポートになっている、と彼女は述べた。多くのクライアントにとって深いサポートと親密さの中で行われる私たちが提唱するプロセスを、彼女がシンプルに認めたことに感動を覚えた。また、私自身のビッグ C の逆転移にも気づいている。それは自分の「自律」のパターンで、自分を強く追い込むことである。そこで彼女の体験と自分の気持ちを区別するために自己探求をする。私は感動と起こりえる逆転移の両方と一緒にいる。これらすべては、「NARM」の「R」である［第 8 章］。
ブラッド	だから、あなたはここで自分に挑戦することを選択したのですね。	柱 3、エイジェンシィの強化［第 5 章］。私はここで言い方を変換している。彼女は「追い込む」と感じているのが、私は彼女が限界を拡大し、セルフケアとして行っている、とリフレームしている。
アイヤナ	はい。	これ自体が、有能感が増したことを認めている。
ブラッド	そして、今現在はいかがでしょうか？	柱 4：心理生物学的なシフトに言及する［第 6 章］。
アイヤナ	悲しみを感じることができるのを感じています。	私は、彼女が自分自身の核と再びつながりを尊重しているように聞こえる。

話し手	逐語録	注 釈
ブラッド	そうですね。そして、ただ自分でいることができている、という風にも言えます。誰かのために何かをする必要もなく、何かを証明する必要もない。一生懸命頑張る必要もない。ただ自分でいる、ということです。	柱4：心理生物学的なシフトに言及する、特に脱アイデンティティに言及する。彼女は、本来の自分であることに価値を感じられるようになるかもしれない。これは、特に「自律」の生存パターンを強く持つ人にとって、深い癒しとなりうる。そして、この瞬間、私は自分が人間である感覚と、自分を受け入れるために行ってきた取り組み、そして彼女が人間であることの価値を感じていく感覚とつながる、という間主観のプロセスである。
アイヤナ	そうですね。本当に素晴らしいことです。［もっとリラックスして落ち着く］	対人間のこのような体験の多くは言葉では表現されないが、セラピストとクライアントの双方で感じられることが多い。
ブラッド	そうですね。	
アイヤナ	今、手と後頭部がじわじわしているような感じです。	柱4：心理生物学的なシフトへの言及。今の彼女には生理学的なシフトが起きているが、続いて、脱アイデンティティや真に人間である感覚の拡大といったものが起こってくる。
ブラッド	感じてもらっても、大丈夫ですか？	これらの感覚と一緒にいて大丈夫か、彼女に確認している。
アイヤナ	気持ちいいです。	本人が気持ちいいと言っているので、私は場を提供する。
ブラッド	そうすると、マッサージみたいですかね？	私はちょっとした冗談を言うのだが、これは彼女が少し前に言っていた「セルフケアとは何か」と関連する。また前回のセッションから彼女がユーモアを好むことを覚えていたからだ。
アイヤナ	魂のちょっとしたマッサージです。［笑い］ 気持ちいいです。	「魂のマッサージ」という素敵な言葉が出た。

話し手	逐語録	注　釈
ブラッド	［私たちはしばらく黙って座っていたが、彼女はとてもリラックスして落ち着いているように見えた。そして私は彼女の少しの変化に気づいた］それで、自分自身に魂のマッサージをしているような気分はどうですか？	彼女の中で何か変化があったようなので確認した。もしかしたらつながりの重要な瞬間の後、断絶に向かう動きかもしれない。つながりと断絶の追跡は、「柱4」である。
アイヤナ	外を眺めていたら「私はここで何をしているのかしら？」と、また自分を疑うようになったのです。	自分へのセルフケアやより深い感謝を向けると疑念がわいたり、自己批判して攻撃し、そして断絶に向かう一連の動きを描写している。このような断絶が起こるのは予測されており、クライアントに無理につながりを維持させようとはしない。最終的に私たちは、クライアントがつながりと断絶の両方と一緒にいて、複雑さを許容することを学ぶ能力を高めることを支援する。
ブラッド	もしよろしければ、あなたが自分自身に問いかけた「ここで何をしているか？」という質問に答えてみるのはいかがでしょうか？	柱2：探求的な質問をしているが、今回は彼女自身の質問を使いながらも、自己批判ではないところから、を意図している。
アイヤナ	どうにかして……［考えて］私は価値あるものとして自分を受け入れることに努めている、いや、受け入れています。	これはプロセス全体の根幹に直接関わることであり、エイジェンシィ、脱アイデンティティ、そして本来の自己とのつながりである。
ブラッド	そして、「努めている」から「受け入れている」に変えましたね、この小さな変換に気がつきました。	「努めている」から、「受け入れる」へ変換したことに言及した。このエイジェンシィによる介入は、彼女がどのように古い自己否定パターンから、セルフコンパッションを高めているかを示している。
アイヤナ	はい。	

第10章　NARMの構成原理を実践した臨床記録　（ブラッド）　■　307

話し手	逐語録	注 釈
ブラッド	努力するのとは違う感覚なのでしょうか？	柱2は柱3をサポートするもので、自分自身とどのように関わっているのか変化を明確にしている。
アイヤナ	そうです。自分は価値があることを積極的に表明している感じです。	ここでもエイジェンシィと脱アイデンティティが強化された。セッションの最初の契約で私と共有していた、彼女が最も望むあり方である。
ブラッド	はい、そしてもう一度よかったら、今それと一緒にいるとどのように感じるか、気づいてみてください。	柱4：心理生物学的なシフトへの言及。前にも観察できた強さと自信を見ている。多くのクライアントは、このようなシフトは非常に微細なので、すぐに通り過ぎてしまう。よって、彼女の今この瞬間とつながっている内的状態を感じてもらうよう招いている。
アイヤナ	そうですね、胃が落ち着くような感じです。今は胃の上の方がじわじわするような感じです。普段の私は、胃の中で大きな塊があって、締めつけられているような感じです。でも、今は違います。	柱4の生理学的な変化のサポートをしている。この後、変化していくと予測できるが、私は何も言わずに、アイヤナが今この瞬間に自分と向き合う体験に立ち会っている。
ブラッド	この解放と落ち着きは、「私は価値がある」と宣言できたときに訪れるということをお伝えしたいと思います。	柱3のエイジェンシィの強化であり、道筋を辿るスレッディングの例である。落ち着きを取り戻したのは偶然だったわけではない。彼女は以前、緊張し、自分を追い込んでいたと言っていた、これらは交感神経の状態である。そして彼女は「私には価値がある」と自分で宣言できるようになり、落ち着き、安定することができて、より副交感神経系の状態に移行することができた。

308 ■ 第Ⅲ部　クライアントへの NARM の適用

話し手	逐語録	注　釈
アイヤナ	そうです、私には価値がある！［強調して言うことを試みているように］はい！　こんなことが言えたことはあったでしょうか。古いパターンから、本当に抜け出したいんです。	このような変化に時間を割けるようサポートする。今彼女は、「価値がある」という言葉を繰り返し、その言葉と共にいることがどのように感じられるか、認知的に試している。彼女は長い間、価値のある存在として自分を扱ってこなかったことに気づき、これは恥に基づくアイデンティティを示している。
ブラッド	はい、そのようですね。	柱4、彼女が今まさに古いパターンから抜け出していることをリアルタイムで強化している。多くの場合、クライアントは否定したり、最小化したりするが、私は彼女に起こっていることに気がついてもらえるようにしている。このプロセスをアイヤナと共有することで、私はとても感動し、この瞬間私のハートが温かくなる感覚に包まれた。
アイヤナ	なぜだか分からないのですが、今までいろんなことをやってきたけど、どれも充実しませんでした……または気づかれなかった。でも今、私は気づかれている。それが私のしていることなのです。	これはとても重要なことで、彼女が自分自身に「気づき」を与えている。また、彼女は私の共感のもと、気づかれており、それが客体化、自己否定、自己嫌悪を通して自分を見るのとは異なる形で、自分自身と関わることをサポートしている。
ブラッド	気づかれることを許しているのですね。	柱3：新しい関わり方を強調する形で言葉を返し、自分自身と私に気づかれることを許ししていることを言葉にすることでエイジェンシィを強める。自分に価値を感じない人は、一般的に、自己羞恥や自己否定を通して気づく。今、彼女は気づかれることによって、自分自身と違う関わり方をしている。

第10章　NARMの構成原理を実践した臨床記録（ブラッド）　■　309

話し手	逐語録	注　釈
アイヤナ	自分に許す［少し考える時間をとっている］、そうですね！［笑いながら］……本当に気づいてもらえる、そう、素晴らしいことです。	私はこれを再びつながる瞬間と捉えている。彼女がこう言ったとき、私の中で生命エネルギーが湧き上がってくるのを観察し、感じた。
ブラッド	もしよかったら、ぜひ自分に時間を与えてあげてください。気づかれる許可を自分に与える、という。	柱4：心理生物学的なシフトに言及すると共に、彼女が体験していることに立ち会うように招いている。私たちはクライアントに「ポジティブ」な状態を体験するように勧めているのではなく、ただ起きていることに立ち会うように勧めていることに注目してもらいたい。そして私はある時点で、彼女は断絶の方向にシフトするかもしれないことを予測し、そのプロセスを探求していく。
アイヤナ	はい、大丈夫だと感じています。今この瞬間、私はそれを感じて……［無言］……本当によい感じです……［無言］……言葉で表すのが難しいですが。	彼女は何か深い体験しているように見える。
ブラッド	焦ることはありません、時間をかけてください。	彼女が使い慣れている戦略を言葉にし、私が彼女に何のアジェンダも持っておらず、彼女は自分の体験に必要な時間をかけてよいことに言及している。
アイヤナ	自分が本当に価値のある存在で。私は大切な人なんだ、と。	こういうとき、生まれ変わったように感じることがある。それは私たちを制限していた古いパターンが解消され、新しいあり方を体現化する深い変容の非常に神聖なプロセスである。本当の自分、最も本来的自己への回帰である。

話し手	逐語録	注 釈
ブラッド	OKなら、そのまま時間をかけてみてください。	この新しい体験に必要な時間をすべて取るよう彼女に勧めることで、柱4：心理生物学的なシフトに言及している。これは、NARMのシャヴァーサナの段階と言えるかもしれない。
アイヤナ	前に話した、二つの世界の中にいるということですが、本当に難しいです。ある人たちから少し距離を置かなければならない、全く縁を切るわけではないけど、でも学校に行くことや、変化することに腹を立てられたりするので。教育を受けたから変わってしまったと思われて、もう話しをしたくないと言われたり。賢くなりすぎたと思われて、関係が以前のようにいかなくなったり。今思いついただけですが。[無言ののち、振り返って]……わぁ、私はここで大きな変化を経験しています……本当に気づかれ、見られるということを。このままそれと一緒にいてみます。	しがらみ、または「中核ジレンマ」と私たちが呼ぶものについて彼女は話している。彼女は、自律性、エイジェンシィ、自己活性を高めると、まわりの人々が反応することを話題にしている。現実の人々のこともだが、それよりも彼女の深い文化的、世代間の束縛があると私は感じている（文化的、特に世代間の束縛は無意識であるため言及されないことが多い）。アタッチメントや環境の失敗を経験した子どもにとって分離－個体化という行為は脅威であり、適応的な生存パターンは本来性を阻害する役割を果たす。 「気づかれ」、「見られる」ことは、彼女がより大きなセルフコンパッションをもって存在し、自分と関わることを許可する新しい方法を物語っている。また、最後に「このまま一緒にいてみる」と言っていることにも注目してもらいたい。初めて、彼女は自分にもっとスペースを与え、プレッシャーを自分にかけないことをしている。それもまた、脱アイデンティティの兆候である。

第10章　NARMの構成原理を実践した臨床記録（ブラッド）　■　311

話し手	逐語録	注　釈
ブラッド	つまり、あなたの人生には過去であれ現在であれ、あなたに気づいた人がいるわけですが、あなたが教育を受けたりキャリアを積んだりといった自分のための行動をしているのを見て、あなたに偏見を向けたり、何らかの批判をした、ということですか？　あなたに何らかの反応をするということですかね？	柱2：探求的な質問。私が特に興味があるのは、つながりをより感じられるようになった今、彼女の本来性が脅威である人々について、彼女はどのように感じるか？ということである。そこに何らかの感情があるのかもしれない。NARMの「感情完了モデル」（第7章）に通じる。
アイヤナ	はい、私に間違いなく反応します。	他人の反応に責任を感じたり、自分を責めるのではなく、他人との関係における現実を認めることで、他人の反応を自分に取り入れる子ども意識からくる分裂をしないようになる。これはすべて、子ども意識から大人意識に移行するプロセスの一部である。
ブラッド	今、あなたはそのことについて、その人たちをどう感じますか？　自分の感覚に正直に、自分にとってよいことをやっているあなたに、その人たちは反応する……［私が言葉を終える前に、彼女が飛び込んできた］	柱2、彼女の自律と自己活性に対する周りの反応を振り返りながら、本人がどう感じているかを問い続ける。
アイヤナ	今、私は本当にクリアな気分です、最高にクリアです。私は同じ人間で、全くもって同じ人間なのだから。それは他者のものであって、私のものではありません。	これは、健全な攻撃性の表現であり抗議である。明晰さ、強さ、自信を感じることができている。これもまた、大きなシフトである

312 　■　第Ⅲ部　クライアントへのNARMの適用

話し手	逐語録	注 釈
ブラッド	そうですね。「それは他者のものであって、私のものではない」に、ぜひ気づいてください。[少し彼女に振り返る時間を持ってもらう] 私の考えでは、これを言えるのは、自分が価値を感じたときだけですから。	柱4では、より自分に価値を感じる、という体験を心理教育として含めている。脱アイデンティティや大人の意識をサポートするためである。
アイヤナ	今、すべてが明るくなりました。視覚的に。部屋の中が本当にクリアになったような。背景も……[さらに周囲を見回す] 本当に、本当にクリアです。今、本当に価値があると感じています！	クライアントがこのように自分と再びつながるとき、しばしば生理学的に大きな変化を報告することがあり、より明確に見えるようになる、ことがよく起こる。生理学的に何が起きているのかは正確には分からないが、ソマティック心理学には、こうした内的トラウマのパターンが変化したときに、クライアントの視覚が大きく変化することを示すエピソードが数々ある、もっとクリアに見えたり、環境について沢山見えるようになったり。長年のクライアントが10年前からあるオフィスの絵にやっと気づくというジョークがトラウマの研修で言われていたが、まさに初めて「見る」のだ。
ブラッド	そして、さきほどよりも容易く言えていることに気づきました。	柱4、さきほどは「自分には価値がある」と臆病に、あるいは疑念がありながら言っていたが、今回彼女は自信をもって言っている。
アイヤナ	そうですね。いい感じです。	この瞬間彼女を見ると、まるで生き返ったかのように晴れやかに見えた。
ブラッド	いい感じです。そして、このクリアで素敵な気持ちで座っていると、身体では、どんなことに気づきますか？	柱4。この介入は、このパワフルな体験が彼女の身体に定着するのをサポートするためである。

話し手	逐語録	注　釈
アイヤナ	クリアです。リラックスしています。自分には価値がある。	彼女が内的な体験を、より自信と強さを持って報告しているのを私は観察している、セッションの前半とはかなり違ったあり方である。
ブラッド	そしてさきほどそう感じたとき、あなたは自分の人生の中で、あなたが本当に存在し、価値があり、そして見られて受け取られていることに対する他者の反応が出ましたね。	柱4で、断絶の可能性を予期している。前回、彼女が自分の価値を感じたときに断絶が起こり、その後、彼女の人生における自律性と本来性に反応した人々について考え始めた。よって私はそれを持ち出して、彼女がこの場所からどのようにそれと関係するかを確認したい。また、つながりと断絶を関連づける方法である。クライアントがどちらかを選ばなければならないと感じるのはとても簡単だが、彼女がどちらかを選ぶことなく両方を保持できる可能性をサポートし、中核ジレンマとの新しい関係のあり方を見つける手助けをしている。この二重意識を持つ能力が、心理生物学的な能力を高めるのに役立つと考え、この介入を非常に頻繁に使う。
アイヤナ	はい。	
ブラッド	今はどうでしょう？	
アイヤナ	大丈夫です。快適でリラックスした気分です。いつもなら恥ずかしさがあるのに、一切ありません。いつもなら頭にいる感じなのですが、今は全くそうではありません。心地よくて。そして気づかれていると感じています。自分は大切な存在だと。自分自身とつながるすべての方法に気づいているような感じです。	彼女は、自分自身に再びつながり、より組織化し、一貫性を帯びる統合のプロセスを語っている。

314　■　第Ⅲ部　クライアントへのNARMの適用

話し手	逐語録	注　釈
ブラッド	もう一度、あなたが自分自身に気づくのに必要な時間を好きなだけ取ってみてください。	柱4：新しい方法で、彼女がこのプロセスに立ち会うのをサポートする。脱アイデンティティを支持し、おそらくトラウマ後の成長のための種を蒔いているようなものだ。
アイヤナ	有能で、幸せだと感じています。	彼女がセッションの最初の「有能」という言葉に戻っていることに注目してもらいたい。セッション中ずっとこのスレッドに取り組んでいる。これが組織化や枠組みを支え、断片化や圧倒に陥ることなく複雑性トラウマのパターンに対処することを支える「柱1」の力である。
ブラッド	これはただの招待であり、無理にやる必要はありません。でも、あなたがリラックスして、幸せで、有能だと感じている中で、もしもう少し挑戦したいのなら、あなたが変わることに反応した人たちを想像すると、何が起こるかやってみるのはどうでしょう？　これは、ただの提案で、やりたくなかったら全然やる必要はありません。	この介入は、彼女が以前経験したのと同じ力動に、どのように別の関わり方ができるかを見る招待である。これは、彼女がますます脱アイデンティティへと向かう動きをサポートするかもしれない。また、彼女がこの瞬間に自分自身とどのように関わっているのかについて、より多くの情報を得ることができるだろう。
アイヤナ	いいですね。やってみます。	もし、彼女がそれを望まなくても、全く問題がない、別の方向に進む。これはただの自己探求のための招待である。
ブラッド	自分がよいと思う方法でやってみてください。	自分で自分を追い込んでしまうパターンを思い出し、この内省のエクササイズのやり方は、彼女に決めてもらうようにしている。
アイヤナ	［時間をかけて振り返る］めまいがしています。	彼女は生理学的な反応を説明しており、私はそれに興味を持った。

話し手	逐語録	注　釈
ブラッド	めまいがする？	彼女の経験を聞いている。
アイヤナ	ええ、ちょっとめまいがします。そして身体の、特に胃のあたりが圧迫されるような感じがします。もう一回やりたいです。	今度は、以前から言っていた、胃で起こる「圧迫感」に言及している。そして「もう一度やってみたい」と、めまいを見直すことを選択した、これは多くのクライアントが避けることである。
ブラッド	OK です。今回も、自分に合った方法でやってください。	自分を追い込む必要がないことを間接的に思い出させている、昔から慣れ親しんだパターンである。
アイヤナ	はい。	
ブラッド	では今回は有能と感じるところから、自分に反応した人たちを振り返ってみるといかがですか？	私は、その人たちを振り返るための礎として自分は有能である、というスレッドを提供した。
アイヤナ	だいぶ良いです。いい感じ。	彼女の体験がどのように変化していったのか、興味を持っている。
ブラッド	今回、何が違いましたか？	今回は何が違ったのか純粋に気になり、探求（柱2）に移る。
アイヤナ	彼らの笑顔に気づいたのです。以前は何か違うものを見ていたのですが、今回は笑顔を見ることができました。	もちろん、その人たちをイメージしているが、以前はその人たちが自分に対して反応していたのに対し、今回彼女は笑顔を見ている。
ブラッド	その笑顔は、何に関してだと思いますか？	柱2：探求的な質問をする。これはランダムな質問ではない。彼女が自分自身についてどのように感じているのか、その内省を促す意図がある。彼女は今、自分自身を価値あるものとして体験し、過去に自分に対して反応を示した人たちにも、自信を持って自分を見せることができるのかもしれない。

316 ■ 第 Ⅲ 部　クライアントへの NARM の適用

話し手	逐語録	注釈
アイヤナ	その質問には……［彼女は言い終える前に止まって］、「ニッコリ笑っているように見えるけど、嘘だわ」という考えが入ってきました。本当にすぐに。	自己否定の戦略で素早く断絶することに気づく（彼女は「偽物の笑顔」を投影しているが、そう考えているのは彼女自身である）。しかし今回は断絶への移行を彼女は意識している。これは心理生物学的な能力（大人の意識）の高まりである。
ブラッド	今回、あなたはその思考がすぐに戻ってくることを追跡したことに気づきました。このような思考はほとんどの場合、無意識です。でも、あなたはその古い思考を捕らえたのです。	柱4、つながりと断絶の追跡、そして少しの心理教育。
アイヤナ	なぜだか、今は［締めつけ］を感じないんです。いつもなら、こういう考えでお腹が締めつけられるような感じがするのですが。今はありません。	彼女の言葉がエイジェンシィを強めていることに私は気づいた。彼女は、身体に感じる締めつけが自己否定と関連していることに気づいている。
ブラッド	なるほど、思考として気づいただけで、胃は締めつけていないのですね。	柱3：エイジェンシィの強化。内的体験とどのように彼女は関わっているかを振り返る。今回は同一化しなかった。
アイヤナ	そして、いや、そんなことはない、彼らはそうしていません。	これは、自分自身との新しい関わり方であり、彼女の人生における人々へのビジョンでもある。私たちはしばしば周囲に投影するが、彼女はそういった投影を変化させている可能性がある。
ブラッド	では、もし彼らがそんなことをせず、そして偽りでないとしたら、彼らは何に対して微笑んでいるのでしょうか？	この質問は、相手が何に微笑んでいるのかを尋ねるもので、相手が本物の笑顔で反応しているかもしれない、自分の内的な何かを特定するように招いている。

第10章　NARMの構成原理を実践した臨床記録　（ブラッド）　■　317

話し手	逐語録	注 釈
アイヤナ	［涙ぐみながら］私が自分にとって大切な存在になるのを見ること。	脱アイデンティティ。自分には価値がないとする代わりに、今、自分は大切な存在であることを受け入れるプロセス。セッションの最初に彼女が望んでいたセルフケアと自分への感謝の表れである。
ブラッド	私もそう予想しました。	予想しただけでなく、私も彼女にそう感じた。自分を大切とした彼女の姿を見て、私はとても感動した。実際セッションを通してずっとハートフルネスを強く感じていたが、この瞬間より一層明らかになった［第8章］。
アイヤナ	はい。	
ブラッド	それを受け止めるといかがですか？	柱4：心理生物学的なシフトに言及する。
アイヤナ	良い感じです。滑らかで、それも自分の中からの滑らかさを感じます。［彼女の胴体を流れるように動くジェスチャーをする］	彼女がこれまでに述べていた締めつけとは違う。
ブラッド	そうですね、もしよかったらそれと一緒にいてみてください。今までの締めつけとは全く違うんですね。	彼女が今、このつながりの状態を体験しているときに、私がどのように古い断絶の状態に言及しているかに注目してもらいたい。
ブラッド	いかがでしょうか？	
アイヤナ	良いですね。今、本当に良いです。	

318 ■ 第Ⅲ部 クライアントへの NARM の適用

話し手	逐語録	注　釈
ブラッド	その人たちが実際、あなたのことをどう思っているのか、私は知りません。でも、あなたが自分にとって大切な存在になるのを見て、私はとてもうれしいです。	ハートフルの感覚から発言した。柱４では、適切なセラピストによる自己開示も含まれる。私たちは、それが本来性からであり、関係性の中で行われることに留意する必要がある。私は、このプロセスに参加させてもらえたことにとても感動し、光栄に思い、それを彼女と共有したいと思ったのだ。
アイヤナ	ブラッド、ありがとうございます。決して容易いものではなかったけど、でも辿り着いたような気がします。	努力する、プレッシャーをかける、「頑張る」などの昔の戦略の言葉に注目してもらいたい。しかし、彼女が「辿り着いた」と感じるこの瞬間は、とてもパワフルで重要である。
ブラッド	そして、もしかしたら、これからはそんなに頑張らなくていいという可能性もあるのかもしれません。	今日のセッションのように、彼女がこれらの古い戦略なしで、成長を体現化できるかもしれないという可能性を提示している。この新しい可能性について考えることは、より大きな意味でセルフケアをする、という彼女の最初の意図と関連している。
アイヤナ	そうですね……それは、私の人生に関わる人たちとのことでもあります。もし、頑張らないなら何か問題がある、みたいな。でも私はもうそのような苦労をする必要はない。そう、ないんです。	これは、ある特定のコミュニティや文化圏のクライアントが、適応するための一つの方法として、努力する、プレッシャーをかける、頑張るというのがとてもよくみられる、そして、そうしなければ、リスクや危険があるということをよく聞く。私自身、文化的・世代間トラウマから、そのような経験をしたことがあり理解できる。彼女は、文化的・世代間的なトラウマのパターンに関する非常に大きなことを語っているのかもしれない。これは非常に深いテーマである。アイヤナがどのように本来性をより深く体現化しながらも、自分の家族や文化ともつながりを感じられるようになるのか、それはまた別の機会に質問していきたい。これは、50-50 バランス［第２章］に関連している。

第10章　NARMの構成原理を実践した臨床記録（ブラッド）　■　319

話し手	逐語録	注　釈
ブラッド	そうですね。そして、これからもその困難にぶつかることがあるのではないかと想像できます。特に、その人たちがまだあなたの人生に積極的に関わってますから。	今後のアイヤナとのセッションはこのような大きなしがらみにどう対処するか、を探求していくことになろう。また、予測できる課題に言及することで、クライアントが断絶することなく大人の意識から、むしろ自信、強さ、希望を持って、この潜在的な課題に関わることができる。第9章で「現実検討」に言及したが、これは複雑な世界において大人として現実を認めることである。私たちは、クライアントを幼児化させたり、これからすべてが解消されると嘘をついたりはしたくない。繰り返すが、この介入は、苦痛に耐える能力の可能性をサポートすることで、彼女ができるという感覚を強化できるよう設計されている。
アイヤナ	そうだと思います。	ここで彼女は大人の意識から答えている。
ブラッド	つまり、この……探求の面白いところは、あるレベルでは小さな些細なことをやっているように見えるのに、それが……［彼女は興奮しながら言葉をはさむ］	私は、彼女が今日ここでつながったことは重要であり、それを最小化するのはとても簡単だ、ということに言及している。先述したが、神聖さであり、生まれ変わり、そして自分の家に帰るような感覚なのである。
アイヤナ	本当に、本当に、本当に大きい！［笑い］	彼女が重要さを実感しているのを分かる。
ブラッド	そうですね、本当に、本当に大きい。	今、体験しているつながりの深みに腰を据えている彼女を見ていると、また断絶が起こるかもしれない。

320 ■ 第Ⅲ部　クライアントへの NARM の適用

話し手	逐語録	注　釈
アイヤナ	とてもクリアな気分です。以前まで霧に包まれていたような感じ。人生を変えるような大きな出来事というわけではありません。もちろんそうなんだけど。たぶん、私は戻っているんだと思います。私はそれを、それを始めているような……	彼女は、「クリア」な気分について、以前使ったのと同じような言葉を使っている。繰り返すが、「霧」が晴れてより明瞭になる感じは適応的生存のパターンから抜け出したクライアントが経験することである。実際、変性意識は、発達性トラウマを経験した多くの人の症状である。それを「トランス」と呼ぶ人もいるが、アイヤナはここでは「霧」と呼んでいる。解離の強いクライアントにとって、それは深い霧のように体験され、そこから出てくることはパワフルなことなのだ。 そこでアイヤナは、クリアに感じ始め、そしてまた内的な葛藤を感じ始める（「戻っている」「私はそれをやっている」「私はそれを始めている」）。私が抱いている質問は、もしこれが「人生を変える出来事」だとしたら、彼女にとってどんな意味があるのだろうか？　それが彼女の人生に関わる人々にどのような影響を与えるだろうか？　家族、地域文化との関係にどのような影響を与えるだろうか？、である。
ブラッド	何を始めていますか？	柱２：探索的な質問。彼女が始めていることを正確に理解したい。
アイヤナ	まるで……元に戻っているようです。	セッションのこの時点で、彼女は自分の内的プロセスをとても意識できるようになった。さきほどの言葉を使えば、彼女は自分自身との関係のあり方に「気づいて」いるのであり、これはエイジェンシィの高まりである。

第10章　NARMの構成原理を実践した臨床記録（ブラッド）　■　321

話し手	逐語録	注 釈
ブラッド	そしてまたすぐ戻るのは二度目か三度目かもしれませんね。またおそらく起こることでしょう。これらの思考は、通常プロセスの一部です。しかし、あなたはその思考に気づき、以前とは違う形でその思考とつき合う能力を身につけているのです。	柱4、彼女のつながりと断絶を追跡することをサポートしている。私はここでもエイジェンシィを強化している。
アイヤナ	それを聞いて本当にいい気分です！　ありがとうございます。	私は彼女が言及していることをうれしく受け取りながらも、ラリー曰く、私たちは「副操縦士」に過ぎない。この変容のプロセスにエネルギーを注いでいるのは、彼女に他ならない。
ブラッド	ありがとうございます。［落ち着くまで、しばらくの間沈黙を守る］かなりよいマッサージだったでしょう？	彼女がセルフケアに取り組んでいること、そしてそれが自分自身を価値ある存在として認識していることを強調する方法として、さきほどのマッサージのジョークを使っている。ユーモアは、うまく使えば、脱アイデンティティのプロセスをサポートできる。私たちは、クライアントが自分のことを大事にしていないのをよく目の当たりにする。よってセラピーでのこのような時は、とても楽しさに満ちている。
アイヤナ	［笑い］はい！　私の魂のマッサージですね	セルフケアを自分にすることができ、それが脅威ではないということを強化している。
ブラッド	ここらへんで終わりかな、という気もします、何かやり残したことはないですか？	時間が来て、何か残っていたら彼女が言及するチャンスを与えている。もちろん、1回のセッションですべてを終わらせることはできない、NARMではすべてを解決しなければならないというプレッシャーはかけない。でも、もしまだ何か残っているものがあれば、次のセッションへと持ち越す。

322　■　第Ⅲ部　クライアントへの NARM の適用

話し手	逐語録	注 釈
アイヤナ	いい気分です。ありがとうございます。私はとても自然な流れで取り組めました。誘導される感覚は全くありませんでした。とても非侵襲的というか。ここに座って、深みの感覚を体験し、自分が求めていたものにつながるというのは、とてもパワフルで素晴らしいです。	私にとって、よいフィードバックである。非侵襲的というのが、NARM 関係性モデルの重要な点である。セラピストとして、クライアントが非侵襲的と感じるような内的・関係的なスペースを作り出すのを助けている。 さらに、NARM が重視する契約、探求、エイジェンシィは、クライアントが治療的変化の舵取りをしている感覚をサポートする。私は、彼女が自分自身に何を望んでいるのかについて、契約し、関係性の中で同意を確立するために時間をかけたことが、彼女がこのセッションを主導しているという感覚を支えていると信じている。彼女をどこかに向かわそうとか、何かを起こそうとか、何かを解決しようとしたわけではない。意図や願望につながるのを邪魔しているものに、二人で好奇心や興味を持ちって立ち会うことを NARM の関係性スキルを使って助けた。彼女は、拡大する心理生物学的能力（大人の意識）に言及し、活気と力が生まれるのを感じた。
ブラッド	ありがとうございます。	終了のとき、私はハートでの深いつながりの感覚に感動していた。アイヤナと一緒にこのプロセスに参加できたことに、感謝の気持ちでいっぱいになった。「ありがとう」だけでは言い尽くせない。

第10章　NARMの構成原理を実践した臨床記録　（ブラッド）　■　323

第11章

NARMの構成原理を実践した臨床記録（ラリー）

　リッチは30代後半で、白人で異性愛者の男性である。差し迫った離婚に際してセラピーに来た。彼は結婚してまだ2〜3年しか経っていない。青年期から成人期にかけて、恋愛関係を途切らせることなく繰り返し、それを彼は「恋愛中毒」と呼んでいる。このセッションでは、彼がずっと抱いている「見捨てられへの恐怖」について扱っている。

　リッチは、12ステッププログラムだけでなく、さまざまなメンタルヘルスの治療を経験している。また、瞑想やスピリチュアルなコミュニティなどにも積極的に参加してきた。彼は現在、少なくとも1年間は関係性から離れるべきというアドバイスに従うか、悩んでいる。彼は関係性一般について、特に離婚についてどうするかを決断したいと思っている。
これは私（ラリー）の、リッチとの最初のセッション記録である。セッション中、彼は自己への気づきや洞察を発揮し、これまでの取り組みが有益であったのは明らかだった。

　注意：この記録は実際のセッションのものである。クライアントの名前やその他の開示された情報は、守秘義務のために変更されている。このセッションは、読みやすくするため、及び、繰り返しを避けるために最小限の編集がなされている。それ以外は、このクライアントとのNARMセッションの全容を記している。

324　■　第Ⅲ部　クライアントへのNARMの適用

話し手	逐語録	注　釈
ラリー	今日のセッションで、何を扱いたいですか？	はじめのステップとして柱１［第３章］：クライアントの意図を聞いている。
リッチ	セッションの前に考えてみたんですが、二つのことが浮かびました。ひとつは、前置きというか、セッションで得たいことよりも単に言っておきたいことかもしれません。セラピーでクライアントは非常に個人的なことを共有して、本当に多くの感情を味わいますよね。でも 40 歳にもなる男が嗚咽する姿を想像すると、とてつもなく不快だということを知っておいてほしいんです。それと私は結婚していますが、今は別居中で、おそらく離婚に向かうと思います。１年間は完全に一人になり、恋愛もデートもしない方がよいというアドバイスを受けたことがあって、それを考えると恐怖や恐ろしさ、不安が出てきます。私はそれを探ってみたいのです。	リッチはまだはっきりと何を望んでいるかは話していないが、恐怖心を共有しており、それは重要そうである。
ラリー	なるほど、二つあるとおっしゃいましたが、もう一つは何でしょう？	

第11章　NARMの構成原理を実践した臨床記録（ラリー）　■　325

話し手	逐語録	注 釈
リッチ	最初のは、クライアントがセラピー中に経験する生の感情に対する不安と、それに対する自分の危惧です。もし私が涙を流したら、おそらく多くのことがあるのだろうから、不快だろうな、と。二つ目は1年間恋愛を控えるということについてやってみるのがよいかな、と思います。	セッションの中に感情を感じてしまうことへの恐怖について語っており、治療過程に影響を与えるのを心配しているようだ。恋愛を控えるというアドバイスについては、これを提示した人は善意からだと思うが、彼は恐怖を感じている。私は彼の共有することにオープンさを維持し、どちらの側に立つこともなく彼がベストだと思うことを探っていきたい。
ラリー	はっきりさせておきたいのですが、他の人が涙を流したからと言って、そうしなければならないという期待はここではありません。もしあなたに感情が湧いてきて苦しむことがあれば、それはセッションの中で探っていけばいいことです。外に向かって表現するか、内に向かって感じるかは、すべてあなたの選択です。私からはあなたの感情の表現に関して何もこうあるべきという期待がないことをお伝えしたくて。	私は、彼が自分の感情表現とどう関わるかについて、何らかの期待しないことを明確にしている。彼は自分の体験と自分なりの関係を持ち、私はそれをサポートする。
リッチ	よく分かりました。	
ラリー	あなたは幾つかのことを共有してくれましたね。ひとつは、1年間は関係性や性的なこと、すべてから距離を置くようにと誰かに勧められたということです。そして、そのことを考えると怖くなるということでした。	私は中立的な立場で彼が得たアドバイスに言及しているが、彼がそれについて恐怖を持っているという事実は、何か探求する価値があることを教えてくれている。柱1の明確化である。
リッチ	そうです。	

話し手	逐語録	注　釈
ラリー	では、今日の私たちが一緒に時間を過ごすことでの最適な成果は何でしょうか？　私たちの時間の終わりに、本当に欲しいものが手に入るとしたら、それは何でしょうか？	彼の意図が何なのかを知りたい。柱1：治療契約の明確化である。
リッチ	1年間の禁欲と交際をしないということを阻んでいるものは何なのか、何が恐怖に陥らせているのか、どう克服すればよいのかを探ることかもしれません。	「こうしなければならない」や「こうしたらいいかもしれない」という想定のもとで彼は動いている。私は内的葛藤において、どちらかの味方をするわけではないが、彼の視点には注目する。
ラリー	実際には、それをやろうという前提があるんですね。でも、これはあなたが考え出したことではないのですね？　私の理解が正しければ、これは誰かがあなたに勧めたものでしたね？	どこからこのアドバイスがきているかを明確にしようとしている。
リッチ	そうですね。	
ラリー	ということは、そのような前提から見るということを私はしたくはありません。一緒に探求していくうちに、それが自分にとって正しいかどうか、あなたが判断できるようになるかもしれません。そして、もしそれが自分にとって良いと感じるのに恐怖なら、さらに一緒に探求するのも良いかもしれませんね。	私は治療の枠組みを明確にしている。そして、彼が言及していない「こうあるべきだ」という前提について加えている。なぜなら、それを無視することは、彼が得ているアドバイスが彼にとって正しいと黙認していることになる。そして私は彼が考えている行動と、彼が内的に最も望んでいることを区別している。
リッチ	なるほど、納得です。そうです、私は一年間恋愛を控えることが自分に合っているのか、そしてもし、自分に合っているのであれば、何がその実行を阻んでいるのかを知りたいです。	馬の前に荷台を置いている状態。まず、それが彼にとって正しいのか、彼がやりたいことなのかを探る必要がある。

第11章　NARMの構成原理を実践した臨床記録（ラリー）　■　327

話し手	逐語録	注 釈
ラリー	誰かのアドバイスをやるべきものだと決めつけるようなことは、最初からしたくないんです。私は、誰かのアドバイスを自動的にやるべきものだと決めつけないということを除いては、どちらかの立場を取るということをしません。あなたの人生はあなたのもので、あなたが決断して選択していいんです。	私は自分の立場を明確にしている。私はクライアントの治療過程で起こるはずのことに関するあらゆる想定に挑戦する傾向がある。そうしないと、私たちがNARM［第4章］で掲げているオープンな探求が、すでに損なわれてしまうからである。
リッチ	そのとおりですね。	
ラリー	では、それは複数の人から言われたことなんですか、それともただ一人から？	何が彼の思い込みに影響を与えたのか、情報を集めている。
リッチ	一人以上、そして何冊かの本で読みました。そこには禁断症状について語られ、「ああ、もしかしたら私は恋愛依存なのでは」と考えさせられました。私は多くの症状にあてはまって。そして、私にできる最も健全なことは、ある一定期間の禁欲というアドバイスに従うことかもしれない、と。そして、その可能性を考えているうちに、いろいろな不安が湧いてきたのです。自分にはできるかどうか分からない、でもそれは、ただ一般的にうまくいったことの実証くらいなのかもしれない。	彼がこのアドバイスをどのように内面化したかということとは別に、彼の中に、これまでの強迫的な恋愛パターンから抜け出したいと本当に思っているかどうかも、私は考えている。

328 ■ 第Ⅲ部　クライアントへのNARMの適用

話し手	逐語録	注 釈
ラリー	それは一つの考え方です。しかし、あなたの反応には他の要素も含まれているかもしれません。私の仕事のやり方は、一緒に探求せずに想定するのは好きではありません。	NARM はオープンな好奇心からの探求プロセスであり、詳細を探求せず決めつけない。思い込みは子どもの意識からくることが多く、クライアントが今この瞬間、その思い込みとどう関わっているか見ることをサポートしたい。
リッチ	無交際期間をもうけることが単純に自分にとって良い判断なのか、そうでないのかを探ってみるのもいいかもしれませんね。	
ラリー	個人のアドバイスや本が、本当にあなたにとってしっくりくるのか、から始めるのは良いかもしれません。あなたが本を読んだり、人と話したりするうちに、自分が恋愛依存症なのでは、と思うようになったのですね。この概念とあなたの関係について興味があるのですが、そこから始めてもいいでしょうか？	これは治療契約の確立と明確化のプロセスである［第3章］。私は、彼にとって「恋愛依存症」という言葉が何を意味しているのか、この時間から何を得たいかを明確にしている。
リッチ	そうしたいです。コンセプトは主に二つあると思います。一つは、単に独身であること、デートや交際をしていないことの不快感です。そして二つ目は、別れた妻や今までつき合った女性たちは私に圧倒されると距離を置いてしまい、そうなると私が近づくというパターンがあるようです。つまり、自分の経験や情報からですが、恋愛のパターンがあり、そこから脱却したいのです。	ここでは、脱却したいパターンがあることを述べているが、それは他人のアドバイスに基づくものではなく、自分の願望に根ざしている。私たちの仕事を共に方向づける意図（柱1）に近づいているのかもしれない。

第11章　NARMの構成原理を実践した臨床記録（ラリー）　■　329

話し手	逐語録	注　釈
ラリー	今、関係性、特に恋愛についてお話を伺いました。	これはセッションの焦点が今少し明確になってきたということに言及する方法である。こうやって彼の意図を明確にしている。
リッチ	そうです。	
ラリー	1年間交際しないのを貫くというアイデア、私はこれを戦略と呼びます。この戦略があらゆる人の予測通りに機能し、あなたが望むようになったら、その1年間の禁欲の希望的観測はどうなるのでしょうか？	戦略から何を得たいかを聞くことで、より明確な意図を特定する。
リッチ	いい質問です！　おそらく、自分自身との新しい関係や、関係性の中でどのように振る舞うか、また自分が惹かれる女性たちも、さきほど言ったようにもしかしたら、私の過剰な親密さに圧倒されてしまうのかもしれませんね。	彼の語りは、今、私の中で明確になってきている。親密さへの恐怖と、親密でありたいと願う気持ちの葛藤である。この内的葛藤は、私たちの最も深い欲求と、最も大きな恐怖である「つながり」をめぐる中核ジレンマである［第2章］。
ラリー	もう一度、あなたが話してくれていることから、あなたの意図することが本当は何であるかを考えてみましょう。自分にとって本当に必要なものは何なのか？	クライアントが言われたことや読んだことではなく、自分の願望を明確にする手助けをしている。
リッチ	さらに深く掘り下げて癒しを考えると、どう表現すればよか分からないのですが、自分の人生や子ども時代の未解決の事が、恋愛のパターンに現れているような気がします。	彼はここであまり明確でないにせよ、自己内省力を発揮している。これは彼のこれまでの取り組みや、前進する力を感じさせてくれる。

話し手	逐語録	注　釈
ラリー	では、子ども時代からのことを解決できるとしたら、どうでしょう？	クライアントがその時間、できる限りの望む結果を特定することが不可欠である。この意図が「柱1」の2番目、何を一緒に扱っていくかを理解することにつながり、特に、クライアントが最も望んでいるものを手に入れるのを邪魔しているものは何なのか、ということである。これは、中核ジレンマを探るプロセスの始まりである。
リッチ	私はただ良い関係を築きたいだけなのです。それくらいシンプルで、本当に、本当にそれです、的確に言えています。言ってみて、少しリラックスしたような、いい気分です。	明確化によって彼の身体がリラックスしていることを観察し、それは、自分自身とのつながりが深まっていることの表れである。
ラリー	あなたが表現しているリラックスが、こちらからも、とてもよく分かりました。顔の筋肉が緩み、肩の力も少し抜けているのが観察できています。	クライアントが自分にとって意味のあるものに近づくと、内面が変化し、リラックスしたり、身体が落ち着いたりすることがよくある。
リッチ	そう、頭からつま先までリラックスが感じられます。面白いですね。	ここで彼は自分のソマティックな経験を説明しているが、それに馴染みないクライアントにとっては、かなり難しいことである

話し手	逐語録	注　釈
ラリー	つまり1年間禁欲を貫けば、恋愛で新しい関係性が生まれ、より良い関係を築くことができる、というようなことを私たちは「戦略」と呼んでいるのです。「戦略」と「核心的意図」を私は区別します、あなたが発見したように、「核心的意図」はもっとシンプルなことが多いのです。あなたが分かっている望みは、ただ健全な関係を築くための能力を持ちたいということなのですね。	この介入は、与えられたあらゆるアドバイスの中から、彼自身の意図、つまり心からの願望を抽出するために行われている。
リッチ	はい。	リッチはこれに着地したようである。
ラリー	また、すでにおっしゃったように、ご自身の古いパターンに気づいていることも役立ちそうですね。例えば、あなたが惹かれる女性たちのようなことです。関係性そのものを保証するものではないけれども、感情的、心理的なレベルで、あなたが最も望むような関係を築くために邪魔になるものに働きかけることは可能です。	これは、一緒に何をするかという契約を明確にしており、彼が望むような関係を持つことを邪魔する障害についての探求に誘っている。
リッチ	ええ、間違いなく、私が健全な関係を持つことを邪魔しているものです。	彼は作業合意に同意し、進んでいく際に方向づける契約を持てた。これが柱1のプロセスである。
ラリー	恋愛において、健全な関係を持つことを邪魔する内的な障害について気づいた例を何か一つ挙げてもらってもよろしいですか？	これは、「柱2」［第4章］の一環として、経験の脱構築を利用した例である。

332　■　第Ⅲ部　クライアントへの NARM の適用

話し手	逐語録	注 釈
リッチ	そうですね、恋愛のことを考えるとすぐに、「あの人に捨てられたらどうしよう」という不安が湧いてきます。	
ラリー	では、交際相手との距離が縮まってくると、「去られる不安」が出てくるということでしょうか？	私は常に、ナラティブを明確にシンプルにすることを心がけている。
リッチ	ええ、そうだと思います。いつもそうなわけではないのですが、自分が望むような関係にあるとき、「もし彼女に捨てられたらどうしよう」という恐怖がついてくるような気がします。	彼は、経験をどのように組織化して関係しているのかを明確にし、私がよりよく理解できるようにし続けてくれている。
ラリー	リッチ、この話をしている今、何を体験していますか？	私は彼の何かが変化しているのを感じるので、彼の体験に気づきを誘う。これが「第4の柱：心理生物学的なシフトへの言及」[第6章]である。
リッチ	言葉にしてみて、確かに身体が落ち着く感じがします。	彼は体験と向き合っているうちに、落ち着いてきている。
ラリー	ちょっとだけ時間をとってみてください。そして言葉にしてみると、あなたの中の何かが落ち着き始めることに気づいてください。	柱4：心理生物学的なシフトへの言及。
リッチ	もちろんです。	

話し手	逐語録	注 釈
ラリー	落ち着き始めると、そこに何か感情がありますか、何か気づくこと、何か特定の感情はどうでしょうか？	この質問をしたのは、悲しみが表面に出てき始めているのを感じているからだ。これは、私が共鳴の中から掬い出したものである。しかし、私はそれをクライアントに直接言及することはしない。NARM では、解釈的なことはしない。その代わりに、私は好奇心から尋ねた。
リッチ	ちょっとだけ、悲しい気持ち。悲しみなんです。	彼自身が自分の感情を言葉にしている、これは NARM の観点から見ると最善のことである。なぜなら冒頭で、彼は涙したり、感情を感じることを恐れていたことを思い出してもらいたい。今、彼はその悲嘆を多少なりとも感じることができるようになった。
ラリー	私の仮説でしかないので、正しいかどうか教えてください。あなたが誰かにもっと心を開くと、捨てられる不安が出てくるみたいですね。合ってますか？	私の作業仮説から生まれたもので、クライアントが共有している情報をどのようまとめるか、である。私はここでいささか解釈の方向に進んでしまっているので、クライアントが感じていることを伝えるのではなく、クライアントにとって正しいと思われるか、を尋ねている。私は、クライアントが話してくれたことを整理しているが、心を開くという新しい側面を入れているので、これがクライアントにとって合っているかどうかを確認している。
リッチ	はい、間違いありません。	

334 ■ 第 III 部　クライアントへの NARM の適用

話し手	逐語録	注 釈
ラリー	今、離婚へ進んでいるとのことですが、恐れていたことを今、体験しているようなところがあるのでしょうか？	私は、さきほど彼が説明した現在の生活における経験に注目を向けてもらっている。柱2は、主に歴史に焦点を当てるのではなく、クライアントの現在の生活や、それとどのように関わっているかに焦点を当てる。私たちは、クライアントが今、ここで直接体験していることに興味を持つ。その人の個人的な歴史から未解決ものは、今、ここに明確に焦点を当てることで、自然と表面化する傾向がある。これがこの取り組みの現象学的プロセスである。
リッチ	はい。	
ラリー	捨てられることについて考えるとき、何らかの連想があれば教えてください、論理的でなくても全くOKです。恋愛相手との距離が縮まった時について考える時、あなたが認識した不安をもっと詳しく見ることができるのではないでしょうか？	これはドリルダウン、柱2の介入である。私は直接体験のレベルでさらに働きかけている。そして、不安を探求するよう誘っている。
リッチ	とても圧倒されるような恐怖です。どう表現したらいいんだろう。強迫的な恐れで、それが何よりも重要になるんです。「なんてこった、俺はもう捨てられるんだ」という感じで、それだけになってしまうんです。最重要のことに。生命を脅かすような。私は幼少の頃の感情に戻り、見捨てられるのではないか、大丈夫じゃない、という原始的な恐怖を強く感じます。	私は、子どもの意識と、この見捨てられることへの恐怖を何とかしようとする戦略を聞いている。また、幼少期のアタッチメント喪失に対する未解決の恐怖と、大人になってからの関係喪失に対する恐怖との直接的な関係があることが分かる。幼少期の感情について言及しているので、さらに質問していく。

第11章　NARMの構成原理を実践した臨床記録（ラリー）　■　335

話し手	逐語録	注　釈
ラリー	それでは、最も深い恐怖は、あなたが見捨てられるか、または見捨てられたと感じることなのですね。	彼が表現している不安を明確にし、どうそれと関係しているのか、私が捉えることができているかどうかを確認する。
リッチ	そうです。	
ラリー	それから関連について話してくれましたね、正確には分からないのですが、幼少期に関連することを。幼少期全般ですか、それとも幼少期の何か具体的なことでしょうか？	柱2。ナラティブを振り返り、明確にしている。
リッチ	間違いなく幼少期です。見捨てられたら怖いという感覚が昔からあるのは知っています。生後1年半のとき、ひどい火傷を負って家族から引き離され、1カ月間火傷病棟にいたと聞いています。それがきっかけかどうかは分かりませんが、自分は見捨てられて、人生が終わっているような感覚を持つようになりました。そうそう、私は子どもの頃、母の居場所が分からなくなると、よく癇癪を起こしたのを覚えています。10代でつき合うことになったとき、「大変だ、もし彼女が去ってしまったり、愛想を尽かされたらどうしよう」と思いました。そして大人になってからも、結婚してからも、です。	NARMでは、今、ここでの症状や困難を探っていくうちに、過去の未解決のテーマが自然と浮上してくることがよくある。彼は明らかに、重大な発達性トラウマのようなものに対峙している。

336 ■ 第Ⅲ部　クライアントへのNARMの適用

話し手	逐語録	注 釈
ラリー	では、これらの経験について考え、人生でどのような反応をしてきたかを振り返ると、今あなたの中にどんな感情はありますか？	私が感情について質問をするのは、感情が表面化しているのが見えたり、感じたりすることができるからである。これは、NARM 感情完了モデル［第 7 章］の最初のステップである。
リッチ	そうですね。その恐怖が人生の大半を占めていることへの悲しみと、その恐怖が私に多くの苦しみをもたらしていることへの悲しみです。	このようにクライアントが自分とのつながりを取り戻し始めると、一次感情として悲嘆が現れることがよく起こる。
ラリー	見捨てられるという恐怖で経験した苦しみについて話してみると、自分自身について、どのような思いが湧いてきますか？	NARM では発達性トラウマに適応するために、自分との関係がどのように歪んでいるかに着目する。初期の重大なトラウマに退行させるのではなく、その苦しみのテーマが現在の自分との関係にどのような影響を与えるかを探る。重大なトラウマに取り組む前に、ある程度の自己受容と思いやりがすでに備わっていることが理想的である。この思いやりは、「トラウマを抱えた子どもは自分を責める」という普遍的なテーマや「退行」への解毒剤の役割を担う。
リッチ	「私はダメなんだ。私はその恐怖を恋愛に持ち込み、その恐怖はすべてに伝染するウイルスのようだ」というような、自分に対するネガティブな感覚がわいてきます。「なんてこった、私は何かがおかしい」という気持ちになるのです。	ここで彼は、自分が経験した困難を自分のせいにしている。これは第 2 章で紹介した恥に基づくアイデンティティである。クライアントが一次感情につながり始めると、一次感情から遠ざかり、古い適応的な生存パターンを強化する方法として、自己羞恥が現れることがある。

第11章　NARMの構成原理を実践した臨床記録（ラリー）　■　337

話し手	逐語録	注　釈
ラリー	批判が始まり、そしてこの周題のために将来の人間関係を台無しにして、決して「うまくいかない」という未来への予測する、この一連の結びつきに気づいてください。	これは「柱3：エイジェンシィの強化」[第5章]で、スレッディングの例である。スレッディングとは、点と点を結ぶ道筋のようなもので、私たちの経験の断絶された側面を、クライアントはとても整合性あるものとして経験することができる。クライアントはさまざまな反応をするが、その反応の連続性を常に意識しているわけではない。スレッディングは、クライアントに整合性をもたらし、断片化する傾向を最小限に抑えることができる。
リッチ	確かに、その通りです。	
ラリー	しかし、私が聞かなかったのは、あなたが抱えている痛みや傷、そして取り残されることへの恐怖に目を向けることです。もし、あなたの友人や姪っ子、甥っ子など、あなたが大切に思っている人がいて、その人が、あなたが気づいてるような、自分が生きている限り、見捨てられることへの恐怖を抱いていたら、どのような感情を抱きますか？	子ども意識にとらわれていると、人は自動的に自分を責める。ここでは、もし自分以外の誰かであったなら、思いやりを感じることができるだろうと予想し、その力動を外在化させている。この外在化のプロセスによって、体現化された大人の意識と思いやりへの橋渡しが始まる。これは「柱3：エイジェンシィの強化」の一例である。
リッチ	同情するでしょう。もしそう思っていたら、かわいそうに思います。私の愛する人がそんな経験をするのを見るのは悲しいでしょう。	彼が誰かとの関係で考えるとき、彼の言う同情だけでなく、悲しみも感じている。ここで悲嘆が再び出てくる。

話し手	逐語録	注 釈
ラリー	同情と思いやりはまさに**あなたの話**を聞いて私も感じたことです。確かに、生後1歳半で1カ月も隔離されるというのは、小さな子どもにとっては、とても辛く、大変な経験だと思います。	個人的な感情を共有している。これはNARM［第8章］の関係性と間主観への方向へと進んでいる。彼の言葉である「同情」を使い、私は「思いやり」を加えた。**同情**という言葉は、彼が話しているような痛みを表現し尽くしていない気がする。
リッチ	そうですね。	
ラリー	家族があなたに会いに来ることができたのか、それとも完全に孤立していたのか、覚えていますか、またはご家族のから聞いてますか？	柱2の一環として情報収集する。
リッチ	バルセロナの火傷病棟で、2時間くらいはガラス越しに見てもらえたと思うのですが、私を抱きしめることも、触れることもできなかったんです。すべてガラス越しです。	そんな彼の話を聞いていると、胸が痛くなった。
ラリー	今、その話をしてみていかがでしょうか？ ガラス越しに見えるけど、抱きしめたり触れたりはできないってことについて。	私は彼の感情の反応に気づき、それに注意を促している。
リッチ	最初は今と同じように、痛みや悲しみがあって、そしてフラストレーションや怒りのようなものが出てきて、「なんでだ！」という感じです。	このように、さまざまな反応について話しているうちに、ここでは怒りが支配的な感情となり、最終的には、虚脱や落ち込みの解消として最も有効であるように思われる。これは、感情完成モデルのはじめのステップであり、一次感情である怒りを彼は認識している［第7章］。
ラリー	そして、怒りを感じることを許すと、どうなるのでしょうか？	彼の感情の体験に気づきを促す。

第11章　NARMの構成原理を実践した臨床記録（ラリー）　■　339

話し手	逐語録	注　釈
リッチ	どうでしょう。最初に思ったのは、まるで他人事のように話しているような、ある種の解離のようでした。でも、その後、よく分からないけど、ちょっとだけ安堵したような気がしました。	自分が許容できる以上の怒りがそこにあると感じ、断絶し始めたと想像する。怒りを感じることを自分に許すことで、実際には安心感を得られるというのは、ここでの重要なことである。これは柱4の領域で、非常に根深い、身体に浸みついた適応的な生存パターンの変化を意味する。
ラリー	そのようにさまざまなことを感じているのかもしれないと思うと、納得がいきます。一度に一つ以上の反応を感じているのですね。	私はここで、彼が複雑な感情を許容できるようサポートしている。
リッチ	そうですね。	
ラリー	その時の記憶は全くないのでしょうか？	私が訊ねているのは、当時の彼の年齢からすると家族から聞かされたことである可能性が高い記憶である。それがいかに現実に近いものであろうと、そうでなかろうと、今ここにいる彼の反応や人生全般に影響を与えている。
リッチ	思い出というより、とてもよく起こる感覚です。	
ラリー	例えばどんな？　例を挙げてもらえますか？	ここでは、できるだけ具体的であることが重要である。これは柱2の介入のドリルダウンである。
リッチ	ただ、自分が小さいという感覚と、母の居場所が分からないのでパニックになる、本当の恐怖のような。	この語りは真実であろう。恐怖は、彼が語ってきた恋愛関係に対する現在の不安や恐れにつながるのかもしれない。
ラリー	分かりました。	

340　■　第Ⅲ部　クライアントへの NARM の適用

話し手	逐語録	注　釈
リッチ	そして、怒りもほぼ覚えていると思います。「よくも俺を置き去りにしたな！」みたいな。	ここでは、彼が感じ始めている抗議の一環として、「怒り」は有効である。
ラリー	「よくも俺を置き去りにしたな！」に伴う感情に気づくことができるでしょうか？	彼の反応の原動力となっているかもしれない感情に注意を促している。
リッチ	感情とつながっているようで気持ちいいです。胸の中心には、もう少し強さと自信があります。	怒りが統合されると、クライアントはしばしば強さを報告する。
ラリー	そして少し時間をかけてもらっても大丈夫ですか……［リッチは少しの間、静かに座っている］胸の中心に少し強さと自信が増していることに気づいているのですね。	柱4：心理生物学的なシフトへの言及。
リッチ	そうですね。より大人になった感じがするんです。もっと強さがあって、これならできる、うまくいく、大丈夫というような。	彼が述べていることは、とても重要で統合のプロセスを反映しているように聞こえる。体現化された大人の意識から大人の自己、すなわち拡大された心理生物学的能力を経験している。クライアントが「成長」をこのように表現するのは珍しいことではない。
ラリー	別の側面から見てみましょう。大やけどを負ったばかりの1歳半の子どもが完全に物理的に離されて、1日のうちわずかな時間だけ自分にとって最も大切な人たちと視覚的にだけ会う。このことを考えると、いかがですか？	大人の意識の高まりの中で、子どもの体験に目を向けるように誘っていることに着目してもらいたい。

第11章　NARMの構成原理を実践した臨床記録（ラリー）　■　341

話し手	逐語録	注 釈
リッチ	何よりも怒りを感じます。もう、ひどすぎる。壁を殴りたくなる感じ。「こんなのクソだ！」って。	彼の怒りは明らかに高まっているが、「全てを吐き出す」という類のものではなく、NARM の感情完了モデルで言うコンテインされている状態である。
ラリー	ただし、あなたが怒っているのは壁にではないと思います。	この皮肉は、怒りの正体に集中できるようにするためのものである。これもまた、感情完了プロセスである。壁を殴りたいという欲求は、アクティングアウト戦略である。彼が怒っているのは明らかに壁ではなく、ほとんどのクライアントはこの介入によって、抗議と怒りについてより深く振り返るように誘われる、と理解するだろう。
リッチ	そうですね。	
ラリー	でも、怒りの声は聞こえてきます。	
リッチ	そうです。	
ラリー	そして、抗議も……これはひどい、こんなのおかしい、と。	私は、数分前に彼が言ったことを思い出させている。怒りのエネルギーが統合されると、癒しがもたらされる。
リッチ	はい。	

342 ■ 第Ⅲ部　クライアントへの NARM の適用

話し手	逐語録	注 釈
ラリー	そして、そのことが自分にどのような影響を与えるか、もう一度、怒りや抗議の気持ちを少し感じてみてください。	彼に怒りを感じてもらうように誘ったのは、抗議は環境に対するメッセージであり、今大人になって自分はこんな経験をするべきではない、という自分へのメッセージでもある、つまり子どものする自己批判への解毒剤なのだ。このように一次感情の意図を振り返ることは「感情の完了モデル」の第二ステップであり、第三ステップである「新しい方法で自分自身やその感情と共にいる」ことにつながる。
リッチ	はい、いい気分です。抗議がより生き生きとした感じをくれています。これが正しいことのような。そして、怒りの矛先は本当に両親に向いています。今となっては両親のせいではないと分かりますが、「ふざけるな。よくもまあ、こんなところに置き去りにしてくれたな」と。	彼は、怒りが統合されるにつれて、より生き生きと感じると教えてくれた。これは感情完了モデルの第3段階である。「両親のせいではない」という大人の理解が、怒りや抗議の完了を邪魔してはいない。クライアントが尚早に親を理解して許すのは、感じるべき感情を迂回するためによく起こることである。ここでは、そのようなことは起きていない。実際、彼が大人としての理解と湧きあがる感情の両方を同時に保持することができることは重要である。大人の意識はたとえ矛盾する感情や思考さえも、複雑さとして一緒にいられ、分離の解決について振り返ることができる。

第11章　NARMの構成原理を実践した臨床記録（ラリー）　■　343

話し手	逐語録	注 釈
ラリー	もちろん、大人の立場から状況を把握することもできますが、小さな子どもとしてのあなたにとって体験がどのようなものであったか、このような環境と両親との身体的な接触がながない中で 1 カ月間どうにか生き延びるために何をする必要があったかを見ようとしています。	私がしていることを正確に彼に説明する。最終的には、非難することではなく、この非常に困難な出来事を再交渉することである。ここでは、柱 4 の側面である心理教育が少し行われている。また、このような経験を生き延びるために、子どもは内面において何をしなければならないかについて、彼と一緒に考えている。このような経験から生き延びるために、子どもはどのように適応しなければならなかったのか、そして適応策がいかに大人になっても持ち越されているか。NARM の介入は、そのような経験へと退行したり再体験したりすることなく、幼少期の経験への彼の気づきを高めることを意図している。
リッチ	どうにか生き残るために必要なこと、と言ったことが興味深いです。私が言ったことに戻るのですが、そして必ずしも望んでいないこと。今日の時間から得たかったものではなかったもの、つまり感情を感じすぎたり、泣いたりすることへの危惧のようなものを感じています。私が生き残るために必要だったのは父や母に抱擁されたいと思っていました。そして、最終的には、この強烈な渇望を感じないように、シャットダウンしたいと思ったのでしょう。	彼の洞察は、極めて的を得ている。これは、彼の直接的な体験から生まれたものであり、断絶された認知的な洞察とは異なり、体現化された認識であり重要である。

344　■　第 III 部　クライアントへの NARM の適用

話し手	逐語録	注　釈
ラリー	このような力動を扱ってきた私の経験では、一般に、小さな子どもにとって、シャットダウンすることが唯一の戦略であることが分かっています。最初は、怒りを感じたり、渇望を感じたり、とてつもない悲嘆を感じたり、それらすべてが危うく感じられることもあるでしょう。解決しないような気がすることもあります。そして、1歳半の子どもにとって、1カ月は永遠です。大人にとって1カ月でもひどいというのとは違うんです、〈大人は〉1カ月の隔離でも、その先の未来をイメージすることができるのです。しかし、1歳半の小さな子どもは、「今、ここ」を生きているので、その1カ月は永遠に続くのです。だから、彼らにとっては、終わりのない現実のように感じられるものに対処する方法を見つけなければならないのです。	柱4の一環として心理教育を行う。私は、彼が子どもの目を通してこの幼少期の経験を見るのを助けているが、退行させたり、再体験させたりはしない。私が意図するのは、その経験を生き抜くためにした必要な適応を認識し理解できるようサポートすることである。ひいては彼が生涯経験した人間関係の葛藤や見捨てられることへの恐怖を理解する手助けをしている。
リッチ	今、複数のことが関連づけられて興味深いです。ひとつは、すでに述べたように「これだ、初めからあった泣いたり、感情を感じすぎたりしないようにしたい」というようなシャットダウンの感覚です。でも30日間が永遠のよう、と聞いて、そう考えると1年間恋愛しないのを想像しても、そんなに長くないよ、と自分に言っている気がします。	このような複数の連想は大人の意識からであり、（子どもの意識からの）何かをしなければという反応的で、緊急性を帯びているものではないことに注目してもらいたい。

話し手	逐語録	注釈
ラリー	まあ、それと、本や他者からのアドバイスで、1年間、肉体的な接触をしないよう言われていましたね。	本や友人からの善意からのアドバイスが、彼を非常に強いジレンマに陥れていることが、ここでもよく分かる。というのも、「アドバイス」は、彼の人生の大きな文脈を無視しているため、ダメージとなる可能性がある。彼が抱えている「恋愛をしていないときに不安になる」という症状に対処するためのあくまで行動的な試みだからである。NARMでは、アドバイスへの賛否ではなく、クライアントが自分自身で何をすべきか決めるため、一緒に探求していく。
リッチ	30日間、それも接触なし、それは永遠のように感じますね。言葉にすることで、ある種、そこから自由になれます。	彼は、心理教育が自分に与えるパワフルな影響について述べており、これは最適な結果である。「そこから自由になる」は、脱アイデンティティのプロセスの一部である[第2章、第6章]。
ラリー	そうですね。この自由の体験が、今この瞬間にどのように感じられるかに気づいてほしいのです。	柱4：ずっと感じていたシャットダウンや孤独感から自由へ、つながりの感覚の増大へのシフトに言及している。
リッチ	再び同じような感覚です、より自信があり、男として大人としていられる、圧倒されて、それが永遠のように感じる子どもとしてではなく、困難を乗り越えて歩んでいくことができるような。大人として現在の自分でいられるような。	NARMのアプローチの多くは、クライアントが人生の課題や、困難な感情の両方に直面する際、自信を高めていく可能性をサポートすることに集約される。彼が言及していることは、より体現化された大人の意識の反映である。

346 ■ 第III部　クライアントへのNARMの適用

話し手	逐語録	注 釈
ラリー	そうですね。繰り返しになりますが、あなたの意識の一部が見捨てられる、取り残される、というテーマに強くとらわれていたことが分かったのが重要だと思います。そして、あなたが言っているのは、今この瞬間にもっと自分に戻ってきたということなのです。	「柱4」で、重要な心理生物学的なシフトに言及し、強化している。
リッチ	ええ、本当に良いことですね。	
ラリー	そして、あなたの姿勢が変化したことに気がつきました。	柱4として、観察できたソマティックなシフトに言及している。
リッチ	はい、心地よいです。自分を大人として感じられるのは、はるかによい気持ちです。そして、ここからならもし1年交際しなくても、それほど長くは感じないと思うんです。そんなに圧倒されないし。	解決に成功した例である。リッチが子どもの意識から体現化された大人の意識に移行するにつれて、子どもが経験した脅威は減少していく。
ラリー	そうですね。さきほど、あなたは生命を脅かすと言いましたね。そして、今いる所からは、この全体的な力動がそれほど圧倒的に感じられなくなって、セッションの前半であなたが言った命に関わる経験は、大人である38歳の男性である今の自分から見てどうでしょうか？	私は、彼が当時と現在を区別するのを助けている。つまり、子どもの意識と、体現化された大人の意識だ。また、昔の出来事に関連して、非常に異なる脳の回路がオンラインになっていることにも言及している。
リッチ	命にかかわるような脅威ではありません。未だに挑戦ではありますが、それは大人の課題という感じでしょうか。	大人の意識にアクセスすることで、重要な新しい理解や認識ができる。
ラリー	それはあなたにとって大きな、大きなシフトですね。	柱4。

第11章　NARMの構成原理を実践した臨床記録（ラリー）　■　347

話し手	逐語録	注 釈
リッチ	ええ、間違いなく大きなシフトです。この自信に満ちた空間を維持し、大人としての自分と関わり続けていけたらと思います。	ここで、彼がどのように努力し始めたかに注目してもらいたい。ほとんどのクライアントは、ポジティブな状態を感じ始めると、それにしがみつきたくなる。それは自然なことだがうまくいかない。ある状態にしがみつこうとすると、必ずその状態はなくなってしまう。自信、愛、思いやり、許しといった状態は、簡単には努力による意志ではどうにもならない。
ラリー	しかし、この空間は、私がほんの少し手助けをしただけで、手に入ったことに気づいてください。そして、たった45分一緒にいただけで、あなたはこの感覚にアクセス可能でしたね。いつも常に感じられるというわけではありませんが、これがあることはもう分かっているはずですね。	彼のコメントを受けて、この能力は、阻んでいる力動を探れば、いつでもアクセスできるという自信をサポートしている。
リッチ	はい、その通りです。私にとってはアクセスできることが、見方が変わるようなものでした。	ここで彼は、フェルトセンス的に体現化された大人の意識の質に言及している。
ラリー	そうですね。見方の変化。	その重要性を強調し、定着させるために、私は彼の言葉を繰り返している。
リッチ	そうだと思います。ただ、子どもの見方での関わりと、大人の視点での関わり方という感じです。	

348 ■ 第Ⅲ部 クライアントへの NARM の適用

話し手	逐語録	注 釈
ラリー	このセッションで出てきた話に戻りますが、恋愛相手と親密になり心を開き始めると、恐怖が強く出てくるというパターンがありますね。そこで、この話を少し横に置いて、隔離病棟にいる子どもは、心をどうするかと考えてみてほしいのです。特に自分が愛し、完全に依存している人たち、つまり両親に対して、自分の心をどうするか？	私は、彼の人生全般のパターンと、子どもの頃に１カ月間隔離されたことの関連を考えるのを助けている。
リッチ	子どもはただシャットダウンし、強烈な渇望を感じようとしないのだろう、と想像します。	
ラリー	そして、「強烈な渇望」という具体的な言葉を使われましたが、とても重要に感じられました。私も、子どもは触られることを渇望しているだろうと想像しています。多くの大人が想像できないほど。	彼の強烈な渇望とその初期のルーツを特定することは、彼にとって非常に有益であることは間違いない。彼は「恋愛依存症」というレッテルを使っていたが、それは、内的な力動を明らかにするよりも、それを封じ込めるためのものと言える。私たちの探求によって、彼は今、これらの行動や感情を動かしていたかもしれないものについて、より多くの情報を手に入れ、自分の真の願望に沿った決定を下すための「大人の」能力を持つようになった。
リッチ	ええ、もちろんです。その言葉聞いただけで、「ああ、この感じだ」と、強烈に感じます。その強烈な渇望は、私がおそらく一生かけて経験してきた感覚を表現しているのです。	彼は、自分の人生の大半を費やして経験したことに、重要な関連性を見出している。

第11章　NARMの構成原理を実践した臨床記録（ラリー）　■　349

話し手	逐語録	注 釈
ラリー	そして、そのような観点から、子どもの頃に母親が見つからなかったとき、あなたが言ったような反応がどれほど強かったかを、改めて理解することができますね。	私は、母親が見つからないと不安でたまらないという話を織り交ぜている。私は、ナラティブのさまざまな断片を紡いでいく。そして、それらをより一貫性のあるタペストリーのようにスレディングしていくのを助けている。
リッチ	そうですね。	
ラリー	というわけで、もうそろそろ、最後の数分になってしまいました。	見捨てられのテーマを扱う場合、セラピストはセッションの終了とクライアントの初期の見捨てられの経験との間に起こりうる関連性を意識することが重要である。
リッチ	はい。	
ラリー	まだ数分残っています。唐突だと、びっくりさせないためにもお伝えしました。	
リッチ	それはありがたいですね。そうやって、言葉にするだけで気づきが生まれる。意識することで、ある種の強さが出てきます。強烈な渇望、それは私が感じたものです。そして、強さの場所にもアクセスできる能力もまた、本当にパワフルです。	彼は強さを強調し続けているが、それもまた心理生物学的な能力の向上である。
ラリー	とても感動的です。	NARMの関係性モデルと柱4での自己開示は、セラピストがクライアントの体験に寄り添うことで、どのような影響を受けているかを共有する。これは、二人の人間の間にある本物のつながりやハートフルネスをサポートする。

350 ■ 第Ⅲ部　クライアントへの NARM の適用

話し手	逐語録	注　釈
リッチ	もしまた、強烈な渇望の状態、つまり子どもの状態に戻ってしまったとしても、大人の自己の強さと自信にアクセスできる可能性を忘れないようにしたいと思います。	このセッションの学びを今後のリソースとして活用することを指しており、努力するのではなく自分の成長をサポートするための参照ポイントとしてである。
ラリー	古いパターンにはまり込んでいるときでも、アクセスできることを知っていると、本当に違ってくるのです。このような強さと自信は、まだそこにあって、少しの間見つからないこともよく起こるのです。	心理教育を含めて、私の方から少し明確にしている。NARM では、これらの状態は、私たちが生まれながらに持っている人間としての権利であると考える。発達性トラウマに適応するために、意識のレベルでこれらの状態へのアクセスが減少したり、失われたりすることはあっても、状態そのものは決して失われない。
リッチ	知れてよかったです。	
ラリー	そろそろ終わりにしましょうかね。	
リッチ	素晴らしかったです。ありがとうございました。感謝です。この短い時間で得たものは大きいですし、うれしくもあります。	
ラリー	私もです。かなり個人的な経験を共有してくれたことに感謝です。ありがとうございました。	

第11章　NARMの構成原理を実践した臨床記録（ラリー）　■　351

結　論

　本書冒頭「はじめに」での、あなたの意図を是非振り返っていただきたい。本書を読み終えた今、学んだことをどのように活用するか、意図をもう一度考えてほしいと思う。

- 本書の情報は、あなたの専門的な仕事をサポートするために、どのように使うことができますか？
  - 援助職として、どのようなことを実現したいですか？
  - あなたの心からの願望は何ですか？
- 個人の成長のために、本書の情報をどのように活用したいですか？
  - ご自身の生活にどう影響してほしいですか？
  - あなたの心からの願望は何ですか？
- 内面では何に気づいていますか？　身体、感情、思考、その他あらゆる内的体験について、じっくりと振り返ってみてください。

　本書は、複雑性トラウマを癒すため、「神経感情関係性モデル」を適用する際の実践的なガイドとして作成されている。あなたはすでにNARMの原則と技術をクライアントのサポートに使い始めているだろう。本書があなたの仕事や私生活にNARMを取り入れる際に、参照できる有用なリソースとなることを願っている。

　また、私たちは統合すべき情報がたくさんあることも知っている。NARMは深みを重視するモデルなので、学び、統合するのに時間がかかるだろう。よってNARMのプロトコルの図を、添付資料Aで早見表のようにした。ここで、NARMの基本的な治療モデルである「四つの柱」をおさらいしておこう。

結　論　■　353

柱1：治療契約の明確化

　　私たちが内省を促すことから始まる：「クライアントは自分自身に何を一番望んでいるのか？」

柱2：探求的な質問をする

　　好奇心を誘う：「クライアントが最も望んでいることを邪魔しているものは何か？」

柱3：エイジェンシィの強化

　　探求をサポートする：「クライアントが最も望んでいることを邪魔しているパターンと、クライアントとの関係はどうなっているのか？」

柱4：心理生物学的なシフトへの言及

　　そしてシフトを強化していく：「古いパターンから自分自身との新しい関わり方へとシフトしていくのを体験するのは、クライアントにとってどうか？」

　本書がきっかけで、もっと学びたいと思われた方がいらしたら幸いである。NARM トレーニング機構は、四つのレベルの専門的および臨床家のためのトレーニングを提供している。これらのトレーニングは、対面とオンライン式の両方で提供されている。トレーニングにご興味がある方は、ウェブサイト www.narmtraining.com および https://complextraumatrainingcenter.com/ をご覧いただきたい。

　また、ポッドキャスト「Transforming Trauma」もぜひ聴いてほしい。ポッドキャストでは、個人やコミュニティに大きな影響を及ぼしているNARM セラピストをリスナーに紹介している。またトラウマインフォームドムーブメントを進化させて促進させるため、他の分野の人々と協力するという私たちの使命の一環として、トラウマ分野のオピニオンリーダーたちとの会話も継続している。

　私たちは、NARM を使用して複雑性トラウマを癒すことに専念する、国際的なコミュニティを構築中である。私たちの活動はまだ始まったばかりである。私たちの専門家コミュニティは、トラウマを癒し、心的外傷後の成長を支援することに尽力する情熱的な人々で構成されている。複雑性トラウマに関する専門的なトレーニングに加え、私たちは教育の推進に力を入れている。私たちは、独自のメンターシップモデルに基づき、研究、アウトリーチ、啓発を行っている。トラウマインフォームドの分野を進化

させ、私たちの世界を変えるために、皆さんと協力できるのを楽しみにしている。

　最後に、本書を執筆した意図と、今後どのように本書を活用していただきたいかを振り返りたい。複雑性トラウマを癒すための治療効果を高めるため、対人援助の専門家に本書の情報が利用されることは、私たちの望みである。ここで、NARMのトレーニングに参加し、本書で紹介されている原則やスキルを使い始めた方からいただいたメールを紹介したい。このメールには、本書に対する私たちの深い願いが反映されている。

　　　私は、学んだいくつかのNARMのスキルを実践していますが、自分自身の感覚の違いや、クライアントがどれだけ深いところにいけるかに、驚いています。ここ数年、私は自分の仕事にさらなる深み、解決、安らぎ、存在感をもたらしてくれるセラピーを探し求めていました。NARMに出会えたことは、本当に幸運だったと思います。それまで私は迷い、そして持続的な変化をもたらすことができなかったので、他の分野に進もうかと考えていました。これは本当に人生を変えるものでした。また、自分自身の発達性トラウマを克服することで、他の人にもそのような機会を提供できるという希望も与えられました。NARMからできる限り多くのことを学びたいと思っています。

　私たちは、世界中にNARMに精通した専門家を育成するために力を注ぐ一方で、NARMが個人の癒しと成長を求めるすべての人をサポートできることを望んでいる。この活動が、個人と集団の変化を支援するトラウマインフォームドムーブメントに貢献できることを、願っている。私たちの最大の願いは、NARMが、個人、人間関係、コミュニティ、そして社会におけるつながり、癒し、変容のための機会を増やすことにつながることである。

　そのビジョンは、複雑性トラウマの変容にヒューマニティを取り入れることである。本書では体現化された、関係性の中での深みを重視するモデルを提示し、癒しのプロセスにおいてよりヒューマニティを高めることを提唱している。NARMは、クライアントがより生き生きしているのを感じ、より完全に人間になることができるように、自分の生きた経験とつながるのをサポートするアプローチである。このような方法で治療する場合、生

結　論　■　355

物学的、心理学的とスピリチュアルな境界は曖昧になる。そして身体、心、魂の統合が、クライアントの自己意識を深めるきっかけとなる。

トラウマの変容は旅である。NARMが、あなたやあなたのクライアントの旅路をサポートできることが心からの願いである。

　　これがいかに破壊的で——そして最終的には超越的であるかを、過小評価しないことが重要です。私たちは、自分がアイデンティティとしているものに、本当に挑戦しているのです。それは私たちが識別している自分というものが、ある種、フィクションであることを意味します。よって、この挑戦は脅威でもあるのですが、私たちが意識している以上に、人生を豊かにしてくれるものなのです。

付録 A

NARMのプロトコル

好奇心とプレゼンス	同調	意図	クライアントの意図を明確にするのを助け、クライアントの苦悩を感じ取る	
		クライアントへの介入	柱1 治療契約の明確化	
		自己探求	クライアントと一緒にいるときの感覚に気づく	
	受容	意図	クライアントの複雑さを受容できるようなスペースを作る	ステップ1 一次感情を特定する
		クライアントへの介入	柱2 探求的な質問をする	
		自己探求	焦ったり、治そうとしたり、レッテルを貼ろうとしたりなどの衝動に気づく	
	振り返りと探求	意図	クライアントが自分の内面をどのように組織化しているかを理解する	ステップ2 感情が何を意図しているかを振り返る
		クライアントへの介入	中核ジレンマを明確化する	
		自己探求	作業仮説を軽く持っておく	
	マインドフルな介入	意図	クライアントと世界との新しい関わり方の可能性と共にいる	ステップ3 未解決の感情的葛藤との新しい関係性をサポートする
		クライアントへの介入	柱3 エイジェンシィの感覚の強化をサポートする	
		自己探求	目標志向の傾向に気づく	
	統合	意図	クライアントの心理生物学的能力の拡大をサポートする	NARM感情完了モデル
		クライアントへの介入	柱4 心理生物学的なシフトへの言及	
		自己探求	クライアントのシフトにプレゼンスを保ち、その影響にも気づく	

付録A NARMのプロトコル ■ 357

付録 B

NARMパーソナリティスペクトラムワークシート

あなたの名前：

日付：

クライアントを一人選んで、以下に記入してください。

心理生物学的特徴	組織化された 自己		適応的 自己		無秩序な 自己		
	以下を○で囲んでください。 10（とても高い）から1（とても低い）						
1. つながり 自分や他者とつながる能力	10 9	8 7	6 5		4 3	2 1	
2. 分離－個体化 区別化、自立、大人の意識でいられる能力	10 9	8 7	6 5		4 3	2 1	
3. 自己調整 内的状態を調整する能力	10 9	8 7	6 5		4 3	2 1	
4. エイジェンシィ 自分が人生の所有者であることを自覚できる能力	10 9	8 7	6 5		4 3	2 1	
5. 親密さと治療同盟 他者をサポート源として経験できる能力	10 9	8 7	6 5		4 3	2 1	
6. 共感 他者の内的世界と関連づけることができる能力	10 9	8 7	6 5		4 3	2 1	
7. 自己への気づきと洞察力 探求と自己発見の能力	10 9	8 7	6 5		4 3	2 1	

心理生物学的特徴	組織化された 自己			適応的 自己		無秩序な 自己		
8. 現実検討 最小限の投影で人生を送れる能力	10 9	8 7		6 5	4 3		2 1	
9. 自己活性 自分の人生を主導し、歩む能力	10 9	8 7		6 5	4 3		2 1	
10.プレゼンス 今ここの瞬間（現在）にいられる能力	10 9	8 7		6 5	4 3		2 1	

総合得点（100点中）＝

　注意：NARMパーソナリティスペクトラムは、エビデンスに基づく診断ツールではない。これは対人援助の専門家がクライアントを振り返る際、助けとなる治療ツールである。採点範囲は、クライアントが自己の組織化のスペクトラムのどこにいるのかを識別するのに役立つ。このパーソナリティスペクトラムは、セラピストにとってクライアントが、より組織化された状態（Organized Self：組織化された自己）から、より組織化されていない/より無秩序な状態（Adaptive Self：適応的自己）、著しく無秩序な状態（Disorganized Self：無秩序な自己）までの範囲において、どの位置にいるかを評価できる枠組みである。

　組織化－無秩序化のレベルを特定することは、セラピストがクライアントの内面をより明確に把握し、その能力をよりよく理解すること、クライアントの作業合意と予後を正確に把握すること、セラピストが治療関係においてどのような立ち位置かを現実的に示し、介入がどのように受け取られてどう影響するか、治療の過程で前進を評価できるツールとして、また特定のクライアントに対して変化と成長のプロセスを支援する上でNARMがどれだけ有効かを評価できるゆえ、重要である。

スコアの範囲

100 ～ 70 点：組織化された自己の範囲

　この範囲のクライアントは、より発達した安定感があり、よく組織化された心理生物学的能力を持ち、より柔軟でレジリエンスのある人生を歩むことができる。依然として課題、苦痛、症状を経験するが、過去への過度のこだわりや未来への不安に翻弄されず、回復し前進するための、より安定した基盤を持っている。対処法として運動や健康的な食事、社会との関わり、セルフケアに努めるなど健康的でマインドフルな側面が強い傾向にある。成長・前進の妨げとなる内的障害が少なく、大人としての自覚を持つ時間が多い。観察する自我も強く、自己内省、自己認識、自己洞察の能力がより高いのが特徴である。自分の課題や苦しみに自分が関与していることを理解し、自己活性を図り、人生のさまざまな領域でより大きな創造性、親密さ、成功、充足感を発揮して、概してエイジェンシィの能力をより持つ。治療面では、治療後の予後が非常に良い傾向がある。これらのクライアントは、オープンで、協力的で、善意の精神でセラピストと関わることができる。治療過程はクライアントとセラピストの双方にとって、しばしば豊かなものとなる。

69 ～ 40 点：適応的自己の範囲

　この範囲のクライアントは、より混乱した、安定していない心理生物学的能力を持ち、そのために、頻繁に挑戦、苦痛、および症状を経験しながら人生を歩む傾向がある。クライアントは、しばしばさまざまな心理生物学的症状や障害を経験する。対処戦略にも問題があり、柔軟性やレジリエンスを感じることはあっても、人生のさまざまな領域で自己活性、成功、充実を妨げてしまうことも少なくない。自分自身や自分の問題を非常に深刻に考え、成長や発達の妨げとなってしまう重大な内的葛藤があり、子ども意識で過ごす時間が長くなることがある。過去へのこだわりや未来への不安にとらわれることが多く、そのため、プレゼンスを保ちオープンでいることが難しくなる。観察する自我が弱まり、自己内省、自己認識、自己洞察の能力が低下する。エイジェンシィの低下により、自分の困難や苦し

みにおいて自己を認識することが難しくなり、非難や恥を含むアクティングインやアクティングアウトに依存することが起こる。治療的には、少なくとも当初は、治療の予後は良好である傾向がある。このようなクライアントは、治療技術を使う能力もセラピストとの関わり方もより困難なものとなる。治療過程は、クライアントとセラピストの双方にとって、時に非常に困難で苛立たしいものになるかもしれない。

39〜10点：無秩序な自己の範囲

　この範囲のクライアントは、困難や苦痛を経験することなく人生を歩む能力が乏しく、著しく深刻な心理生物学的制限がある。このようなクライアントは、慢性的な心理生物学的症状や症候群を経験することが多く、その中には重大な障害となる心理的・医学的状態も含まれる。必死に助けを求めると同時に、自分が受けている助けに不満や苛立ちを感じて支援を却下したり、最小化したり、あるいは完全に拒絶することが多い。一般的に対処戦略は限られており、時には自他共に不快にさせ、脅威を与え、危険でさえあるような行動をとる傾向がある。柔軟性とレジリエンスの感覚を経験しない傾向があり、人生の複数の領域で自己活性、成功、充足に向かう動きを乱すことがある。自分自身や自分の問題を非常に深刻に考え、成長と前進の妨げとなる深刻な内的障害があり、しばしば子ども意識を通して体験することがある。現在と過去の区別がつかず、過去について不明瞭で支離滅裂な語りをし、不確実性に基づいて、悲観的な未来への展望を持つことが多い。自分の人生におけるレジリエンスやエイジェンシィを経験しないことが多く、自分の問題を他人のせいにすることもある。観察する自我を持たず、自己内省、自己認識、自己洞察の能力が損なわれている。治療的には、少なくとも当初は、治療の予後が良好から悪いまで分布するだろう。全体的に能力が低下しているので、治療技法に抵抗を示すことがある。また、挑戦的、敵対的、あるいは脅迫的な態度でセラピストと関わることもあろう。治療過程はクライアントとセラピストの双方にとって、非常に困難で、苛立たしく、厳しいものとなるかもしれない。

　しかし無秩序な自己のクライアントに関して重要な点をお伝えしよう。予後が悪く、生活のさまざまな領域で制限を受けている場合でも、私たちはクライアントが最適なケアを受けられるよう、常に努力していく。単独

付録B　NARMパーソナリティスペクトラムワークシート　■　363

で提供できる以上のサポートが必要な場合がほとんどであるが、それでも必要なサポートが受けられるようクライアントと協力する。また、クライアントの無秩序さや症状が、その人を定義するものではないことも覚えておいてもらいたい。症状や苦しみ以上の人が目の前にいるのだ。常に二重の意識を保ち、クライアントの課題の現実的レベル（NARM パーソナリティスペクトラムによる評価）を考慮し、クライアントの治癒への希望（NARM による治療）を持って接する。

　私たちはこの範囲に属するクライアントに働きかけ、大きな癒しと変化を体験してきた。数え切れないほどの治療者から断られながらも、NARM を通じて内なる健康や生命力とのより深いつながりを見出したクライアントに出会ってきた。誰かが現在の生活でより多くの制限を経験しているからといって、その人について、あるいはその人の癒しと成長の可能性がないというわけではない。人間として皆、ある程度の苦しみを抱えて生活をしている。NARM パーソナリティスペクトラムは、クライアントの経験を人間としてヒューマニティに基づき扱うためのツールであることを、セラピストの皆さんには心に留めておいていただきたいと思う。クライアントの現在の能力を特定するためのものが、すべてのクライアントにより効果的な治療を提供するための一助となることを願ってやまない。

文　献

はじめに

1　Heller, L., & LaPierre, A. (2012). *Healing developmental trauma: How early trauma affects self-regulation, self-image, and the capacity for relationship*. North Atlantic Books.（松本功監訳（2021）発達性トラウマ：その癒やしのプロセス．星和書店）

2　Shedler, J. (2010). The efficacy of psychodynamic psychotherapy. *American Psychologist, 65*(2), 98–109. https://doi.org/10.1037/a0018378

3　Heller, L., & LaPierre, A. (2012). *Healing developmental trauma: How early trauma affects self-regulation, self-image, and the capacity for relationship*. North Atlantic Books (p. 28).（松本功監訳（2021）発達性トラウマ：その癒やしのプロセス．星和書店、34頁）

第1章

1　American Psychiatric Association. (2013). *Diagnostic and statistical manual of mental disorders* (5th ed.).（髙橋三郎・大野裕監訳（2014）DSM-5 精神疾患の診断・統計マニュアル．医学書院）

2　Kezelman, C., & Stavropoulos, P. (2012). *'The last frontier': Practice guidelines for treatment of complex trauma and trauma informed care and service delivery*. Adults Surviving Child Abuse.

3　World Health Organization. (n.d.). *6B41 Complex post traumatic stress disorder*. Retrieved October 4, 2021, from https://icd.who.int/browse11/l-m/ en#/http:// id.who.int/icd/ entity/585833559

4　Redford, J. (Director). (2015). *Paper tigers* [Documentary film].

5　Stevens, J. E. (2017, December 7). *The adverse childhood experiences study—the largest public health study you never heard of*. HuffPost. https://www.huffpost.com/entry/the -adverse-childhood- exp_ 1_b_1943647

6　Felitti, V. J., Anda, R. F., Nordenberg, D., Williamson, D. F., Spitz, A. M., Edwards, V., Koss, M. P., & Marks, J. S. (1998). Relationship of childhood abuse and household dysfunction to many of the leading causes of death in adults: The Adverse Childhood Experiences (ACE) Study. *American Journal of Preventive Medicine, 14*(4), 245–258. https://doi.org/10.1016/ S0749-3797(98)00017-8

7　Centers for Disease Control and Prevention. (2020, April 3). *Adverse childhood experiences*

文　献 ■ 365

(ACEs). https://www.cdc.gov/violenceprevention/aces/index.html

8 For more resources on ACEs: https://www.cdc.gov/violenceprevention/aces /about.html

9 Van der Kolk, B. (2015). *The body keeps the score: Brain, mind, and body in the healing of trauma.* Penguin Books.（柴田裕之訳（2016）身体はトラウマを記録する．紀伊國屋書店）

10 Herman, J. L. (2015). *Trauma and recovery: The aftermath of violence; from domestic abuse to political terror.* Basic Books (p. 119).（中井久夫・阿部大樹訳（2023）心的外傷と回復【増補新版】．みすず書房）

11 Bremness, A., & Polzin, W. (2014, May). Commentary: Developmental Trauma Disorder: A missed opportunity in DSM V. *Journal of the Canadian Academy of Child and Adolescent Psychiatry,* 23(2), 142–145. https://www.ncbi.nlm.nih.gov /pmc/articles/PMC4032083/

12 Adapted from: *Complex posttraumatic stress disorder.* (n.d.). Traumadissociation.com. Retrieved September 20, 2021, from http://traumadissociation.com/complexptsd

13 Heller, L., & LaPierre, A. (2012). *Healing developmental trauma: How early trauma affects self-regulation, self-image, and the capacity for relationship.* North Atlantic Books.（松本功監訳（2021）発達性トラウマ：その癒やしのプロセス．星和書店）

14 Spinazzola, J., van der Kolk, B., & Ford, J. D. (2018). When nowhere is safe: Interpersonal trauma and attachment adversity as antecedents of posttraumatic stress disorder and developmental trauma disorder. *Journal of Traumatic Stress,* 31(5), 631–642. https://doi.org/10.1002/jts.22320

15 Schore, A. N. (2016). *Affect regulation and the origin of the self: The neurobiology of emotional development.* Psychology Press.

16 Sulha. (2020, June 29). *The Israel Palestine conflict – Adar Weinreb* [Video]. YouTube. https://www.youtube.com/watch?v=1c3RkOwdG9Y.

17 Tedeschi, R. G., & Calhoun, L. G. (1996). The posttraumatic growth inventory: Measuring the positive legacy of trauma. *Journal of Traumatic Stress,* 9(3), 455– 472. https://doi.org/10.1002/jts.2490090305

第 2 章

1 Mahler, M. S., Pine, F., & Bergman, A. (2000). *The psychological birth of the human infant: Symbiosis and individuation.* Basic Books.

2 Heller, L., & LaPierre, A. (2012). *Healing developmental trauma: How early trauma affects self-regulation, self-image, and the capacity for relationship.* North Atlantic Books.（松本功監訳（2021）発達性トラウマ：その癒やしのプロセス．星和書店）

3 For more information on the Distortions of the Life Force process, please see pages 10–12 in: Heller, L., & LaPierre, A. (2012). *Healing developmental trauma: How early trauma affects self-regulation, self-image, and the capacity for relationship. North Atlantic Books.*（松本功監訳（2021）発達性トラウマ：その癒やしのプロセス．星和書店、11-14 頁）

4 *Gabor Maté: The Roots of Healing.* Sounds True. (n.d.). Retrieved December 14, 2021, from https://www.resources.soundstrue.com/transcript/gabor-mate- the- roots -of- healing/

5 Shedler, J. (2021). The personality syndromes. In R. Feinstein (Ed.), *Personality disorders.* Oxford University Press.

第3章

1　Rogers, C. R. (1961). On becoming a person: A therapist's view of psychotherapy. Robinson (p. 17). (末武康弘他訳 (2005) ロジャーズが語る自己実現の道. 岩崎学術出版社)

2　Wallin, D. J. (2015). *Attachment in psychotherapy*. Guilford Press.

第4章

1　Miller, W. (1955, May 2). Death of a genius: His fourth dimension, time, overtakes Einstein. *Life* (p. 65). https://books.google.com/books?id=dlYEAAAAMBAJ&q =%22holy+curiosity%22#v=snippet&q=%22holy%20curiosity%22&f=false

第5章

1　Atwood, G. E., & Stolorow, R. D. (1993). *Structures of subjectivity: Explorations in psychoanalytic phenomenology*. Analytic Press (p. 86).

2　Bandura, A. (2001). Social cognitive theory of mass communication. *Media Psychology, 3*(3), 265–299. https://doi.org/10.1207/S1532785XMEP0303_03

3　Mahler, M. S., Pine, F., & Bergman, A. (1985). *The psychological birth of the human infant: Symbiosis and individuation*. Maresfield Library.

4　Frankl, V. E. (2020). Man's search for meaning. Rider Books. (池田香代子訳 (2002) 夜と霧 新版. みすず書房)

5　Mandela, N. (1995). *Long walk to freedom: The autobiography of Nelson Mandela*. Back Bay Books.

6　Perry, B. D., & Winfrey, O. (2021). *What happened to you?: Conversations on trauma, resilience and healing*. Flatiron Books.

7　Siegel, D. J. (2020). *The developing mind: How relationships and the brain interact to shape who we are*. Guilford Press.

第6章

1　Malhotra, S., & Sahoo, S. (2017). Rebuilding the brain with psychotherapy. *Indian Journal of Psychiatry, 59*(4), 411–419. https://doi.org/10.4103/0019-5545.217299

2　Hollis, J. (2006). *Finding meaning in the second half of life*. Avery (p. 10).

第7章

1　Damasio, A. (2008). Descartes' error: Emotion, reason and the human brain. Vintage Digital. (田中三彦訳 (2010) デカルトの誤り 情動、理性、人間の脳. 筑摩書房)

2　Bowlby, J. (1999). *Attachment and loss*. Basic Books. (黒田実郎他訳 (1991) 愛着行動. 岩崎学術出版社)

文　献　■　367

3　Freud, S., & Strachey, A. (2013). *Inhibitions, symptoms and anxiety*. Martino Publishing.（井村恒郎訳（1970）制止，症状，不安、フロイト著作集第 6 巻．人文書院）

4　NPR. (2015, June 10). *It's all in your head: Director Pete Docter gets emotional in 'Inside out.'* NPR. https://www.npr.org/2015/06/10/413273007/its-all- in- your- head -director- pete- docter- gets- emotional- in- inside- out

5　Kammer, B. (Executive Producer). (2020, November 24). A mother's journey into finding effulgence through the NARM process of resolving grief with Heidi Winn (No. 29) [Audio podcast episode]. In *Transforming Trauma*. NARM Training Institute. https://narmtraining. com/transformingtrauma/

第 8 章

1　Adler, A. (2002). *The collected clinical works of Alfred Adler*. Classical Adlerian Translation Project (p. 64).

2　Tronick, E. Z., & Gianino, A. (1986). Interactive mismatch and repair: Challenges to the coping infant. *Zero to Three*, 6(3), 1–6.

3　Winnicott, D. W. (2017). *Playing and reality*. Routledge.（橋本雅雄・大矢泰士訳（2015）改訳 遊ぶことと現実．岩崎学術出版社）

4　J. Krishnamurti. (1972, September 12). *You can learn only if you do not know* [Audio recording]. https://jkrishnamurti.org/content/you-can- learn- only- if- you- do- not -know- 0

5　Clyborne, C. (2021, October 10). *We are [not] responsible for [figuring it all out.] The client, the contract, and our willingness to stay curious…* [Facebook comment]. Facebook. https://www. facebook.com

6　Masterson, J. F. (1983). Countertransference and psychotherapeutic technique: Teaching seminars on psychotherapy of the borderline adult. Brunner/Mazel (p. 55).（成田善弘訳（1987）逆転移と精神療法の技法．星和書店）

第 9 章

1　Vogl, B. (n.d.). *Ecoliteracy: A path with a heart: An interview with Fritjof Capra*. Retrieved December 20, 2021, from http://www.haven.net/patterns/capra.html

2　Grant, B. F., Hasin, D. S., Stinson, F. S., Dawson, D. A., Chou, S. P., Ruan, W. J., & Pickering, R. P. (2004). Prevalence, correlates, and disability of personality disorders in the United States: Results from the National Epidemiologic Survey on Alcohol and Related Conditions. *Journal of Clinical Psychiatry*, 65(7), 948–958. https://doi .org/10.4088/jcp. v65n0711

著者について

ローレンス・ヘラー（PhD）

臨床心理学の博士。40年間にわたり個人開業しており、また世界中で教えられている神経感情関係性モデル（NARM）の創始者／開発者でもある。著書『発達性トラウマ：その癒やしのプロセス』は15カ国語で出版されており、ショックトラウマへの対処法に関する『Crash Course』や、恥をテーマにドイツ語で執筆・出版された『Befreiung von Scham und Schuld』の共著者でもある。

ブラッド・カマー（LMFT、LPCC）

NARMトレーニング機構（現在は複雑性トラウマトレーニングセンター）のシニアトレーナー兼トレーニングディレクター。アジアにおける人道支援活動家としてキャリアをスタートし、そこで個人的および集合的なトラウマを知った。複雑性トラウマの広範な影響の解決に熱心に取り組み、ソマティック心理学、対人間の神経生物学、そしてスピリチュアルな伝統と伝統文化からの知恵の統合に基づいて実践を重ねている。個人開業しているソマティック指向の臨床家であり、教授、ポッドキャスト『Transforming Trauma』のプロデューサー、トラウマコンサルタント、トラウマインフォームドケアの国際トレーナーでもある。

NARMの詳細については、NARMトレーニングインスティテュートのホームページ www.narmtraining.com、および https://complextraumatrainingcenter.com/ をご覧ください。

訳者あとがき

NARM との出会い

　NARM との出会いは 2007 年にまで遡る。開発者のラリー・ヘラー先生とはソマティック・エクスペリエンシング（SE）™中級の研修でトレーナーと受講生として出会った。研修の中でラリー先生は、ご自身が開発されたNARM と本書にも出てくる適応的生存様式（つながり、同調、信頼、自律、愛／セクシャリティ）についてそれぞれ詳しく講義し、実習を展開された。力動的精神療法を大学院で少し学んだ程度だった私は、その時はじめて人格形成や適応様式への取り組み方というものに触れた。発達性トラウマにどう取り組むかを具体的に習得した経験となった。

　その前年、2006 年には本書の著者のお一人でNARM のシニアトレーナーのブラッド・カマー先生に SE™の初級研修で出会っていた。当時ブラッド先生は、SE™研修アシスタントをしておられた。ブラッド先生は、ミャンマーで人道支援をされていたことなどを共有してくださり、人格もそのプレゼンスも非常に素晴らしかったことが思い出される。その後もブラッド先生とは連絡を取り合う機会があり、誠実さがにじみ出るやり取りによい印象を持っていた。

　著者のお二人と約 17 年前に出会っていながら、そしてNARM を受講したいという思いがありながらも月日は流れた。2021 年、邦訳『発達性トラウマ：その癒しのプロセス』（松本功監訳他、星和書店、2021 年）の刊行をきっかけに、また少しずつ独学ではあるが学び出したところ、2023年にブラッド先生が本書であるNARM実践ガイドが出版されたことを知らせてくれて、翻訳しようということになった。しかし、実際に読んでみると、わからないことだらけで訳の精度についてもかなり心配になり、（NARMで言うところの「子どもの意識」ではあるものの）半ば強迫観念

に駆られて、専門家向けのトレーニングに申し込んでみた。

　ブラッド先生が教えているNARMのレベル2、セラピストトレーニングは「教育トラウマ」の話からスタートした。われわれは教育システムの中で、どれだけ本来性から断絶してきただろうか？という問いかけがなされた。不可解な校則、不適切指導、教師たちが置かれている厳しい労働環境、子どもによっては環境や集団生活自体が難しい場合もあるのに適応を強いられてきている。自分の子どものころからの学習のスタイルを振り返り、どのようにこの研修を自分にプレッシャーをかけずにやるか探索してほしい、との呼びかけにNARMの探求志向への私の好奇心が高まった（柱1、柱2）。子どものころの環境を振り返って、今は大人として自由に学べる環境であることに気づき（エイジェンシィ）、なるべく楽に学ぼうと思ったのである（「大人の意識」、柱3、柱4）。こうしてNARMトレーニングの初めのモジュールがスタートした。

　NARMはセラピストとして発達性トラウマに取り組む際に必要な技術だけでなく、クライアントにもセラピスト自身にも人道的に仕事をしていく上での枠組みを提供してくれている。要は、もっとこの仕事が好きになる、楽にできるようになる、ということだ。私自身、大学院のプログラムとしてこのモダリティがあれば、どれだけ臨床家として、そしてクライアントさんと発達性トラウマに取り組むのに近道だっただろうか、と思う。それと同時に誰かの言葉に「どんな技術も習得するのに1万時間はかかる」、というのがある。これを読み終えた、またはこれから始める読者の皆さんも、すべてを理解しようと、どうか無理をしないでもらいたいと思う。もしよければ、巻末の早見表を参照してみると全体像が見えてくるかもしれない。第II部の柱1〜4や、第7章の感情完了モデル、第8章の関係性モデル、がどう関連してくるのか早見表で確認してもらいながら、章ごとを追っていくのもよいだろう。そして実際の事例からのほうがわかりやすければ、第II部に大まかに目を通した後で、第11章のラリーによる臨床記録から見ていくのも分かりやすい。

発達性トラウマに特化したモダリティとして

　本書にもあるように、複雑性・発達性トラウマは、トラウマの中核症状（再体験・侵入、回避、過覚醒）と自己の組織化（否定的自己概念、感情の

調節不全、対人関係の障害）に取り組む必要がある。トラウマの中核症状とは、フラッシュバックや悪夢、状況や人などを避けるようになったり、過去の危険に今でも警戒したり臨戦態勢になったりすることである。トラウマの中核症状に関しては、自律神経系に働きかける主にボトムアップのアプローチが必須である。トークセラピーのみでは解決できなかった、むしろ、話せば話すほど悪化していったこれらの症状が、生理学的な能力に働きかけて調整力を培っていくことで改善していく。

　ショックトラウマ向けにできたモデルを発達性トラウマにも適用するモダリティが多いなかで、NARMは発達性トラウマに特化してできている。発達性トラウマに関しては自己の組織化がその苦しみの中心であり、NARMでは自己の組織化のパターンを探る。闘争、逃走、凍りつきといった皮質下の反応のみでなく、環境の失敗にどう適応したか、そしてトップダウン、ボトムアップの両方を使いながら、「子どもの意識」から「大人の意識」への移行をサポートしていく。適応的生存様式を作業仮説として軽く頭の片隅に置きながらも、それに固執しすぎずに目の前の人の心理生物学的能力に働きかけていくアプローチは、非侵襲的で繊細でありながら、パワフルな変容をもたらす。この「ほんの少しが、パワフル」なところが素晴らしく感動させられる。

　トラウマサバイバーたちの世界は、安全でなく、無希望で、厳しくて、敵だらけ。人生を享受するところか、やっと日々をやり過ごすサバイバルの場になってしまう。または表向きは社会的な認知度の高い職業についていたり、役職を持っていたりして高機能に見えても、内的な分断が顕著になり、かのような自己、偽りの自己といった恥にもとづくパーソナリティで日常を送っている場合がある。それにより自己や他者への批判や攻撃に苦しんでいる。何とか日々をこなそうと適応戦略を駆使していくうちに心理生理学的な症状や問題は深刻化していく。よって、心理生物学的能力のアセスメントを通して、転移・逆転移を予測し、管理されていない共感をモニターしていくと、セラピスト自身の共感性疲労や燃えつきも防ぐことにもつながる。

　大人としてある程度健やかに生活していくために10の心理生物学的能力を理解しておくのはクライアントにも、そしてセラピスト自身の成長のためにも有効である。第9章やパーソナルスペクトラムシート（付録B）をご覧いただくと、心理生物学的能力が10の項目で構成されているのが

わかる。つながり、分離・個体化、自己調整、エイジェンシィ、親密さと治療同盟、共感、自己への気づきと洞察、現実検討、自己活性、プレゼンスといった能力である。より大人の意識で生活するというのは、活力があり、穏やかさ、くつろぎがあることだろうか、と今更ながら気づかされた。

エイジェンシィ、「画期的なゲームチェンジャー」

エイジェンシィとは、主体性であり、自分の責任のもとに自己決定し、選択していくことである。結果として行動変容につながることもあるが、本来性に向かうような内的なエネルギーのことを指す。これが発達性トラウマに取り組む際の画期的なゲームチェンジャーになる。

第3章にあるように柱1ではまず意図を明確にする。自分自身がどうありたいか、という状態と契約が成り立った時点でエイジェンシィはもう出現している。柱2では、その状態になるのを難しくさせている直近の具体例を聞いていく。具体的な例ではないと、いとも簡単に抽象的になり、さまざまな時間軸が入り交じり、混乱や圧倒がクライアントにもセラピストにも起こる。それを避けるためにも治療契約を意識し、好奇心や同調といった関係性のスキルも用いて、セラピストは最近の発達性トラウマの影響の話から柱3では、エイジェンシィを拾い上げていく。本書にはたくさんの質問例が載っていて非常に有用である。日常生活を犠牲者のポジションで送るのか、たとえ環境は変わらなくても、自己決定や選択、内的自由という状態で過ごすのかは、エイジェンシィにかかっている。

柱4の心理生物学的能力のシフトを観察し、言及するためには、まずはエイジェンシィが強化されているという構造があるかをみていく必要がある。NARMは、その症状や問題を生み出している根本である適応戦略をみていく。適応戦略のことを、子どもの意識と言っている。子どもの意識から、大人の意識（本来性）へと向かう橋渡しをするのがエイジェンシィである。エイジェンシィという構造なしに行われる発達性トラウマセラピーはトラウマの再演に終わることがある。

よってNARMではエイジェンシィに導かれる大人の意識という構造なしに、子どもの意識や感情に取り組むということはしない。「一次感情はエイジェンシィの背中に乗っている」（209頁）と本文にある。エイジェンシィによる構造化のもと、第7章の感情完了モデルでは、一見、表面上

訳者あとがき　■　373

の充実感を得られる感情の表出、解放、完了ではなく、さらに体現した大人の意識から一次感情を経験し、その感情が伝えることとつながることを促進していく。NARMセラピストトレーニングでは、感情完了というよりもむしろ、感情とのつながり、と言っている。大人の意識から一次感情をみると、心理生物学的能力シフトが起き、セラピストはそれに言及する（柱4）。怒りは自己活性や自信、強さの感覚につながり、悲しみは深い慈愛や豊かさ、セルフケアへと変化していく。このエイジェンシィという概念と大人の意識という構造が、様々な素晴らしいモダリティがあるパーツワーク、パーツアプローチをする際にも非常に役立つ。

エイジェンシィという構造化のもとでの心理生物学的能力の向上こそが、発達性トラウマの癒しである。より本来性とつながり、そして日常で起こる本来性へのつながりと断絶の両方を追跡し、つながりと断絶の両方が織りなす複雑さを許容する能力を拡大していくことである。断絶の戦略を解消しようと躍起になり、セラピストもクライアントも努力して取り組むのではなく、むしろその逆である。その複雑さと共にいて、努力しなくてよいことを体感し、体現していくプロセスなのだ。等身大の自分を受け入れ、それまでの適応戦略にも意識が及ぶようになると、自分が今まで見ていた世界や関係性というものの見え方が変わってくる。

ちなみに、本書で語られているのはレベル2のセラピスト向けのトレーニングの内容であるが、レベル2を修了すると、レベル3であるマスターセラピストトレーニングが続く。レベル3では内容がさらに深みを増し、ナルシシズム、シゾイドパーソナリティ、境界性パーソナリティといった力動に働きかけるための間主観のスペースを築いていく鍛錬をする（詳しくは https://complextraumatrainingcenter.com/）。気が遠くなる思いがする1万時間ではあるものの、今は一つ一つの経験しながらの学びとそれをクライアントさんやこれをお読みくださっている皆様と共有できることが非常に楽しみである。

最後に、本書の編集に尽力してくださった岩崎学術出版社の鈴木大輔様に心より感謝を述べたい。膨大な量の文章のなか訳語を統一してくださり、読みやすさ、見やすさを読者目線で追及してくださった時間と労力は相当のものだったと思う。そして、いつも支えてくださっている家族や友人、同僚たちにも心からお礼を申し上げたい。集中できる場所や時間の確保に協力してくれて、見守ってくれたからこそ翻訳作業ができていること

を忘れないでいたいと思う。トラウマの癒しと成長という旅を一緒にさせ
てくれているクライアントさんたちにも感謝である。未熟なセラピストに
学びや鍛錬の機会を与えてくれて、ご自身の癒しに取り組む姿は、本当に
美しいし、敬意を示したい。子育て、司法、教育、福祉、医療など様々な
分野にトラウマインフォームドが浸透し、ヒューマニティから相手と出会
う、そんな社会の実現に向けて、どんな受信・発信ができるかを模索して
いる今日この頃である。

2024 年　錦秋

浅井 咲子

索　引

あ行

愛／セクシュアリティ
感情を避ける 211
生存様式 64
恥 69
恥に基づくアイデンティティ 72
リフレクティブエクササイズ 67
アイデンティティ
恥に基づく―― 73, 137, 163, 197, 217
プライドに基づく逆アイデンティ
ティ 73
あきらめ 196
アタッチメント 54
アタッチメント及び関係喪失への怖
れ 57
安定型 62, 190
失敗 63
中核ジレンマ 59
トラウマ 191
分離－個体化 54
アタッチメント理論 8
安定型アタッチメント 190
怒り 192, 196
一次感情とデフォルト感情 204
虐待 198
不安や投影の下の 122
暴力 206
養育者への―― 196
リフレクティブエクササイズ 71, 199
――を恐れる 206
――を避ける 213
生き生きとした感覚 82
行き詰まり 10, 106

関係性モデル 221
一次感情 75, 202
――の特定 210
リフレクティブエクササイズ 204
一次ナルシシズム 69
エイジェンシィ 9, 135
NARM エイジェンシィモデル 141
生きた体験としての―― 145
演習 160
介入の難しさ 144
回避しようと自分の歴史に焦点を当
てる 126
強化 136, 148
強化する言語 159
自己活性 144
心理生物学的能力 9
責めること 138
探求でエイジェンシィを高める 114
治療的近道 160
――とエンパワーメント 141
パーソナリティスペクトラムモデル
270
リフレクティブエクササイズ 140
大人の意識 77
一次感情とデフォルト感情 202
エイジェンシィ 136, 160
感情的な反応を大人の意識のサポー
トのために使う 153
行動 127
子どもの意識から大人の意識にシフ
トする 115, 157
体現された 77, 80, 145, 154, 160, 164
探求による強化 114
――への移行 217

376

か行

カーブランク 94
解釈を避ける 172, 173, 181
介入
　関係性スキル4：マインドフルな介入 247
　クライアントが断絶した時知らせる 172
　経験の解体 120, 128, 131
　スレッディング 148
　ドリルダウン 124, 129, 132
学習性無力感 191
環境の失敗 16, 44
関係性トラウマ 8, 191
関係性の中での同調 112
関係性モデル 221
　演習 251
　関係性スキル1：同調 238
　関係性スキル2：受容 241
　関係性スキル3：振り返りと探求 245
　関係性スキル4：マインドフルな介入 247
　関係性スキル5：統合 249
　管理されていない共感 226
　逆転移 222, 230, 234, 239, 242, 253
　セラピストの無力感 223
　セラピストのいきづまり 221
　適用 229
　内的状態：好奇心、プレゼンス、自己探求 231
　ハートフルネス 252
　本物の共感 236
　リフレクティブエクササイズ 223, 225, 228, 233, 237, 252, 253
関係喪失 57, 193
間主観 11, 89, 110, 112, 120, 128, 230, 252, 272, 273, 287, 306
感情
　怒り 192, 196
　一次 75, 210
　一次対デフォルト 202
　——からの断絶 191

恐怖 193
　——と行動の区別 205
　何を伝えているのかを振り返る 214
　悲嘆 192, 200
　不安 193
　——を恐れる 206
感情完了モデル 75, 188
　怒り 196
　恐怖と不安 193
　ステップ1：一次感情の特定 210
　ステップ2：その感情が何を伝えているのかを振り返る 214
　ステップ3：未解決の感情的葛藤との新しい関係をサポートする 216
　演習 220
　治療的近道 219
　治療プロセス 208
　悲嘆 200
感情の完了 74
感情の調節不全 36, 60
管理されていない共感 229, 234, 236, 261
虐待 16, 198
客体化 33, 46, 112, 128, 147, 242
逆転移 222, 230, 234, 239, 242, 246, 253
共感
　同調 238
　パーソナリティスペクトラムモデル 274
共感疲労 223
恐怖 193
　アタッチメント及び関係喪失への 57
　感情への 206
　——と不安 193
共鳴ダンス 225
拒絶 194
虚脱 196
クライアントを過大評価する 256
経験の解体 131, 148
現実検討 278
抗議
　環境の不全への 199
　悲嘆 200

索　引　■　377

養育者への 196
好奇心 110
　関係性モデル 231
　リフレクティブエクササイズ 113
構成原理 51
　アタッチメント及び関係喪失への恐
　　怖 57
　アタッチメントと分離－個体化 54
　感情の完了 74
　脱アイデンティティ 77
　中核ジレンマ 59
　つながり－断絶 52
　適応的生存様式 62
　恥、自己否定、自己嫌悪 69
構造化 135
構造的解離 43
行動と感情の区別 205
50-50 バランス 56
孤独 80
子どもの意識 61, 136, 163
　一次感情とデフォルト感情 202
　エイジェンシィ 136
　大人の意識へのシフト 115, 157, 217
　同調する 147, 151
　引き起こされる行動 127
コンテインメント 4, 14, 76, 207, 216

さ行

催眠療法 43
自己 254, 257
　心理生物学的能力 258
　――の感覚 136, 138
自己活性 144
自己嫌悪 42, 69
自己参照 144, 164
自己実現 168
自己受容 81, 164
自己達成 168
自己探求 164
　関係性モデル 234
自己調整
　エイジェンシィ 144

パーソナリティスペクトラムモデル
　268
自己内省 144
自己の組織化 7
自己の無秩序化 254
自己否定 43, 60, 69
　心理生物学的プロセス 74
　適応的生存様式 64
自己への気づき 164
自分の心を探すこと 200
受容 241
症状
　C-PTSD 36
　パーソナリティ障害 257
小児期逆境体験（ACEs）27, 191
小児期逆境体験（ACEs）研究 1, 21, 31
ショックトラウマ 21, 34, 40
　恐怖と不安 193
自律の生存様式 64
　感情回避 211
　恥 69
　恥に基づくアイデンティティ 72
　リフレクティブエクササイズ 67
診断的逆転移 235
心的外傷後の成長 48
真の自己 43
　アタッチメント及び関係喪失への怖
　　れ 57
　エイジェンシィ 148, 160, 168
　関係性モデル 245, 247
　感情完了モデル 189, 204
　自己活性 144
　自立の生存様式 90, 211
　脱アイデンティティ 79
　中核ジレンマ 59
　適応的生存様式 63, 64, 72, 73
　恥に基づくアイデンティティ 43
親密さと治療同盟
　パーソナリティスペクトラムモデル
　272
信頼
　感情を避ける 211
　生存様式 64

378　■

恥 69
　恥に基づくアイデンティティ 72
　リフレクティブエクササイズ 67
心理教育 173, 262
　重要なポイント 3 つ 173
心理生物学的特性 262, 263
心理生物学的能力 9
　――のスペクトラム 257
心理的誕生 138
スレッディング 148, 308, 338
性格 254
精神力動 122
生存様式 164
成長不全 191
生物学的な欲求 64
世代間伝播トラウマ 44
絶望 124, 199
セルフコンパッション 164
組織化された自己 257, 258
　エイジェンシィ 270
　共感 274
　現実検討 278
　自己活性 280
　自己調整 268
　自己への気づきと洞察力 276
　親密さと治療同盟 272
　つながり 264
　パーソナリティスペクトラムモデル
　　の採点 284
　パーソナリティスペクトラムモデル
　　のワークシート 362
　プレゼンス 282
　分離 - 個体化 266

た行

体 現 化 55, 80, 133, 136, 137, 144, 156,
　165, 166, 182, 186, 207, 208, 216, 250,
　264, 310, 319
対人関係の障害 36, 60
対人暴力 33
耐性の窓 263
脱アイデンティティ 62, 77, 115, 346

一次感情 202
探求 127
断絶 171, 175, 179
　つながり－断絶 52
　デフォルト感情 202
　二重意識 166, 171, 186, 314
　リフレクティブエクササイズ 192
断片化 43
力関係の闘争 106
中核ジレンマ 59
　適応的生存様式 64
　認識と尊重 165
治療的応用
　パーソナリティスペクトラムモデル
　284
治療同盟
　パーソナリティスペクトラムモデル
　272
つながり 81, 172, 264
　一次感情 202
　生存様式 64
　二重意識 165
　リフレクティブエクササイズ 192
つながり－断絶 52
つながりの生存様式 64
　感情の回避 211
　恥 69
　恥に基づくアイデンティティ 72
　リフレクティブエクササイズ 67
適応的自己 258
　エイジェンシィ 270
　共感 274
　現実検討 278
　自己活性 280
　自己調整 268
　自己への気づきと洞察力 276
　親密さと治療同盟 272
　つながり 264
　パーソナリティスペクトラムモデル
　　のワークシート 360
　プレゼンス 282
　分離－個体化 266
適応的生存パターン 171

索　引　■　379

適応的生存様式　42, 53, 60, 62, 68
　感情の回避　210
　自己否定　64
　中核ジレンマ　64
　恥　69
　恥に基づくアイデンティティ　72
　リフレクティブエクササイズ　67
デフォルト感情　202
　リフレクティブエクササイズ　204
投影　198
　怒り　122
統合　168, 181
　関係性モデル　249
洞察力
　パーソナリティスペクトラムモデル
　　276
動作法　43
動詞　152
闘争、逃走、凍りつき　41, 193
同調　70
　関係性モデル　238
　逆転移から身を守る　239
　探求　128
　同調ダンス　225
　──をサポートする　120
同調の失敗　86, 102, 198, 234, 240
　──から守る　102
　関係性における　112
トラウマ
　アタッチメント、関係性、発達性トラ
　　ウマ　191
　主なカテゴリー　30
　関係性の　8
　ショックトラウマ　21, 34, 40, 193
　文化的・歴史的・世代間伝播　44
トラウマインフォームドアプローチ　49
トラウマインフォームドムーブメント
　22
努力　222
ドリルダウン　120, 124, 129, 148, 215

な行

内受容感覚　250
内的自由　145
二重意識　165, 171, 186
ニューロフィードバック　43

は行

パーソナリティ　254
　言葉の定義　255
パーソナリティ障害　254
　DSM-5　256
　症状　257
パーソナリティスペクトラム　218
パーソナリティスペクトラムモデル
　254
　エイジェンシィ　270
　共感　274
　現実検討　278
　自己活性　280
　自己調整　268
　自己への気づきと洞察力　276
　親密さと治療同盟　272
　心理生物学的特性　262, 263
　心理生物学的能力　258
　組織化された自己　258, 362
　つながり　264
　適応的自己　258, 362
　──の採点　284
　──の治療的応用　284
　プレゼンス　282
　分離-個体化　266
　無秩序な自己　363
　リフレクティブエクササイズ　261,
　　263, 265, 267, 269, 271, 273, 275,
　　277, 279, 281, 283, 284, 287
　ワークシート　359
ハートフルネス　2, 164, 232, 252
ハーマン、ジュディス・　21, 34
バイオフィードバック　43
恥　29, 42, 69, 138, 197
　心理生物学的プロセス　74

恥に基づくアイデンティティ 43, 72,
137, 163, 197, 217, 295, 309
　適応的生存様式 72
恥の発作 151
柱1：治療契約の明確化 85, 150, 354
　演習 108
　言語例 107
　実践 91
　治療的近道 108
　治療プロセス 104
　適応的生存様式 89
　無秩序な自己 259
　リフレクティブエクササイズ 86, 87,
　94
柱2：探求的な質問をする 110, 354
　エイジェンシィ 114
　演習 133
　経験の解体 120, 128, 131
　言語例 130
　好奇心 110
　実践 115
　脱アイデンティティ 115
　治療的近道 132
　治療プロセス 128
　ドリルダウン 124, 129, 130, 132
　リフレクティブエクササイズ 113,
　123, 125
柱3：エイジェンシィの強化 135, 354
　演習 160
　言語例 159
　構造化 135
　実践 146
　治療的近道 160
　治療プロセス 154
　無秩序な自己 259
　リフレクティブエクササイズ 140,
　143, 152
柱4：心理生物学的なシフトへの言及
162, 354
　演習 187
　言語例 185
　実践 169
　心理教育を効果的に使う 173

セラピストの自己開示 174, 180, 350
　治療的近道 186
　治療プロセス 177
　統合 174
　二重意識 165, 171, 186, 314
　再びつながる際の困難 68, 165
　リフレクティブエクササイズ 163,
　168, 177
発達性トラウマ 16, 36, 43, 191
　――と複雑性トラウマ 7
発達性トラウマ障害 36
パラノイア 198
被支配 33, 45
悲嘆 192, 200
　一次感情とデフォルト感情 202
　抑うつ 201
　リフレクティブエクササイズ 202
ビッグCの逆転移 234, 239, 242, 246,
247
非難 138, 212
不安 193
　恐怖と―― 193
　根底にある欲求としての 195
　――と怒り 122
　リフレクティブエクササイズ 196
深み 252, 258, 260, 320, 323
　――を重視するモデル 2, 353, 355
複雑性心的外傷後ストレス障害 1, 7, 22,
33
　DSM-5 35
　ICD-11 35
　PTSDとの区別 39
　症状 36
　早期のアタッチメントの失敗 40
再びつながることの困難さ 68, 165
プライドに基づく逆アイデンティティ
73
フランクル、ヴィクトール・ 143
振り返りと探求 245
プレゼンス
　関係性モデル 232
　パーソナリティスペクトラムモデル
　282

索　引　■　381

フロイト、ジークムント・234
文化的トラウマ 44
分離－個体化 54
　パーソナリティスペクトラムモデル
　266
分裂 43, 69, 197
偏見から守る 90, 102
防衛機制 61
暴力 206
ホールディング環境 240
ボディワーク 43
ほどよい母親 240
本物の共感 236

ま行

マインドフルな介入
　関係性モデル 247
見捨てられ 58, 194
ミラーニューロンダンス 225
未来の記憶 193
無秩序な自己 259
　エイジェンシィ 270
　共感 274
　現実検討 278
　自己調整 268
　自己活性 280
　自己への気づきと洞察力 276
　親密さと治療同盟 272
　つながり 264
　パーソナリティスペクトラムモデル
　　の採点 284
　パーソナリティスペクトラムモデル
　　のワークシート 363
　プレゼンス 282
　分離 - 個体化 266
瞑想 43
燃え尽き症候群 153
　セラピストの 223, 226
目標指向の発言 95

や・ら行

養育者 16
　アタッチメント及び関係喪失への恐
　怖 57
　——に対する抗議や怒り 197
　——に満たされる欲求と感情 62
幼児化 147
抑圧 45
抑うつ 201
　デフォルト感情と一次感情と 207
リトル c の逆転移 235, 239
歴史的トラウマ 44
レジリエンス 24, 48, 54, 55, 61, 362
　の幅 263

アルファベット

ACEs スコア 30, 31
DSM-5
　DTD 36
　PTSD 22, 33
　パーソナリティ障害 254
　複雑性トラウマと発達性トラウマ 35
DSM-III
　PTSD 21
DTD 36
EMDR 43
ICD-11 35
　C-PTSD 35
NARM 1
　トラウマインフォームドケア 24
　——のルーツ 3
　複雑性トラウマ 7
　文化的背景 5
NARM エイジェンシィモデル 141
NARM のプロトコル 357
PTSD
　C-PTSD の区別 39
　DSM-5 21
　DSM-III 21, 33

訳者略歴

浅井 咲子（あさい・さきこ）

公認心理師，神経自我統合アプローチ（NEIA）開発者。

外務省在外公館派遣員として在英日本国大使館に勤務後，米国ジョン・F・ケネディ大学大学院カウンセリング心理学修士課程修了。現在，セラピールーム「アート・オブ・セラピー」代表。トラウマによる後遺症を一人でも多くの人に解消してもらうべく多数の講演・講座を行っている。著書に『今ここ神経系エクササイズ』（梨の木舎，2017 年），『いごこち神経系アプローチ』（梨の木舎，2021 年），『安心のタネの育て方』（大和出版，2021 年）他がある。また，翻訳書に P．ラヴィーン／ M．クライン著『［新訳版］子どものトラウマ・セラピー』（国書刊行会，2022 年），K．ケイン／ S．テレール著『レジリエンスを育む』（共訳，岩崎学術出版社，2019 年），J．フィッシャー著『サバイバーとセラピストのためのトラウマ変容ワークブック』（岩崎学術出版社，2022 年），『内的家族システム療法スキルトレーニングマニュアル』（共訳，岩崎学術出版社，2021 年）他がある。

発達性トラウマ治癒のための実践ガイド

NARM で小児期逆境体験と複雑性トラウマを癒やす

ISBN 978-4-7533-1250-4

訳者

浅井 咲子

2024 年 10 月 31 日　初版第 1 刷発行

印刷・製本　㈱太平印刷社
────────

発行 ㈱岩崎学術出版社
〒 101-0062 東京都千代田区神田駿河台 3-6-1
発行者　杉田 啓三
電話 03(5577)6817　FAX 03(5577)6837
©2024　岩崎学術出版社
乱丁・落丁本はお取替えいたします　検印省略

サバイバーとセラピストのためのトラウマ変容ワークブック
──トラウマの生ける遺産を変容させる
ジェニーナ・フィッシャー著／浅井咲子訳
トラウマの概観と克服のためのワークを図を多用して紹介

カップルセラピーのための内的家族システム療法マニュアル
──トラウマを超え真のパートナーシップを創造する IFIO アプローチ
T・H・ブランク，M・スウィージー著／花丘ちぐさ，山田岳訳
内的家族システム療法（IFS）をカップルに当てはめて展開

わが国におけるポリヴェーガル理論の臨床応用
──トラウマ臨床をはじめとした実践報告集
花丘ちぐさ編著
日本の研究者・臨床家 34 名からの最新実践レポート

内的家族システム療法スキルトレーニングマニュアル
──不安，抑うつ，PTSD，薬物乱用へのトラウマ・インフォームド・ケア
F・G・アンダーソン他著／浅井咲子，花丘ちぐさ，山田岳訳
IFS の理論と実践を分かりやすく結びつけたワークブック

レジリエンスを育む
──ポリヴェーガル理論による発達性トラウマの治癒
キャシー・L・ケイン他著／花丘ちぐさ，浅井咲子訳
トラウマを癒す神経系のレジリエンスと調整

ソマティック IFS セラピー
──実践における気づき・呼吸・共鳴・ムーブメント・タッチ
S・マコーネル著／花丘ちぐさ監訳
身体を使ったソマティックな原理と IFS の枠組みの融合

子どものトラウマと攻撃性に向き合う
──ポリヴェーガル理論に基づくプレイセラピー
L.ディオン著／三ケ田智弘監訳
攻撃性とトラウマをやわらげるためのポリヴェーガル理論の活用

◎価格は小社ホームページ（http://www.iwasaki-ap.co.jp/）でご確認ください。